专家谈眼病

主　　编　张旭东　内蒙古巴彦淖尔市残联眼科医院

副 主 编　张旭升　内蒙古乌海市旭升眼科医院

　　　　　张旭永　内蒙古鄂尔多斯市旭永眼科医院

　　　　　张　宏　内蒙古巴彦淖尔市残联眼科医院

　　　　　韩　宇　上海复旦大学附属眼耳鼻喉科医院

　　　　　张　萍　内蒙古巴彦淖尔市残联眼科医院

主编助理　胡永成　内蒙古巴彦淖尔市残联眼科医院

U0200664

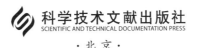

科学技术文献出版社
SCIENTIFIC AND TECHNICAL DOCUMENTATION PRESS

·北京·

图书在版编目（CIP）数据

专家谈眼病 / 张旭东主编. —北京：科学技术文献出版社，2019.9
ISBN 978-7-5189-5468-1

Ⅰ.①专… Ⅱ.①张… Ⅲ.①眼病—诊疗 Ⅳ.① R771

中国版本图书馆 CIP 数据核字（2019）第 077471 号

专家谈眼病

策划编辑：王黛君　责任编辑：张凤娇　责任校对：文　浩　责任出版：张志平

出　版　者	科学技术文献出版社	
地　　　址	北京市复兴路15号　　邮编　100038	
编　务　部	（010）58882938，58882087（传真）	
发　行　部	（010）58882868，58882870（传真）	
邮　购　部	（010）58882873	
官 方 网 址	www.stdp.com.cn	
发　行　者	科学技术文献出版社发行　全国各地新华书店经销	
印　刷　者	北京地大彩印有限公司	
版　　　次	2019 年 9 月第 1 版　2019 年 9 月第 1 次印刷	
开　　　本	710×1000　1/16	
字　　　数	286千	
印　　　张	20.25　彩插2面	
书　　　号	ISBN 978-7-5189-5468-1	
定　　　价	58.00元	

版权所有　违法必究

购买本社图书，凡字迹不清、缺页、倒页、脱页者，本社发行部负责调换

序

　　4年前内蒙古巴彦淖尔市残联眼科医院张旭东主任让我给他的著作写序，我写了点感受，那也是我第一次做这样的事。我还记得是这样概述的：他的书最大的特点是出自基层眼科医生之手，尤其是一位善于总结的、在基层眼科从医40年的医者之手，这本书是他的临床经验和心得感悟汇集而成，必然更适合基层，更接近基层眼科医生所需！

　　这次认真看完了张旭东医生的这本新书，还是比较感动的。作为一名基层的眼科医生，能以自己40余年行医生涯的体会，编写出这样一本内容丰富的书籍，涵盖了那么多常见眼病的相关医疗知识，还是不容易的。书中既有基层眼科医生能掌握的常见眼病的相关诊疗知识，又有人民群众所需要的眼科医疗常识，可以说是一本"雅俗共赏"的工具书。作者能以浅显易懂的文字向读者讲述真实的医患故事，更具人文情怀，这是一名医生所应具备的素质。

　　中国医疗资源分布还不平衡，许多地方的医院根本没有眼科，当地百姓的眼病自然也得不到及时的医治，只有为当地培养具有一定诊疗能力的眼科医生，才能为当地老百姓留下"一支不走的医疗队"，也是我们多年努力的方向。期待有更多像张医生这样的眼科医生，编写出更多受众广的医疗好书，切实为人民群众的身体健康做出努力。

医生没有大小之分，在自己的岗位上尽职尽责地做好每一件事情，日积月累，就能看到希望的果实。这本书，可以看作一名眼科医生成长和经验积累的果实。

北京同仁医院副院长

魏文斌

自　序

　　眼睛是人类最重要的感觉器官之一，我们生活、学习和工作都离不开眼睛。随着社会的进步和电子产品的广泛使用，过度用眼导致的眼健康问题逐渐增多。而老龄化社会的到来更导致眼病发病率的快速增加和疾病谱的不断变化。眼保健的重要性空前提高，大众对眼病科普的需求也越来越强。广大群众不再满足于"看病拿药方"，而是更希望能了解自己的病是怎么得的、怎样诊断、怎样治疗、预后怎样、如何保健和预防等。

　　我们经常呼吁：眼病要以预防为主，早发现、早诊断、早干预，才能不得病、少得病、晚得病、得了病能及时治好。患了眼病就应及时诊治，学会科学就医，不走弯路、错路才能早日康复。掌握"高效就医"这方面的知识可收到事半功倍的效果，否则钱花了、路跑了、工误了、罪受了，病还没治好。

　　多年来，眼病谱随着医疗水平和生活方式的改变而改变，像沙眼、睑内翻和营养不良引起的眼病已明显减少，但青少年近视、眼底血管病变、白内障等眼病逐年增多，且发病年龄越来越提前，这为眼病治疗带来新挑战的同时，健康科普的侧重点也需做出相应调整。

　　我从事基层眼科临床工作已40余载，可以说是个眼科"全科医生"吧！我很了解在眼病诊疗过程中患者所想、所需，以及其家属关心的话题。几年前，我就下决心要编写一本贴近大众的眼科科普图书，希望能将我多年来的经验写下来。用最通俗易懂的文字、简图等形式，简明扼要地介绍给每位患者和家属，使深奥、枯燥的眼科知识变得生动有趣，从而正确认识眼病、消除误解，懂得科学的诊疗知识。希望读者对书中的内容看得懂、记得住、学得会、用得上。

出版本书的初衷：一是让患者学会科学就医；二是让患者能了解自己眼病的科学防治方法，能在整个诊疗过程中理解和掌握检查、治疗、手术护理与保健等方面的知识，提高依从性；三是促进人人学习眼保健知识，提高全民爱眼护眼意识；四是让内容全面的眼科科普书同样能适合眼科住院医师、基层眼科医师、实习生、护士在临床工作中参考学习，更好地为患者服务。

经过 2 年的策划准备，深感科普书编写的不易，目前呈现给大家的也许还有不足之处，诚望眼科同道和广大读者提出宝贵意见。在此，感谢北京同仁医院的眼科专家魏文斌和张荷珍教授为此书作序并给于审阅、鼓励和支持！感谢北京中日友好医院张智科医生在配图上提供的帮助！

谨以此书：

献给我的眼病患者及其家属！

献给关爱眼健康的大众！

献给我的同行！

祝愿大家的一生都有一双健康明亮的眼睛！让光明托起爱与梦想！

目　录

‹‹‹‹ 第四篇　眼科经典治疗

<<<< 第五篇　全方位眼睛保健

第一篇

高效就医

目前，人们可以科学地就医，拥有畅通的就医渠道、和谐的医患关系，社会在各方面都能满足人们的就医需求，这是大势所趋，人心所向，是群众的期待。作者用 40 年的行医感悟告诉您如何科学而高效地就医，给自己的眼睛多一份关爱，让生活更美好。

第一章

看眼病有门道

人们来到这个世界，"生老病死"是每个人必经的自然规律，不同的是每个人的健康状态、生活质量和寿命长短。俗话说"人吃五谷杂粮，没有不生病的"，所以，人的一生都与医疗分不开，眼病也不例外。在面对疾病之时，患者往往站在各种选择的岔路口茫然无助，就医时去哪家医院？看哪个医生？在选择治疗方案时不是盲目摸索就是孤注一掷。那么患病后如何就医？如何看好病、看对病，不走弯路？本篇就眼病患者和家属最关心的话题，将科学的就医方法介绍如下，供大家参考。

第一节　如何选医院和医生

一、选择合适的医院

选择合适的医院是看眼病的第一步。是不是医院越有名、规模越大、患者越多的医院就越好呢？我们先来看看大医院和中、小医院就诊的优劣势，因为适合自己的眼病诊疗才是最佳的选择。

表 1-1-1　不同医院就诊的优劣势对比

	大医院	中、小医院
分科情况	优势：分科细、更专业化，对已确诊的疑难性疾病及少见的高难度手术有明显的优势 劣势：本专业医生对本专业业务很精，但对疾病全局考虑有欠缺	优势：分科不细，医生接触的疾病更多样化，对常见病拿手，对于疾病的诊断与鉴别诊断考虑更周到 劣势：对于疑难病的治疗缺乏经验，前沿性的治疗方法或技术掌握滞后
就诊费用	收费标准略高	收费标准稍低
就诊时间	因患者多，不论挂号、看病、检查、取药，多需要等候及排队或者预约，浪费时间	因患者相对少，就诊更便捷
就诊路途	大医院数量有限，多在大城市的市中心	中、小医院较多，多分布在居民区附近
就诊满意度	因为患者多，医生没有太多时间解释病情及交代注意事项	和患者沟通更充分，交代更详细，有些医生还可以对患者给予心理安慰

　　从表 1-1-1 中我们就可以看出，如果是常见病或者行动不便的老年患者，选择就近的中、小医院就诊是省时、省力、省钱的最佳方案。其实国家的医改也在为此做努力，希望首诊在基层，复杂的疾病向上级医院转诊，相信不久的将来，更多的政策将对患者就诊更加有利。对于普通的眼病，不用一味地往大医院挤，因为很多常见眼病和多发病的诊治水平，各级医院没有明显的技术差别，看病流程及开的药大同小异，而且一些病情的诊治也未必需要高精尖的设备支持。

　　人们对医院距离的考量：体现医疗服务半径的概念，如急诊、老年常见病等最好选择离家近的医院，而复杂的疾病、需要特殊诊治或高难度手术的疾病，可不受地域限制选择专业性更强、综合实力雄厚的三甲医院。

　　许多患者及家属对医学知识不是很了解，更谈不上对眼科学新进展和最前沿的技术有多少认知，有病往往急于乱求医，浪费了大量的时间和精力，既增加了医疗费用，还可能导致病情延误。实际上，患病后选好就诊的医院和医生最重要，不仅可以起到事半功倍的效果，还能治对病、少花钱。

医生都知道"看病难"，很大程度上是难在患者对自身疾病的不了解，对医院和医生的特长不了解，导致患者就医时走了很多弯路。盲目求医、小病大治、大病乱投医，不管疾病大小都盲目地到大医院求治（如沙眼、慢性结膜炎也要到北京、上海、广州的三级医院诊疗），这样一来就产生了看病难、看病贵的问题。所以，在看病前要做一些功课，以减少盲目求医，提高看病效率。如结膜炎、沙眼、角膜异物等小病可到社区或就近的医疗机构就诊，既不耽误时间，又能及时治疗，还能减少误工和往返路费。而对于治疗无效或复杂眼病的患者，建议到三级医院就诊。

二、选好医生才能看好眼病

选定了医院之后，下一步就是选择一位适合自己的医生，这要比选择医院和科室还要困难和重要。除了实力较强的医院，还要选择实力型的、有丰富经验的临床医生，也就是"会看病"的好医生。对于疑难眼病来说，选择一位合适的医生就更至关重要了。因为不同的医生所擅长治疗的疾病也不同，到二级以上医院就诊，首先要注意医院宣传栏上公布的医疗特色及专家特长，选择专业性强、治疗经验丰富、口碑好的医生，不要盲目迷信"老专家"。医生通过一些检查明确诊断后会给您讲解疾病的来龙去脉，制订合理的治疗方案。临床中往往是越有水平的医生，态度越谦逊，对患者越友善。在诊疗结束后最好向医生索取名片以了解医生的联系方式，以便以后随诊时联系，确立良好的医患关系。

对复杂久治不愈的疑难病，患者可以通过互联网和相关专业书籍查询，了解自己的病情后选择名医诊治。许多医院都在使用网上挂号系统，只要动动手指就能完成挂号服务，很大程度上方便了患者就医，避免了排队等号的辛苦，可以帮您节省大量的时间，少走弯路。现在，用最短的时间和最节俭的费用治好眼病，是完全可行的。

就医常见三个误区：

＊年龄越大的医生越好。

＊职位越高的医生越好。

＊科研越牛的医生越好。

第二节　无障碍就医

建议每位患者及其家属进入医院时，都能领取到一张就医流程图，上面有详细的指导登记、诊断、治疗等内容。此外，人们还可通过显示屏，实时了解医院门诊的即时信息，以及各诊室的诊疗进度，以便了解和预估还需要等多久。对于眼科门诊来说只有急诊与普通门诊，急诊会优先紧急处理，普通门诊会根据专家号或普通号而进一步安排。

挂号时需带本人身份证、医保卡。首诊患者应先在挂号处登记，领取就诊手册。如不了解各种流程或科室等情况，可以到导医台询问该挂哪个科室、哪位医生的号、去几号诊室就诊等。对于复诊患者可持以往看病的就诊手册在挂号处登记即可。如今，网上或电话、短信预约挂号可以不到窗口排队挂号，直接到取号机上自行取号，可节省很多时间。

一、导医专家为您支招——您该挂什么号？

挂号分急诊号、普通号、专家号，大家可以根据自己的病情急缓、病情的严重性和复杂性有针对性地选择。按病索医：非急诊的初诊患者最好错开周一和周二，一般挂号高峰期时段在上午 7～9 点，看病高峰在上午 10 点左右。不是急症，可上午迟点或下午去，有些专家上午还要查房或手术，下午有时间在门诊，这样避开高峰期，不仅看病快，候诊时间还短。

大型的专科医院越来越细的分科多达 15 个，不少患者感到迷茫。患者大多只知症状不知疾病，可能同时会挂几个号，这不仅浪费专家资源，也加重了患者的经济负担。参考表 1-1-2，根据自己的情况选择医院或眼科诊所中的相应科室。

表 1-1-2　根据症状自助挂号表

主要症状及病史	病名	最佳科室
视力下降、飞蚊症	白内障、玻璃体混浊	白内障科
头痛、眼压高、眼胀、视野缩小、视力下降	青光眼	青光眼科
有眼外伤史	眼外伤	眼外伤科
眼位不正	眼肌麻痹、斜视	眼肌科
眼位异常、视力障碍	小儿眼病（弱视）	小儿眼科
视力下降、视物变形	眼底病	眼底病科
视野异常、视力下降	视神经萎缩及视路病变	神经眼科
近视、远视、散光	屈光不正	视光科
眼红肿、干涩、有眼屎	结膜、角膜、眼睑疾病	眼表病科
眼红、眼球压疼	巩膜炎、色素膜炎	眼免疫科
眼球突出、复视	眼眶肿瘤、甲状腺相关眼病	眼眶病科
眼整形、安装假眼	外伤或先天眼畸形	眼美容科
近视眼手术矫治	屈光不正	准分子激光科
流泪、眼干涩、眼角流脓	泪器疾病、眼干燥症	泪道病科

　　建议大家第一次就诊先挂普通号，专家门诊和普通门诊看病步骤是一样的，如详细问诊、查体、做相关的检查、化验等，等各种检查结果出来后，再根据需要选择是否再挂专家号。

二、挂号后查视力，依次候诊

　　当您挂号后，持挂号证和诊疗病历手册，到视力检查区查视力，查视力是医生初步了解患者眼部视功能的一项重要检查，也是看眼科必须检查的项目。

看眼病或做眼科体检的第一步骤就是查视力，视力检查后，护士会记录1.5～0.01的数值。这些数字表达了视力好坏的程度，但数字到底表达视力何种程度，大多数患者都是一头雾水，不能理解其意义。下面我就用人民币作比喻，说一下不同数字代表的视力情况。

1.5～1.0：相当于一元五角～1元，代表视力正常。

0.6：相当于6角钱，代表视力轻度下降。

0.3～0.1：相当于3角～1角，代表低视力。

＜0.05：相当于低于5分钱，代表视力为盲。

＜0.01：相当于1分钱，代表视力只能记录指数（CF）、手动（HM）、有光感（LP）或无光感（NLP）。

视力检查后，由门诊护士安排指定位置依号、依次到相应的科室候诊。在候诊室，大家要自觉遵守候诊秩序，维护公共卫生，保持安静，不要大声宣哗。

第三节　与医生有效沟通

眼科患者就诊时，医生通过问诊并结合检查结果会对患者的病情做出正确的诊断。眼科医生通常先询问症状、持续时间、有无伴随症状和异常表现，再询问以前的就诊情况、做过哪些检查、进行过哪些治疗、是否戴过眼镜、屈光度多少、配镜后视力能否提高等。

一、看病就医，请实话实说

就诊时请您向医生提供已用药信息，如不能准确告知药物名称，可携带用过的药盒、眼药水、眼药膏，向医生展示并告诉医生用药时间和量，家中是否还有备用药，以避免医生重复开药。戴眼镜者应将您自己的眼镜戴上，以便医生对您的眼镜度数进行测量，查看度数是否精准、合适目前的眼睛情况。

如果在就诊时，您不知道该如何表达自己的视力情况，建议您将不同程度的视力下降比喻成雨天中的汽车风挡玻璃。如果不使用雨刷器，大小不同的雨，对行驶的影响则不同，如：

轻度视力模糊：相当于天空下着小雨，如果不用雨刷器，车辆也可以勉强行驶。

中度视力障碍：相当于天空下着中雨，如果不用雨刷器，车辆行驶有困难，只能缓慢行驶。

重度视力障碍（盲）：相当于天空下着大雨，如果不用雨刷器，司机看不到前方的路况，车辆不能行驶。

患者记不清病史，可通过查看病历得知。所以，带上以前资料和检查单就诊，便于医生对病情进行观察和参考。

如何与医生沟通和互动是一门学问，熟悉这门学问可以让您的眼病得到及时准确地诊断和治疗。在门诊，医生与每位患者沟通的时间有限。有时患者一着急就容易描述不清，医生想了解的情况大致包括您的眼睛有什么明显症状、多长时间了、左眼还是右眼、在其他医院做过哪些检查、治疗方法、效果怎样等。医生想知道的，他会追问您，如视力下降是突发性的还是逐渐下降的、是否伴有疼痛、视野缺损是全部的还是局部的、是否有外伤史、以往是否有过眼病史、戴镜史等。

患者要主动和医生沟通既往史，包括既往的视力状况、全身健康状态、手术外伤史、食物和药物过敏等。回答医生提出的问题，尽量选择重点（主要症状），语言要简洁，准确地介绍病情（可在看病前先组织好语言）。为医生提供有重要参考价值的资料，这就需要患者与医生有效地沟通，这也是避免眼病延误诊治的前提。

二、听医生的话，配合检查

如图 1-1-1 所示，医生通过问诊后，会根据病情要求让患者先做一般或特殊眼科检查，患者或家属拿着医生开具的检查及化验单缴费单到收费口，办理缴费手续。

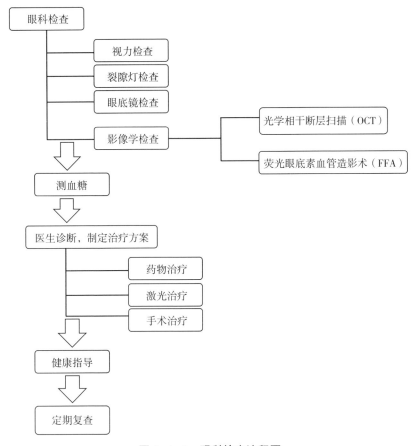

图 1-1-1　眼科检查流程图

　　一般检查：从外眼到内眼依次进行。外眼检查时按医生的要求，眼睛要向各个方向转动、注视、睁眼、闭眼。视力不好的患者还需做屈光检查、眼压测量、矫正视力检查等，部分患者需要做散瞳检查。

　　特殊检查：如前房角镜、超声生物显微镜（UBM）、光学相干断层扫描（OCT）、视野、三面镜、间接眼底镜、眼底照相、眼部B超、眼底荧光造影等。病情严重的，高度怀疑眼后段有病变的患者会做其中的检查项目。眼球突出、眼内异物的还需要做眼部电子计算机断层扫描（CT）、X线检查。

　　无论是一般检查还是特殊检查，整个检查过程都没有痛苦，患者只需密切配合就能顺利地完成检查，查清病情。

合理的检查必须要做，如有特殊需要做的检查项目，医生会告之检查的重要性和必要性。如视野缺损、视神经萎缩、视力下降等，需要做头颅 CT 检查以排除颅内疾患；黄斑的病变需做眼科 OCT 检查；屈光间质混浊不能直接看清眼底，需做眼科 B 超检查等。患者和家属应多听医生的建议和意见，如果减少检查，很可能会造成医生对病情的漏诊、误诊和治疗不当！

医生会根据您检查结果和问诊情况进行综合分析，最后作出诊断和制订治疗方案。所以说检查是十分必要的，别因为要省钱、嫌麻烦而拒绝必要的检查。

在此提醒，就医出门前请您记住随身携带的物品：

1. 身份证、残疾证、老年证、医保卡、银行卡、乘车卡、手机、水杯、眼镜、雨具（夏天）等。

2. 复诊患者还要带：就诊卡、就诊手册（门诊就诊手册记录了患者的病情和检查结果，需妥善保管，不可丢失，复诊时必须携带，以便医生与上次的检查结果对照，同时也避免了不必要的重复检查，减少漏诊、误诊），检查化验单、眼病康复记录、使用过的药品空盒及眼药瓶等。

3. 伴有全身性疾病的患者，最好带着降糖药或降压药等每天要吃的药品。

第四节　就医过程中的常见误区

一、看病找熟人，找关系

有不少人到大医院看病，希望在门诊诊疗、排队检查、住院等待床位安排和手术次序等方面，通过找熟人给医生打招呼"给好好看看"心里才踏实。其实没必要，针对患者提出的"特殊对待"，医生可能碍于情面，导致不规范医疗，少做或不做检查反而会影响临床的诊断和治疗，建议大家"看病不求人"。

二、网上看病

互联网改变了人们的生活，在为人们带来各种便捷的同时，也潜藏着各种隐患。网络上的知识片段化严重，信息更是鱼龙混杂，患者难以区分其真假，依靠网络看病是不靠谱的。如果轻信网络上那些不明背景的"专家"诊治意见，让虚假信息钻入了大脑中，就会让金钱飞入骗子的腰包，同时还会耽误病情。所以，看病不能完全依赖网络。

三、给医生送红包

患者及家属送红包的心理，主要是图个吉利和心理安慰，医生不收红包，患者可能会想医生会不会给好好治、医生会不会尽心、能不能提前安排手术等。其实，没必要给医生送红包。医者"父母心"，没有听说哪位医生因患者没送红包，而故意将手术做不成功或故意推脱不及时手术或治疗的。救死扶伤、医治病患，是医生的天职，不容半点虚假，否则就是伤天害理。国家卫生健康委员会有明确规定：严禁医生索取或收受患者及其亲友的现金、有价证券、支付凭证和贵重礼品。医生对每一位患者都有高度责任感，不能因为没有送红包而推迟手术，或不认真做手术。所有的医生都想治好疾病，做好每一例手术，对每一例手术都会全力以赴，尽力做得完美。如果心里不踏实，可以用语言向医生表达您的顾虑、感谢、信任和尊重，这才是最大的"红包"，是最具正能量的信任和鼓励，一点也不亚于物质和金钱的价值。相反，有些医生拿了红包，会产生不必要的心理压力，并不利于手术。

四、轻信医托和号贩子

到北京、上海、广州三甲医院看病，一定要擦亮眼睛警惕号贩子和医托，以免上当受骗。骗人的医托惯用手法有：冒充老乡套近乎、现身说法与你同病相怜、内外勾结串通一气、多名医托围攻忽悠、谎称专家不在本院、以免费检查为诱饵等。他们抓住外地患者挂号难、看病难、求医心切的心理，用花言巧语欺骗外地患者到不正规的医院或诊所，让根本不是眼科医生的人看病，他们对眼病一窍不通，用伪科学夸大病情，一次开几千块钱的中药给患者，那些"伪专家"不仅骗了患者钱财，还耽误了病情。有些农村患者辛苦来到大城市找大医院、大专家以求治愈，用毕生积蓄的血汗钱去买"神药"，结果连普通眼科医生都没见到，开了这么多的药不仅没有治疗作用，有时候还会给患者带来不良反应（副作用、毒性反应、继发反应及过敏反应等）。患者应心明眼亮，识破医托的骗人花招，不要上当受骗。

五、旁敲侧听

"某医院某医生给我耽误治疗了！"
"您给我看一眼，不做检查行不行？"
"我在网上搜索这样说……"
"别人跟我一样的病，人家却治好了。"
"医生，您给我做手术不会出问题吧？"

以上这些话在医患交流的时候经常会遇到，站在患者的角度来说，这些可能只是一些牢骚或者疑惑；站在医生的角度来说，这些话多少会引起医生不必要的顾虑，不同程度地影响检查和诊疗决定。希望大家对医生多一些信任和坦诚，少一些试探和猜疑。

第二章

看病"量体裁衣"

民间曾有一句顺口溜是"眼不治不瞎，腿不治不拐"，这个传说虽然没有科学根据，但也反应出医疗水平不高的时代，人们对某些疾病治疗的抵触。现代眼科医学技术飞速发展，很多眼病都可以复明或治愈，使"不治"变成"可治"。相反，许多眼病不治会瞎，治了会明。如今，大家该有一个新的就医观念了。

第一节　就医新观念

首先，看病不要舍近求远。本地区医院和专家能够治疗就没必要到外地医院。因为本地区的医保报销方便，而且比例高，也没有其他额外开销，患者负担也会减轻。

其次，尽量固定一家医院，找自己最信赖的医生。因为找过多的医生看病可能会做重复的检查，这样会加重自己的经济负担，还可能产生误解。特别是慢性病患者，固定一位医生负责长期随访和治疗，便于对病情的掌握和控制。因此，找自己最信赖的医院和医生，建立长期良好的医患关系更有利于眼疗和康复。

对于复杂、顽固的、当地医疗条件所限或诊治有困难的可以选择到大城市的三甲医院或专科医院就诊。

一、了解自己的病情

就诊时您应该做到：认真听从医生的解答，对自己的病情有所了解，如患的是什么病、发病原因、治疗方法、治疗结果好坏、眼药怎么点、口服的药物需服用多长时间、是否需要复诊、是否需要住院或手术治疗、手术的效果和风险如何等。

病情严重或复杂、诊断棘手、治疗有争议、既往疗效欠佳、病情进展迅速、病情罕见等情况下，可通过咨询眼科专家和参考眼科有关科普书籍进行了解。

二、要有健康的心态并遵医嘱

患者应相信医生 听从医生为您制订的治疗方案，应与医生并肩战斗，战胜疾病。病情复杂且严重、当地解决不了需要转诊的眼病患者，可通过初诊医生与转诊医院或医生联系，以便快速转诊。对急重病应高度重视，及时治疗，绝不能麻痹大意，以免失去最佳治疗时机。

看病也要"量体裁衣" 在您和您的主治医生交流病情和治疗方案时，也要探讨治疗的费用问题，实实在在地说明您的经济承受能力，有了这个底，医生才能根据您的实际经济情况，选择适合您的治疗方案。

医生接诊后都抱着健康平静的心态，患者应树立战胜自我、战胜疾病的信心，走出阴影。恐慌、紧张等不良的情绪不利于疾病的治疗和康复，特别是老年眼病患者，还有不愿治疗的心理，怕耽误儿女工作、怕疼、怕治不好，此时，患者家属应该积极配合，消除老人这些顾虑。

另外，不要把自己当患者，学会善待自己，与病共存（特别是慢性病患者）。日本的松下幸之助对疾病的认识是与疾病交朋友，他认为疾病这东西您越是怕它，它越是在后面追赶您；相反，您若与疾病交朋友，它就会逃跑，重要的是身体患病的时候不要气馁，要承认疾病的存在，必须思考调适的方法。

看病一定要遵医嘱 对医嘱绝不能当耳旁风。医生做出了正确诊断，选择了最优的治疗方案，但一些患者缺乏正确的健康理念和基本的疾病知识，不能很好地贯彻医生的治疗方案导致疾病加重。经过多年的临床经验积累，我认为影响患者依从性的因素有：

1. 对本人的疾病认识不足。

2. 担心药物的不良反应，不敢按量使用。

3. 经济负担重，用药觉得贵。

4. 短期内看不到效果，多由于早期对治疗效果期望过高，认为用上药就应该好，一段时间效果不明显就放弃治疗了。

5. 病情好转后便掉以轻心，认为无须用药了。

看病是个系统工程，除了医生的诊疗之外，用药、饮食、运动、保养等一样都不能少，必须按时完成"课后作业"，很多患者看病很积极，却往往把可能比看病更重要的因素——"遵医嘱"当成了耳旁风。最常见不遵医嘱的现象有：

1. 不按医嘱按时按量服药或点药。

2. 术后不做眼保健，不注意眼卫生。

3. 对医生开出的运动处方、饮食处方和心理健康处方重视不够。

4. 不能按医嘱定期复查。

第二节　带着家人看眼病

当我们家人——自己的父母、儿女、爱人患眼病时，都会跟着着急，陪护家人看医生也是常事。带家人看眼病不光只是"陪"，而是一门技术。下面介绍一下陪家人看眼病应注意的几个技巧。

一、带老人看眼病技巧

有不少老年人因眼部疾病而导致视力下降、眼睛不舒服、眼疼等，也不愿意上医院检查，拒绝诊治。他们觉得自己年龄大，眼花、视力模糊是正常现象，情愿在家硬挺着或自行购买眼药治疗，也不愿意去医院"折腾"。

据分析，老年人不愿到医院诊治眼病的心理原因有以下几种：

1. 老年人感觉迟钝，痛阈值增大。有些眼病的痛苦在可忍受范围内，便尽力忍受不治。

2. 怕自己成为负担。老年人患眼病多数行动不便，需要子女抽时间陪护到医院看病，但又怕耽误子女的工作。

3. 看病怕花钱。中国老人比较节俭，希望能把一辈子的积蓄留给子女。再加上近年来患者对医生的误解，总觉得医生开检查单是过度检查。需要提醒的是，如果发生急性青光眼、眼底动脉栓塞等眼科急症后不及时诊治，会失去最佳治疗时机而造成失明，留下终身遗憾。所以，建议老年人将健康放在比金钱更重要的位置。

特别是陪年迈的父母或爷爷、奶奶、姥姥、姥爷看眼病时，为了能挂对号、找对医生、看好病，并能保证老人安全及时就医，陪护的子女应注意以下事项：

1. 人到老年，全身健康状态下降。对于耳聋的老年人，家属可以提醒医生大声提问或让患者提前佩戴助听器。老人腿脚不灵便，可以拄手杖，家属需要双手搀扶以免路滑摔倒发生意外。患有高血压或糖尿病的老年人，去医院前别忘了服用降压药或注射胰岛素。

2. 老年人记忆力降低，感觉功能相对较低下，对疾病表现的敏感性差，加之理解能力和思维能力下降，陈述病情常会不清楚，容易忘记或遗漏病史，造成医护难以采集病史。如果有亲友陪同，可以帮老人补充病史，避免遗漏病情。亲友要向医生讲明老人原来使用过的药物，眼部有没有手术史和配镜史，有无慢性全身性疾病，如糖尿病、高血压。

3. 高龄老人易疲劳，不能坚持配合，需要家人的陪护和照顾，并为老人耐心细致地做心理疏导，配合医生顺利完成诊疗。

由于年龄的增长，眼病的发生在攀升，如老年性白内障、黄斑变性、青光眼、眼底血管的病变等眼病的患病率与年龄密切相关。老人辛苦大半辈子，到了该养老享福的日子，做儿女的应该做到：爱老、尊老、敬老，关注老年眼病的诊疗，这对老年眼病康复很有必要。建议子女：一要成为老人随身的眼科专科护理员、家庭医生，在诊疗过程中和医生沟通决定治疗方案。二要为老人讲解眼病防治知识，让他们对自己的眼病有所了解，相信科学、相信医生，有信心和决心战胜眼病。

二、带孩子看眼病技巧

带孩子看眼病时，为了节约时间减少等候，不影响孩子的学习和大人的工作，家长可通过医院官网或电话提前预约。对于不是急症的眼病，如验光配镜或眼科体检可约在节假日就诊。

就医前带好过去病历和检查单，如验光、眼压、视力检查单等，有助于医生快速了解病情，并可获得视力是否下降等信息。

如果孩子年龄较小、没有表达能力，需要家长描述发病过程、孩子表现（是否因疼痛而哭闹、发热、视物歪头或眯眼等），家长向医生应准确叙述，务必真实可靠，不能隐瞒病情以免导致漏诊、误诊或因夸大病情而造成过度检查。

带孩子到医院，很多孩子会恐惧穿白大褂的医生，此时家长应配合医生做安抚工作，消除其恐惧心理，鼓励孩子配合医生的检查，绝不能用打骂的方式教育孩子。

就医过程中，家长应仔细倾听医生的叮嘱，如用药量、时间、次数。此外，家长还应告诉医生孩子对哪些药物过敏或患有哪些其他疾病，以免增加不必要的服药不良反应。

对需要眼病复查的孩子应与医生预约复查时间，对检查和治疗有凝虑的家长可在医生讲完话后，再做补充和提问。只有家长了解清楚后才能正确地配合和指导孩子眼病的防治和保健。

在此还要提醒各位小患者的家长，对孩子每次眼病就诊的病历，应长期保存和妥善保管。特别是患有先天性、遗传性眼病，如先天性白内障、先天性青光眼、高度近视、白化病等终身性眼病的病历更应保留终身。病历内记录了不同年龄段就诊眼部的变化和诊疗经过，无论到哪个医院就诊，哪个医生诊疗，都具有重要的参考价值，也会对孩子眼健康受益终身。我相信细心的家长能做得到。

第三节　看眼病就诊时间的选择

眼疼症状明显的前五名眼病为：

1.急性青光眼，病因是高眼压。

2.眼部带状疱疹感染，病因是三叉神经病毒感染。

3.电光性眼炎，可致角膜上皮脱落，角膜上皮损伤、溃疡、大泡性角膜炎等。

4.眼内炎，病因是眼内化脓感染。

5.急性化脓性眼眶蜂窝织炎，病因是眼眶化脓性感染。

眼疼就要紧急治疗，不疼就不需治疗，是这样的就医逻辑吗？当然不是。眼病种类多，发病部位不同，症状表现更是各具特色，疼不能作为是否急诊的指标，应根据自己眼病情况，选择正确的就诊方式。

暂时可不做治疗的眼病　如轻度睑裂斑、翼状胬肉、眼睑黄色瘤等，暂时不做治疗通常不会有大碍。

需要争分夺秒诊治的眼病　急诊眼外伤、视网膜动脉阻塞、急性青光眼等（表1-2-1），如不及时治疗，会有失明可能。

不需要治疗的眼病　有些先天性不发展的、没有办法治疗的眼病，如先天性小角膜、小眼球、巩膜异色症、虹膜异色症、轻度睑裂斑等。

需要定期复诊的眼病　出生后眼部有先天异常；出生后3个月～1年发现孩子有斜视、眼部有异常表现、视力不好者；青光眼、白内障、视网膜脱离术后等；眼底病、慢性葡萄膜炎经常复发的患者；糖尿病眼部有并发症者，这些情况应早期干预治疗、遵医嘱定期复查。

眼病何时就诊，患者及家属要学习一些眼科知识，重点是把握就诊时机。如眼部出现疼痛、视力下降、浮肿突出、畏光流泪、分泌物多、视物变形、一过性黑蒙、眼前遮挡感、视野范围缩小、眼前闪光、虹视现象（灯的周围有彩虹圈）等应及早到医院诊治。

Part I

表 1-2-1　需挂眼科急诊的症状和疾病

症状	突然失明、眼睛剧痛等
疾病	眼部烧伤、眼球穿孔伤、泪小管断裂等

第四节　看眼病的注意事项

一、看眼病前的准备

1.女性患者不要带浓妆就诊。患者就诊前切勿化妆，尤其是不能浓妆艳抹。如使用睫毛膏会给医生的检查带来很多不便，容易掩盖眼外和面部的体征变化，影响检查结果。

2.不要在酒后或大量吸烟后立即就诊。

3.就诊前如非特殊需要尽量不要用药。

4.病史要如实告诉医生。看病要跟医生说实话，与医生充分沟通用药史和近期所用药物，以便酌情用药。

5.就诊时心情要放松，不要有紧张情绪。

6.随身带上以往的病历、化验单等资料，以便医生在诊疗时参考。

二、不要隐瞒病史，以免影响医生的诊疗

有少数患者在就诊时向医生隐瞒病情，如未遵医嘱护理、服药、戒烟、限酒等，导致眼病的复发或加重。也有眼外伤为获得医疗保险金而隐瞒外伤的时间和原因，这会直接影响眼病的诊疗。

在整个医疗过程中患者最需要：一是生理需求，主要包括解除病痛、就医过程方便、节约时间等；二是安全需求，包括医疗安全、合理用药、保护隐私、诊断精准等；三是感情需求，主要是对医护人员的人文关怀、服务态度等方面的需求；四是尊重需求，对诊疗方案有了解权、被告知权、选择权、拒绝权和同意权等。

第五节 无须治疗的眼病

不少眼病的药物治疗作用不大或是无效的，治愈主要归功于患者的自愈力和自我修复和康复能力，也就是疾病通过自我消退而治愈。有不少所谓的治疗其实是辅助治疗，甚至是心理治疗。

能自愈的眼病：

1. 生理性飞蚊症（不属病态）不需要治疗。不少健康人在注视白色墙壁或万里晴空时，会发现自己眼前有飘动的小点状或细点状漂浮物，有时闭眼也能看到，眼科检查并不能查出任何玻璃体病变。

2. 春季卡他性结膜炎，多在儿童期发病，随着年龄的增长和机体免疫力的提高，会逐渐自然脱敏而自愈。

3. 红眼病，病程 2～3 周，即使干预治疗也同样需要这么长的病程，与是否用药基本没有关系。

4. 中心性浆液性脉络膜视网膜病变，属于自限性疾病。发病后 3～6 个月不用任何治疗，大多可自愈，其中 60%～80% 的病例在发病后的 3 个月内可自愈；＜20% 的病例在发病后 6 个月自愈。该病自愈后中心视力可完全恢复正常。也有少部分病例长期不愈或反复发病，而有效的治疗则可以缩短病程，减少复发。

有些药物对患者没有直接有效的治疗效果，而患者自觉症状改善，在医学上称为安慰剂效应，安慰剂唤起了患者自身的修复能力，特别是同时患有精神器质性疾病的患者，易受暗示或存在依赖性，有疑病倾向和神经质，服用安慰剂能增强患者的自信心，配合治疗，有助于眼病的康复。"有时能治愈，常常是缓解，总是要安慰"，临床上不少慢性结膜炎、视力疲劳的患者，检查均未见异常，多次治疗不愈，这类人大多有心理障碍，只有配合安慰剂和心理治疗才能奏效。

而有些眼病必须干预治疗，如成熟期白内障、视网膜脱离、青光眼、眼肿瘤等，只有通过手术才能治愈，不能自愈。

第三章

医患协作诊治眼病

患病离不开医生，医患双方是战胜疾病的"战友"和"兄弟"，如果医患关系紧张，相互戒备猜忌，就难以共御疾病这一顽敌。医患难，包括患者看病难、看病贵；医生行医难、行医畏。要改变医患现状就应建立和谐的医患关系，基础是相互尊重，加深理解，平等友爱，将心比心。

第一节　构建和谐医患关系

目前，虽然科学技术在飞速发展，世界上还有许多的眼病病因不明，无法治愈。也有一些手术并发症不可避免地发生，即使经过积极的治疗，仍然有失明、丧失眼球的危险，如白内障手术中并发暴发性出血（发生率为 0.5‰）、白内障术后眼内炎（发生率为 0.5‰），并发症的发生率虽然不高，但是毁灭性的，医者做了巨大的努力，依然不能完全避免这些严重无情的并发症的发生，这对医生是打击，对患者是痛苦，是医者和患者都不愿见到和接受的。

以上的手术并发症，在手术前医生都给患者做了知情同意书的签字交代，如果真的发生了这些不愿意发生的问题，患者依然不理解，但依然要正确面对，不是所有的疾病都可以"毫发无损"地治愈，医生的期望和患者及家属一样，希望治愈每一位患者，请相信医者"父母心"。

古往今来，凡不通说话之道者，都难成大事，而能成事者，一定在语言方面具有独特的能力。沟通是双向的，医患不良的沟通犹如山洪暴发形成堰塞湖，洪水聚集成水库，阻塞要道，给人民生命和财产带来不可估量的损失。

良好的沟通起到泻洪的作用，一"沟"会通，顺理成章。

一、患医和谐——有利于患者就医

在此我想谈谈我亲身的行医经历——医患沟通问题。在 2003 年前，我曾遇到一位做斜视手术的 12 岁女孩，术后因视力下降（原因是儿童近视，矫正视力可达 1.2），其母亲大闹医院长达 12 年，目的就是要钱。患者曾做过市、省级医疗鉴定，不属于医疗事故，院方不承担赔偿责任。其母便多次跑北京、内蒙古自治区上访，术者又被上诉到法院，4 次坐在被告席上。最终，人民法院给予公证的判决：院方不承担赔偿责任。

还有些"患者"不起诉、不鉴定，每天打闹不让医生正常的工作，或坐在医院的门口无理取闹，严重扰乱医院的正常工作秩序，报警也无济于事，只有拿钱才能解决。后来，公安部门对扰乱医院正常工作秩序的无理医闹者给予了严厉打击，这些情况才好多了。

医患双方应换位思考，这样不和谐的医患关系走下去，医生自然会对"患者"有了防备的心理。医者认真地在术前交代签字，如果术后患者和患者家属对术后效果不满意，反悔术前的知情交代签字，以"术前签字没看清、没听懂"等为由要赔偿。没办法，医院日后只能要求患者家庭中所有的子女全部到场签字、按手印，甚至要进行录音、录像，将术前谈话和签字成为医疗过程中更重要的内容之一。医生再次面对复杂的、本应能治好的病例，如果觉得患者是"獠牙的患者"只能推手，也不敢看了。其实，最后伤害的还是患者。

二、医患平等，要相互尊重

1. 做一位聪明的患者

作为患者或陪家人看病的时候，都希望能遇到一位医德医术兼备、将患者放在第一位、能够真正关心患者、愿意了解患者、不在乎患者是谁、不管患者有没有钱的医生，希望得到医生良好的医疗服务。

2. 医患彼此要信任

讳疾忌医，排斥和拒绝就医，不过是自欺欺人，受害的将是自己。真正的安全防治是在了解病情风险之后的规范处理和科学对待，虽然无知下的恐惧很可怕，但已知下的拒绝，才是最大的安全风险诱因。

一进诊室，医患双方都在心里评价对方，彼此的每一个表情、每一句话、每一个神态、每一个肢体语言都可能在传递彼此的态度，而这个态度也会影响彼此的沟通。首先，应表示对彼此的信任，这种信任感，会对就医产生珍惜感。彼此可以用善意的微笑、聆听和赞许进行沟通，让彼此心里不产生隔阂。

就拿当时 5550 元 1 支的康柏西普眼用注射液（朗沐，玻璃体内注射抗新生血管，治疗老年黄斑变性的药物）和 660 元 1 支的 A 型肉毒毒素（眼轮匝肌注射治疗眼睑痉挛）来说，患者注射后问医生："您是不是给我打的这个药？"由于手术室空气净化无菌状态是不允许陪护人员随意进入进行手术旁观和验证，那如何建立相互信任，保障患者的知情权呢？最好的办法是在注射后向医生索要或医生主动出示药品的包装盒、说明书和空瓶，不要让疑惑演变成不信任，最终影响治疗的心情，甚至治疗效果。

3. 不良的医患沟通

建议患者不要当面对医生说："我的手术有把握吗？我的病花了钱，好不了该怎办？""你给我治不好，我和你没完！"等，患者对医生不信任的话，真是给医生出难题，这样问医生也能理解，因为患者求医心切。但有些问题，医生也无法准确回答。古今中外，没有一个医生可以做到 100% 治愈所有的患者。绝大多数医生，都在追求技术上的进步，以期治愈更多患者。医学本来就是一门有遗憾的科学，当遇到复杂或疑难病症时，往前走的每一步都有风险相伴，患者应理性对待自己的病情。

当然，对于极少数不负责任、粗心大意导致医疗事故的医生，患者完全可以行使自己的投诉权。

第二节　受益于医疗依从性

能听从医生开出的诊断、治疗、保健、预防的意见，能很好地配合诊治的全过程，就是患者的医疗依从性。患者医疗依从性的高低直接关系到整个治疗效果和预后。

不听话、不配合诊治、不遵医嘱的眼病大多预后不良。医疗依从性低会影响到治愈的时间，病情可能会反复发作，严重的还可能会丧失视力。如青光眼患者医疗依从性差，不配合治疗，就会导致视神经萎缩、失明。

有些患者来看病的时候从内心不信任医生，其实就是自己给自己已做好了诊断，并预设好了答案。例如，患者来了就说"医生我眼压高"，希望医生来给他开瓶降眼压的药，如果医生建议做眼压和视野等检查，患者就会拒绝。其实，患者自以为什么都懂，却不知眼压高到什么程度，更不清楚该点哪种降压药。眼科医生检查的目的是为了精准诊断，并进行科学的治疗和用药。所以在诊疗眼病时，应有好的医疗依从性，更多地听从医生的建议。

第三节　医患共同决策，同心战胜疾病

我们倡导医患共同决策，最终的目的就是让患者能够得到更好的、更理想的治疗效果，同时，患者对治疗效果（尤其是当医疗存在不确定性的时候）也是理解的。医患共同决策是指医生和患者共同参与，双方对治疗的各种结局进行充分讨论，制订相互都能接受的、适合患者个体化治疗方案。

倡导医患共同决策、医患同心是时代的呼声和社会发展的需要，当然，医患共同决策的过程中需要医患之间多次反复的沟通，医生和患者各种意愿充分表达，消除彼此的疑虑，不仅有利于制订个体化诊疗方案，还能增加患者的依从性，调动患方的积极性，减少医疗纠纷，和谐医患关系。一些复杂的眼病，医生会给出几个治疗方案，如药物治疗、手术治疗、观察治疗等，并将每种方

案的特点和利弊、不同的风险和受益充分告诉患者，此时患者到底选择哪种方案呢？最终的决定权不仅在医生手里，还在患者自己的手里，从患者的知情同意权转变为知情选择权，也是保障患者安全和利益的基本保证。

【眼科叙事】

记录1

一位70岁的农村老人，一天中午因为一个电灯泡灯丝断了，他在通电的状态下对着灯丝看，突然灯泡爆炸炸伤右眼，伤后第2天下午来院就诊，是我亲自接诊的。检查发现：右眼黑眼珠被灯泡的玻璃炸伤裂口，眼内容突出，伤势严重。伤眼视力：眼前手动，感染状态。当即我给老人家说了他眼伤的严重性，需要立即缝合伤口，恢复眼内容，抗感染治疗费用大约需要500元。听后老人生气地离开了诊室。我追过去问他："是我的服务态度不好还是诊断不满意，还是什么原因惹您生气了"？他说："不是生院长的气，我是气我自己，当时把坏灯泡扔了，不就没事了！因一个坏灯泡意外炸伤眼睛，因小失大，受疼、误工、花钱，还有看不见的危险。我一直以为问题不大，今天上午还去地里劳动，自觉眼疼，流泪加重，看不见东西，才着急来医院看，估计滴点眼药就行了。所以，身上只带200元钱，我现在回去拿钱再来治吧。"当时我跟他说："您的眼伤很严重，受伤当时就应该手术缝合抗感染治疗，再不能耽误了，受伤已经超过了24小时，感染和失明的风险越来越大，您带钱不够没关系，先手术缝合，抓紧治疗，术后再让儿子送钱，我给您儿子打个电话说明您的眼伤情况"。最终，因与老人的沟通，及时地手术和抗感染治疗，一周后视力恢复在0.5，老人家满意地出院了。

专家点评：这是一位朴实憨厚的农村老人，不懂眼科知识，没有科学就医理念，不了解严重眼外伤的危害性和严重性。伤后不在意，当时不及时救治，还在田间劳动，等到第2天看不见东西才来就医。通过这例农村眼外伤老人真实的故事，一是为了说明广大农民获得眼科知识多么重要；二是为了传达医者有爱心、同情心和责任心，及时挽救患者的视力才会有除成就感之外的幸福感。

记录 2

2016 年农历腊月二十五日，一位双眼失明（左眼自幼失明，右眼患视网膜中央动脉阻塞失明）的 62 岁农村老年女性到我院治疗。当时检查：右眼视力光感不准，已经失明了 3 天。收住院后，经过 3 天的尽力抢救，结果没有效果。按照正常的情况，视力恢复比较渺茫，正值过大年，我怕花了钱视力也不能恢复，建议给患者带药回家治疗。患者本人和儿子还抱着一线希望和信心，决定在医院过大年。又经过积极的治疗，过年后老人家的视力发生了奇迹般的变化，慢慢能看到手指数，连续又治疗了半个月，视力逐渐恢复到 0.2，至今视力还保持在 0.3。

视网膜中央动脉阻塞在 2 小时内能争分夺秒地治疗，可挽救部分视力的只有 50% 的可能，本例就是在持之以恒治疗的信心下，出现了奇迹。眼底动脉阻塞超过 1 周，奇迹般地恢复了视力，实属罕见。通过这个病例说明，患者有战胜疾病的信心是多么重要。医生宣布没有复明希望时，患者不灰心、不泄气、持之以恒地治疗，最终战胜了病魔，重见了光明。

专家点评： "死马当活马医"，只要还有一线希望，医患共同努力，就有收获光明的可能，遗憾的是这位老人如果懂点眼科知识，患病后能在 1 小时内诊治不就更完美了吗？

第四节　经济困难者看眼病方案

除疾病外，就医过程还存在患者的家庭关系、经济状况、社会关系、自我管理能力、看病误工、陪护、老人的赡养、子女的抚养等诸多问题，以及因病致贫、返贫的风险。特别是五保户、低保困难户及残疾家庭等低收入人群的眼病就医康复问题，除医保报销，政府扶贫办、民政局的医疗救助及医疗机构的减免，也可以使这些贫困群体患病后能及时获得治疗，早日康复。

一、低费用能看好眼病的诀窍

政府扶贫力度在增加，城乡医保在覆盖。但是，仍然存在城乡、西部、贫困地区、边远山区、少数民族地区等经济发展不平衡的问题，以及农村和流动人口、贫困家庭就医难问题。

贫困患者花最少的钱能治好病，才是最好的期望。并不是看病花钱越多才能治得越好。笔者根据自己多年的临床经验，为经济不富裕的患者能看好病，总结出一些最省钱的就医方法：

1.通过挂号省钱——常见眼病可挂普通号。

2.通过选对医院省钱——常见眼病的诊疗可选一级、二级医院或眼科诊所。

3.通过合理的检查省钱——能查清、确诊为准，不做重复检查和过度检查。

4.通过病历本省钱——记住带上以前就诊的病历本和资料，病历本记载着您的病史和重要的检查、诊断和治疗结果，如果缺少这些重要资料，患者又说不清病情，不但浪费时间，还得做重复的检查，所以患者一定要重视自己的病历，不要看一次病就买一个新的病历本。

5.通过早治疗省钱——疾病早期，病情简单容易治疗，手术和用药量相对就少。

6.通过手术时间省钱——眼科手术可选择门诊日间手术。

7.通过手术材料省钱——手术材料包括人工晶体、人工鼻泪管、青光眼阀、羟基磷灰石眼台、义眼等，医生和患者商量，根据病情和经济实力，选择适合的（选择对的，不选择贵的），如果是白内障手术可享受国家免费项目。

8.通过预约和咨询省钱——复查复诊可电话预约或直接咨询您的主治医师，将您的病情告诉他，请他给予用药、保养、自助眼保健等方面的帮助（除非特殊需要见医生做检查外），这样可少花路费、不务工。

二、享受免费白内障手术的好政策

政府为贫困白内障患者撑起"全覆盖"大伞，对贫困白内障手术患者实行新农合报销＋政府补贴＋爱心基金补助＋医院扶贫减免。医疗扶贫是政府的民生工程，目的是让全社会，包括经济贫困的白内障患者都能做得起、做得好白内障复明手术。患者可享受不花一分钱全免费手术。随来随做随光明，解决贫困白内障患者因盲致贫、因盲返贫，为健康扶贫打开光明路。真可谓光明一个人，幸福一家人。

第五节　拒绝过度诊疗

过度诊疗行为，包括不合理用药、不合理使用大型设备检查、不合理使用高价医用耗材，住院检查变体检等现象。过度检查、套餐检查、药品滥用（包括滥用抗生素、昂贵药品和过度医疗消费）及"小病大治""大病豪治"都会增加群众就医费用和医保负担。有些医疗机构的少数医生为了经济利益，小病也一查到底，明明只要用简单的方法就可以确诊的眼病，却用高端昂贵的检查和治疗仪器，这样不但浪费医疗资源，同时还增加患者的经济负担，容易引发患者及家属的不满。

目前，卫生主管部门出台了避免大检查和滥用检查权、控制输液及住院清单措施，也在遏制这种不正常的医疗行为。中华眼科学会将制订并出台科学的标准指南和合理的诊疗计划和方案，明确哪些检查项目和药品是必要的、合理的。从制度上约束，预防过度医疗行为。

医生在法律和职业道德的约束下，会用简单的方法诊治疾病，会根据病情为患者开出合理的检查和化验项目。对于诊治过度的医生，患者可提出质疑，并对医生的不良行为进行监督和拒绝。

第六节　有些眼病不能100%治愈

由于疾病的复杂性和多样性，从隐匿到明确、从不典型到典型、从特殊到一般、从未知到已知，医生能治的疾病是有限的，针对大部分疾病只能对症处理，对大量无法医治的疾病，只能望病兴叹。故常言道，"医生治病治不了命"，许多疾病本质还未弄清，同一种疾病在不同人体的表现也是千差万别、瞬息万变无法预测，就像自然灾害中的地震预报也是一样。

顽固性、复发性眼病由于病程长且易复发、治疗见效慢，迁延不愈，大多需要长期用药。这些病大多与不良生活习惯相关，具有身心疾病共存的特点。患者常常东奔西跑求医，有些患者也曾多次去北京、上海、广州等大城市的三甲医院就医，花了许多钱，但慢性顽固性、复杂性眼病经反复的治疗。依然复发不能根治，医疗上也确实没有好的根治方法，患者逐渐有了沉重的心理负担，失去了治疗的信心，焦虑、抑郁、悲观失望，不积极治疗，有的患者甚至放弃治疗。

患者就医心切，我们特别理解，花最少的钱，以最快的时间治好病是患者的心愿。俗话说："病来如山倒，病去如抽丝"总有不少复杂的、顽固的的眼病，治疗不尽如人意。有人会认为医生没有尽职尽责，甚至苛责医生。医生也很无奈，常自责是病顽固还是自己无能？

事实上，很多复杂的、顽固性的眼病病因不明，没有有效的根治方法，目前医学只能对症治疗加以控制，如慢性色素膜炎、慢性巩膜炎顽固性角膜病变、视神经萎缩、视网膜色素变性等。这些眼病很可能与您一生相伴，怎么办？"既来之，则安之"，从容面对为好。在生活和工作中，也要细心地观察诱发或加重疾病的相关因素，善于总结，避免疾病的加重和复发。

此外，不少眼病患者不懂眼科知识，对自己的病情没有高度重视，错过了最佳治疗时机，特别是边远农村的患者常常到了青光眼晚期、角膜溃疡即将穿孔、眼球破裂伤已严重感染或失明才来就诊。此时治疗难度较大、预后普遍不好。

建议患者面对复杂的、顽固性的眼病要记住"三分治病，七分养"，要保持良好心态，健康的生活方式，注意眼部清洁和防护，不要听信偏方、秘方和不靠谱的广告，应科学就医。

第四章

患者的权利和义务

医患双方的义务和权利是法律上维护良好医患关系的保障。明确患者的义务和权利是医务人员履行职责、提高医疗服务质量的基本要求。

第一节　患者的权利和义务

一、患者的权利

1. 享有生命权、身体权和健康权。

2. 享有获得公正医疗服务的权利。

3. 享有得到及时抢救的权利。

4. 享有了解医疗费用的权利。

5. 享有隐私权和对自己疾病的保密权。

6. 享有受到尊重的权利。

7. 享有损害后要求赔偿的权利。

8. 享有一定的免责权。

9. 疾病认知权。

10. 知情同意权。

二、患者的义务

1. 有尽可能及时就医的义务。

2.有准确提供医疗资料的义务。

3.有如实陈述病情的义务。

4.有遵从医嘱的义务。

5.有尊重医院各项规章制度和规定的义务。

6.有尊重医务人员和其他患者的义务。

7.有及时按规定支付医药费用的义务。

8.有协助医院进行随访工作的义务。

第二节　医患和谐倡议书

和谐的医患关系是构建和谐社会的重要组成部分，是共同战胜疾病、维护群众健康的前提和基础，是医患双方共同的心声和诉求。近年来，医疗机构总体服务质量上升，但由于种种原因，医患关系时常出现一些不协调、不和谐的现象，特别是近几年在全国发生了多起严重伤害医务人员的重大事件，形成了"患者怀疑医生，医生提防患者"的不良现象，严重损害了医患之间的相互信任，甚至影响到正常的医疗秩序，不利于治病救人和保障人民健康生活。为此，我们提出以下倡议：

1.牢固树立医疗安全责任意识，严格执行诊疗规范及核心制度，深入开展医疗质量安全整顿，全面加强医疗质量安全管理，防范医疗事故发生，加强医患关系的建设。

2.全体医务工作者要坚守"医乃仁术"的宗旨和"济世救人"的使命，遵循"患者利益至上"的基本原则，弘扬救死扶伤的人道主义职业精神，更加重视医患沟通工作，认真遵守医务管理制度，科学开展诊疗活动和护理培训，用高超医术和高尚医德为患者提供人性化服务，以自身行动守护群众健康，增进社会和谐，共同努力铸就医学职业的崇高和至善。

3.广大媒体要真实客观、公正地报道医疗卫生行业发展状况和特发事件，充分发挥舆论监督和引导作用，促使医疗卫生机构增强医疗安全责任意识，改进医疗服务质量，防范医疗违法、违规行为。利用媒体声音搭建沟通平台，促进医患之间的理解与沟通，增进信任关系，建设诚信社会。

4. 全社会要弘扬科学精神，维护医疗正常活动秩序，保护医务人员依法履行职责，尊重医务工作者的劳动成果，维护患者合法权益。社会各界要共同努力建立矛盾调解和风险分担机制，搭建公正沟通和协商平台，妥善化解医疗纠纷，消除不和谐因素。医患双方要互相理解、加强沟通、增进共识，患者要正视医学发展现状，理解并支持正常医疗诊治活动，与医务人员同心协力战胜疾病。

增进医患和谐、共同战胜疾病、共建美好生活，是我们追求的医疗宗旨。让我们以对国家、对人民、对卫生事业健康有序发展负责的精神，加强沟通、增进信任、立足和谐、携手共进，为构建和谐医患关系、建设和谐社会努力奋斗！

第三节　农村合作医疗保险及商业保险报销须知

一、持医疗保险卡（医保卡）、农村合作医疗保险卡（农合卡）的患者就医

1. 需要提供本人有效证件（身份证或户口薄）、医保卡，以便就医登录使用。

2. 门诊患者缴费时可刷医保卡，如卡内余额不足就需要自费了。

3. 住院患者（住院最少 3 天）持医保卡办住院手续，费用由医保账户统筹支付，出院结算时由医院支付医保报销的费用退付患者。

注意事项：医保办要不定期地审查住院患者的信息，现场核对本人照片、姓名、年龄、性别、住址等信息。医保住院期间不准挂床，如有特殊情况，需写请假条，请假时间为 24 小时以内。由于交通事故、打架斗殴等原因住院的不预报销外，眼科还有美容手术、准分子激光矫治近视手术、义眼安装及高端特需专家费也不属于报销范围。

"精准扶贫"对象大病住院优惠政策：凡享受政府"精准扶贫"患者可在

医院享受医保，农村合作医疗保险报销后带住院结算发票到乡镇民政局，他们会对自付部分给予补助和报销。

二、眼外伤商业保险公司报销程序

凡参加商业保险者，眼部因意外伤害应及时向投保的保险公司报案。出院时由指定医院提供详细病历、费用清单、诊断证明等资料，根据自己参保的范围到投保的保险公司索赔。

第四节　致眼病患者和陪护人员的一封信

尊敬的眼病患者和陪护人员：

你们好！我是本院的院长，当您或您的亲人、朋友患眼病需要住院治疗时能选择在我院，首先感谢您对我们工作上的极大信任与支持。为使住院期间能更快捷、方便地为您提供满意的医疗服务，并能得到您的理解和配合，以下是我与您交心谈论的一些护理和治疗观念、观点和建议，请您能认真浏览一下内容并能树立起治疗疾病的信心，并希望得到您的监督，提出您宝贵的意见和建议，以便我们在工作期间能及时改进和提高。促进我院优质护理服务直到患者及其家属满意、社会满意和政府满意的目标。

您是自己和家人光明与健康的最佳维护者和支柱，所以在整个医疗过程中希望有您的配合、支持及献策建言。

办理住院后，会有住院医师为您制订诊疗方案，包括检查、治疗和用药。每班有护士负责您的护理服务，包括生活照顾、心理护理、健康教育及康复指导等。

在住院期间如对自己的病情有不懂的地方，您可以咨询您的主治医生或护士，他们会给您热情的解答。同时您应多了解一些眼病常识，积极配合医护人员的治疗和护理。

陪护人员要学会正确的点眼药方法，同时要熟悉高血压、糖尿病、咳嗽、便秘等老年患者的用药控制和生活指导。

　　出院时要与医护人员请教出院后远期护理和复查（健康教育），并留下您的联系电话，以便出院后方便随访。

　　让我们携起手来共渡难关，树立战胜疾病的信心。在治疗和康复的过程中，特别是慢性复杂眼病治疗之路虽然漫长，但我们应该充满希望、相互沟通、相互理解、共同努力。

　　祝愿所有患者早日康复，全家幸福！我们会更好地服务患者，让您就好医、看好病，让光明与您同行！

院长：张旭东

第二篇

不同视角看眼睛

眼睛对于一个人来说实在太重要了，如果人没有了眼睛，那么这个世界对他来说，会少了很多乐趣。但大家知道吗？这个世界在不同的眼睛中是不一样的，你眼中的世界可能是另一双眼睛的另一个世界，你见到的景物，另一双眼睛再看则是另一个样子。你想知道为什么吗？本篇会告诉你各种眼睛的神奇功能。

熟悉自己的眼睛

　　眼睛是了解世界的窗口、心灵的窗口。可以说，来自外界90%的信息都是由眼睛感知的，安斯蒂说："眼睛是内心的索引"。而在临床，眼睛还是健康的窗口，医生通过眼睛可以了解一个人的健康情况和某些全身疾病。

第一节　眼睛的组成及功能

　　眼睛就像车辆的灯，在夜间没有灯光就无法行驶。它又如一台高级自动摄像机（图2-1-1），能自动将外界动态和静态的物体记录下来（图2-1-2）。眼睛结构很精密，功能也很神奇，让我们慢慢了解一下。

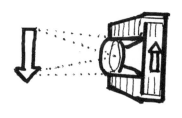

图 2-1-1　摄像机的摄像原理

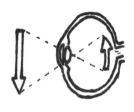

图 2-1-2　眼球水平切面

一、眼球的结构

眼球（图 2-1-3）呈球形，正常人眼球前后径约 24mm，左右各一，位于眼眶内。根据眼球的解剖层次从前到后为：

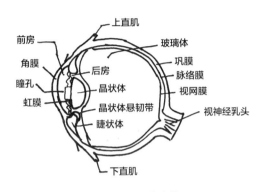

图 2-1-3　眼球结构

角膜　又称为黑眼珠，质地透明，是眼球的最表层，也是眼球的卫士，就像照相机的镜头一样。很多人说"眼里搁不得半点沙子"也是有理论依据的，因为角膜上含有丰富的神经末梢，感觉特别灵敏，即使半粒沙子，也会引起剧烈的疼痛和流泪。

巩膜　也就是所谓的白眼球，是眼球的纤维外壳，如照相机的外壳。

虹膜　位于角膜和晶状体之间，是瞳孔周围有颜色的部分，虹膜根据色素和人种不同，展现出不同的颜色，如褐色、蓝色、绿色等。它收缩时瞳孔缩小，扩张时瞳孔散大。具有调节进入眼内光线的作用，像照相机的"快门"。

瞳孔　是个圆形的开口，就像照相机光门一样，会根据外界光线的强度开大或缩小，以看清物体，或让自己看得更舒服。

睫状体　位于虹膜后（黑白眼球后一圈），具有微调器的作用。

前房角　位于角膜缘，"黑眼珠"与"白眼珠"交界处形成的隐窝，是房水流出的主要途径，具有调控眼内房水、滤过房水的作用，目的是保持眼内压的正常。

  晶状体 又名水晶体,位于虹膜后,形状如一双凸透镜,扁圆形完全透明。有放大物体和调节作用,相当于照相机的聚光变焦镜头。人眼既能看近,又能看远的奥秘就是因为晶状体的调节作用。如果晶状体混浊(白内障)或晶状体脱位,会严重影响视力。

  房水 我们正常人的眼球里有一种透明的液体称为房水,由睫状体产生,具有营养眼球、维持眼内压正常状态的作用,并可保证眼球的正常视觉。正常情况下产生的房水顺着一条"下水道"循环流动(图2-1-4),产生的房水与排出的水量是平衡的。如房水产生过多或管道阻力增大,滤过功能障碍,造成房水流不出去,失去平衡就会使眼压升高。长期的高眼压可导致视神经损伤、视野缺损,甚至失明,这就是青光眼。

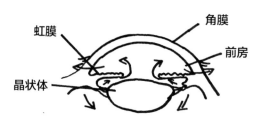

图2-1-4 房水循环途径

  如果我们通过捷径通道或架设管道让眼里滞塞的房水疏导出来,即可使眼压维持正常状态,解决其对视神经的损害。

  玻璃体 又称黑水,是像鸡蛋清一样透明的胶状物质,占眼内容物的4/5,具有屈光和支持视网膜的作用,也是维持眼球的形态和硬度的重要物质。

  脉络膜 犹如照相机暗箱,具有丰富的血管和色素,能供应眼球血液,对眼球有遮挡光的作用。

  视网膜 犹如照相机底板胶卷,有丰富的视觉细胞和神经纤维,可将照相的物体通过视网膜→视神经传递到大脑视中枢,视网膜中心有个视觉最敏感区,称为黄斑,视区焦点。

视神经　位于眼球最后端（图 2-1-5），是神经导光纤维，具有传递信息的作用。

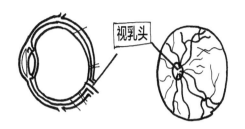

图 2-1-5　眼底图

视路　传输信息的导光纤维，如图 2-1-6 所示。

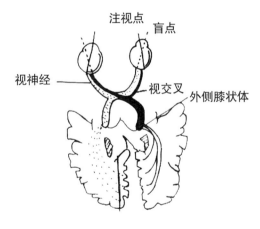

图 2-1-6　视路

视觉中枢　如计算机中央信息处理系统（CPU），视觉神经纤维对视觉信息处理的精度、复杂度和灵敏度是任何高级电脑系统无法比拟的。任何一个环节发生了故障，都会影响，甚至破坏视觉的形成。

二、眼睛的附属器及功能

眼睑（眼皮） 上下眼睑具有保护眼球的作用，像门帘，又犹如汽车前挡风玻璃的刮雨器，睁眼或闭眼时可刷去角结膜面上的泪液，扫去眼球上的灰尘和微生物，同时可将泪液均匀地涂抹在黑眼球表面，具有湿润眼球和消除视力疲劳的作用。不同年龄人的眼睑与角膜位置也不相同，如图2-1-7所示。

瞬目运动时眼皮会不知不觉地眨动，起到眼睑刷的功能，保护眼睛，预防眼干燥症，自然瞬目频率为 10 ～ 12 次 / 分。

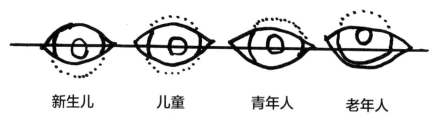

新生儿　　　　儿童　　　　青年人　　　　老年人

图 2-1-7　不同年龄人眼睑与角膜的位置

睫毛 如守卫大门的哨兵，防止不速之客（如灰尘、飞虫）的入侵，还可犹如竹帘一样遮蔽强光。睫毛的毛囊皮脂腺可产生脂性物，能润滑眼睛，减少泪液过度蒸发，预防眼睛干涩，保护眼球的正常功能。

眉毛 可阻挡流入眼内的汗水或灰尘。

眼肌 由上、下、内、外直肌，和上下斜肌组成（图2-1-8）。六条眼肌相互协调配合，犹如马缰绳转动马头一样，保证双眼单视和各方位的转动。在眼肌神经的支配下眼球可自如运动。如果支配眼肌的神经或肌肉病变时，眼球的运动即可受限，造成斜视或复视。

眼眶 保护和预防眼外伤的冲击力。

泪器 由泪腺和泪道组成(图2-1-9)。泪腺位于外侧眼眶内,能产生泪液,起到冲洗、净化、湿润、保护眼球的作用。

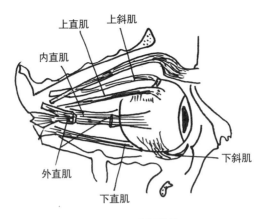

图 2-1-8　眼肌结构

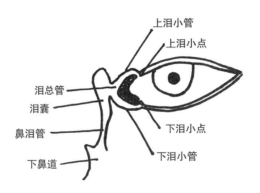

图 2-1-9　泪器组成

　　在正常无刺激状态下，泪腺每日可生产 0.5 ～ 1 g 泪液。65 岁以上的老年人泪液分泌量是青年人的 40%。结膜囊内可容纳 10 ～ 25 μl 泪液，而每滴眼药水大约 50 μl，所以每次点眼药水一滴即可，不能求"好"心切，每次点 3 ～ 4 滴，这是不必要的，也比较浪费。

　　泪道分上下泪小点、上下泪小管、泪总管、泪囊和鼻泪管，能疏导过多的泪液，将过多的泪液导入鼻腔，以减少过多泪液影响视力和解除流泪的作用。正常人的泪道是通畅的，多余的泪液可通过泪道排入鼻腔。所以，当我们哭泣时就会"鼻涕一把泪一把"的。

当泪道堵塞时就像"堰塞湖"一样，眼部的泪液和分泌物积存在泪囊内，时间久了还会引起慢性化脓性炎症，出现流泪和眼部分泌物混合形成脓液黏液物。当在患眼的眼角（内眦）部加压，分泌物可经泪道反流入眼内。

当泪道（下水道）阻塞或患有慢性泪囊炎时，可导致流泪或压迫泪囊区泪小点有脓性分泌物溢出。眼睛是个最干净的地方，若遇到眼外伤，这些分泌物很容易引起角膜或眼内的感染。

泪道堵塞可行鼻腔泪囊吻合手术，或通过激光疏通泪道植入人工鼻泪管，即可解决泪液和分泌物堵塞的问题。

第二节　照镜子判断眼睛健康状态

视觉健康新标准：看得清楚，看得舒服，看得持久。如果将人眼的健康状态做个比喻，它就像交通"绿、黄、红"信号灯。"绿灯"为健康；"黄灯"为亚健康；"红灯"为病态；"关灯"为失明（盲）。这样比喻是想提醒大家要长期重视眼保健，有病态（故障）时应及时（维修）科学就医。希望大家的眼睛永葆健康态——"绿灯"常亮。

一、眼睛的健康标准——"绿灯"

眼外表健康的标准是：眼外表正常、眼球转动自如、眼睛明亮润泽、黑白眼珠分明、无充血、无水肿、视觉反应敏捷、双眼位置正常对称、视物清晰、眼睑无红肿、皮肤无脱屑、眼睑不松弛下垂、眼睑不发炎、睫毛不脱落、眼角无分泌物、无溢泪、无复视、无飞蚊症、无干涩、无视力疲劳，以及视力正常（1.0）、视野正常、辨色力正常、暗适应能力正常、双眼立体视觉正常、夜视力正常（无夜盲）。

二、眼睛亚健康的状态——"黄灯"

亚健康是健康与疾病之间的一种生理功能低下的状态，大家如果不能对眼睛进行科学地调适和自我保护，一味地过度用眼就容易进入亚健康状态或病态。

眼睛亚健康状态的人群表现为：眼表轻度异常，虽然感觉不舒服，但化验和仪器检查都没问题，也达不到需要治疗的标准。眼表的异常表现有：眼疲劳、眼袋轻微水肿、黑眼圈、频繁眯眼或眨眼、双眼无神、视力模糊、一过性失明、见风流泪、眼前有飞蚊症（轻度）、睫毛脱落、有分泌物、远视力下降（近视、散光）、近视力不清（老视）、眼干涩不断挤眼、眼球突出或内陷等，以及"白眼球"混浊、变黄、红肿、胬肉和"黑眼珠"暗灰色没有光泽。

有以上眼部亚健康状态，需要休养，做好眼保健，并建议找眼科医生检查或治疗。

三、眼睛的病态表现——"红灯"

有以下症状，眼睛即视为病态，应亮起"红灯"，需及时诊治：

1. 突然感觉视力模糊，有黑影遮挡视线，属于短时间突然发病，而且有高血压或动脉硬化病史。

2. 年龄在 50 岁以上，眼前突然出现黑蒙。

3. 短时间内视力下降得很快。

4. 看东西变形、视野缩小、有暗影、对色彩敏感度下降、看书看报有困难。

5. 感觉眼前有黑的漂浮物、小蝌蚪、蜘蛛网或黑帘在眼前遮挡。

6. 发现视力下降，戴眼镜也不能提高。

四、眼病的防治

一生拥有健康明亮的眼睛，是人人的期盼。"盲人"犹如一台没有车灯的高级轿车在夜间无法行驶一样。对于眼疾，一部分人是先天性的，是无法选择的。但更多的是后天的，由于日常生活和工作中不注意眼保健（养护）而导致视力下降——车灯不亮。

眼健康亮黄灯提示眼睛亚健康状态，应该及时做眼睛保养、检查和"维修"，绝不能亮起红灯才重视。红灯会停机进厂维修（住院就医），如不及时重视维修（治疗），很可能红灯变关灯（致盲）。"关灯"（盲）的机器不能工作，要进厂大修、更换零件或报废。我们的眼睛绝不能等到进入这个状态，才重视治疗，以免后患无穷，追悔莫及！

年龄相关的眼病（翼状胬肉、角膜病变、老年性白内障、老年性黄斑变性等）犹如年久失修的车，如能及时修理，也能保证"绿灯"状态，又明又亮。

仪器部件损坏可以更换，人组织和器官没那么方便想换就换，目前只能做角膜移植、人工晶体植入、干细胞移植等，由于部件（人的组织和器官）来源缺乏，如角膜材料等，还由于目前的科技还没有那么进步，还有许多"配件"不能更换，许多眼病治疗的问题不能攻破。所以，要珍惜我们的眼睛，必竟"配件不如原件好"。希望我们科学合理地用眼，眼的零件不要损坏，不出或少出故障，永葆健康态。

第三节　婴幼儿视力变化轨迹

婴儿出生后，眼球比较小且短，正常小儿都不是正视眼，而是远视眼，随着孩子年龄的增长，眼轴也会增长，会慢慢变成正视眼（其实家长不必担心）。眼与脑的生长几乎成正比，出生后第1年眼球生长很快，渐成球形。以后生长逐渐缓慢，到青春期又恢复加快，到18岁左右停止生长。视力是反映视功能好坏的最重要标准，正常情况下，不同年龄视力发展也不同。

出生后婴儿的视力：新生儿喜欢看东西，特别是有艳丽颜色的物体，如移动的红球或黑白分明的靶心图，婴儿的目光会追踪距在眼前20 cm移动的物体，特别喜欢看人脸，尤其是母亲慈爱的笑容。不同月龄视力发展特点为：1 个月视力 0.01 左右，有追光动作或能看到眼前手动；2 ～ 3 个月视力 0.01 ～ 0.03，眼球可以随人运动，注视近处目标；6 ～ 8 个月视力 0.06 ～ 0.1，可伸手抓想要的物体，能稳定固视。

1 岁：视力 0.2 ～ 0.25，能捡出细的棉线。

2 岁：视力 0.5 ～ 0.6，对电视和天上的飞机、鸟感兴趣，能主动避开障碍物。

3 岁：视力 0.7 ～ 0.9，能辨认细小的物体。

> 5 岁：视力 1.0，能认识色彩，也能辨别两张相似图片的不同。

当孩子眼睛有问题时，如果外表有变化较容易引起家长的注意。有些眼病在外观上看无异常、不疼不痒，孩子不懂，家长不留心，因而常常贻误最佳治疗时机。家长平常多关心孩子视力，如果孩子不懂事认不出视力表字母的情况下，可以通过以下表现判断孩子视力的好坏。

1. 与同龄孩子比较，看事物的远近程度和清楚状态。

2. 上幼儿园的孩子，可让他试坐教室后排，观察他能否看清黑板上的字和图。

3. 看书、看电视是否需要离得较近，歪头才能看清。

4. 观察眼表、眼位有无异常，双眼位置是否对称，有无斜视等。

第四节　老年人眼睛的生理变化

人体各组织器官都经历发育、成长、成熟和衰老的过程。眼睛也不例外，随年龄的增长眼部会有明显的变化，有些改变是生理性，也有属于老年性疾病所造成的视力障碍。我们大家对眼睛的"老龄化"应有所了解，因为每个人都会经历衰老这个过程。

一、人到老年眼睛生理性退化

1. 从外观上看，老年人眼睑皮肤及眼轮匝肌变得松弛皱褶、上睑下垂、下眼睑脂肪隆起易有眼袋；眼球筋膜与眶隔变得松弛，眶内脂肪减少致眼球内陷；睫毛会变成灰白色或白色，变短易脱落；泪液分泌减少，睑板腺萎缩易患干眼症；眼表易发翼状胬肉、睑裂斑、眼睑黄色瘤、结膜松弛症、结膜下出血及结膜变性等，"人老珠黄"这个词很好地诠释了老年人眼睛的特点；老年人容易见风流泪，这与泪囊周边肌肉松弛、泪液没有虹吸功能有关；黑眼珠周边有灰白圈，黯淡无光；角膜的透明度和光泽度下降，即所谓的"老年环"。

2. 老年人前房变浅、瞳孔缩小、房角变窄，易发青光眼。晶状体混浊，80 岁以上老人有 80% 发生白内障，晶状体变硬，调节力减弱。

3. 老年人视力下降、近视力模糊（老视）、远视、调节能力减退、视野变窄、视敏度、辨色能力及暗适应力降低。视物不清会导致行动不便，外出易发生意外。

4. 人到老年玻璃体变性或后脱离，眼前可出现漂浮物（飞蚊症）。眼底动脉硬化、黄斑部疣、变性（除组织自身功能衰老、退化外，也可受光线照射所产生的"光毒作用"的影响）等。

大多数人认为，人到了老年视力肯定要下降，"老眼昏花"是正常的现象，其实不然，正常情况下，眼睛到 80 岁时视力应该在 0.6 以上。所以，老年人视力下降应及早诊治，不能任其发展。

二、老年眼病小知识

很多老年人爱眼，但不懂护眼，希望下面一些老年眼病的小知识能帮您走出误区。

1. 老年眼睑黄色瘤、老年环——高血脂的信号。

2. 长期打麻将可诱发"眼中风"及青光眼的发生。

3. 经常眼前一阵发黑——疾病的征兆：

①脑卒中（中风）前兆；

②低血糖；

③体位性低血压；

④某些脑瘤。

4.眼睛老视是一个渐进的过程，一时很难察觉，其实可以通过以下方式自测自己是否已经老视了：

①看字串行；

②看文字成双；

③看远处清楚，近处阅读不清楚；

④看近的小字需要拿远才能看清；

⑤原来戴近视眼镜阅读，现在需要把眼镜摘下才能看清楚；

⑥看手机，屏幕亮度要调高；

⑦看书时，室内要明亮。

出现以上问题就说明您的眼睛已经老化了，此外，还要提醒一下中青年朋友们，迷恋看手机会让您"人未老、眼先衰"。

第二章

眼睛的进化

　　眼睛是一对奇妙无比的器官，他虽是人体体积最小的独立器官，却承载着重要的感觉功能——视觉。人类的信息90%都来自于眼睛，视觉除了视力外，还包含色觉、立体视觉和运动视觉等。对眼睛的认识和研究越深入，越能发现眼睛的精密、美妙和复杂性。

　　学习眼科知识将对我们的眼睛有所了解，对其奥秘产生更大的兴趣，也能对眼病更积极地进行治疗和预防保健。

第一节　动物视觉的进化

　　本章主要探索人眼结构和功能，为什么要加入动物眼睛（图2-2-1）的内容呢？这源于达尔文拟定"物竞天择"的进化理论。世界上各种物种为了适应生存不断地进化，具备了各种独特的功能。如在深山峡谷中，水溪中的鱼长期生存在黑暗的环境中不见光线，眼睛则变得很小，且不发育，视觉逐渐退化，看不见东西。

　　世界上还有许多动物有着非凡的视功能和千姿百态、奇特的眼睛，如苍蝇的复眼是由400只可独立成像的单眼组成，观察物体远比我们人类全面，可看清楚几乎360°范围内的物体。在非洲丛林中的掠食动物，如野狗、狼、虎、豹等，它们的夜视力、远视力和动视力特别好。视网膜上的杆体细胞和视锥细胞特别发达，特别适合夜间捕猎。野生猫科动物的眼球在夜间还有发光功能，这是因为它们的眼底有反光细胞和晶状体较强的聚光功能，就像聚光探照灯。

还有羚羊、斑马、长颈鹿等食草动物，为避免掠食动物的捕杀，远视力相当好，视野特别宽广（360°的视野），这有利于它们远远地就能发现"敌情"，便于逃跑，躲避猎杀。

还有许多动物为了生存，其眼睛的进化是"废用性退化"，如猪的远视力退化，它们看不到天空（吃食时不担忧空中来袭）。老鼠的远视力退化，近视力发达，只能看到眼前的食物，所以有了"鼠目寸光"这样的词汇。猫头鹰眼球运动退化，不能转动眼珠，但头部能转动270°，目光如炬。

变色龙是世界上进化最完美的动物之一，除身体随环境颜色的变化而变色外，眼睛同时能上、能下、能前、能后，能360°转动双眼，而且左右眼可各自单独运动，全方位地观察外界，犹如广角照相机摄像镜头，眼睛的进化为动物之最。

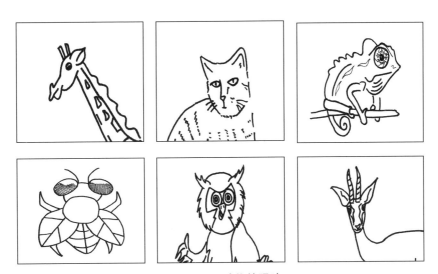

图 2-2-1 动物的眼睛

第二节　人类眼睛的进化

人类为了提高视力警戒度，及早发现潜藏的威胁，进化出黎明和黄昏时视力最敏锐，促进大脑启动视觉增强机制。

生物具有自主性（即自修复、自防御、自维护、自生存）的特点，各种动物经过亿万年的进化，物竞天择，适者生存，不适合的被淘汰。在生存环境的逼迫下，牛羚在出生后第2天就能奔跑，拥有和母亲一样的视力，而人类婴儿刚出生时的视力只有光感，没有母亲的照顾很难生存。

为了生存，一个人长2只眼，而且长在面部的中央，这便于远近视力的窥视，视觉功能更完美。如果再多1只眼，大脑就会多了一份工作，负担随之增加，会消耗更多的能量。人类的近视力特别好，就是因为人类为了生存的需求，需要更多地近距离用眼（图2-2-2）。

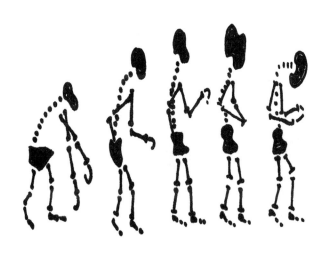

图2-2-2　网络版人类眼睛进化论

第三节 视力的进化与退化

一、"火眼金睛"的形成

一位超视力的牧羊人（少数民族野外放牧）打破了吉尼斯世界纪录，创造了世界最佳视力。他单眼能准确识别 50 m 以外的物体视标和数字，超出正常人 5 倍的视力。这位牧羊人祖辈以游牧生活，自幼居住在人烟稀少的边境地区，野外空旷，有一眼看不到边的绿色草原，他每天骑马，瞭望远方巡视羊群，没上过学，不看书报，也看不到电视，但却练就了一双"火眼金睛"，拥有超乎寻常的远视力。

生物为了生存的需求，有进化的部分也有退化的部分，不可能两全其美。随着电脑、手机的普及，近距离的精细工作越来越多，人类的近视力也随之进化，远视力却退化了。预测再过若干年后，远视力退化的人群将会更严重，近视的人群要占整个人群一半以上。

所以，人类要经常向远眺望，锻炼远视力，多参加室外活动和体育运动，如打乒乓球、羽毛球、篮球等，有助于视觉功能的锻炼和提高。

关于近视与近距离工作最经典的研究表明，现代文明进入北极圈之前，爱斯基摩人近视眼发病率几乎为 0，普及学校教育后青年一代近视眼患病率高达 58%，而后，一代一代的爱斯基摩人近视患病率逐渐增长，此种现象称后天获得性近视。我们的祖先也是一样，十人有九人看远（看远方景物多），近视眼发生率低。而现代人看近多，看远少，近视眼发生率高。

40 岁以前近视用眼过度的人群，到 45 岁以后就会发生老视，这可能与青年时代近距离用眼过度，到中年以后晶状体硬化、调节能力下降有关，最终表现为看近视力模糊、困难，而看远视力正常。

二、古代人近视眼发生率低

古代人一样要上学堂，读三字经、练毛笔字、作诗、画画，晚上的照明也比不过现代的电灯设备，然而，在古代很少发现有近视眼的文人学子。为什么呢？有人总结出以下五大原因：

1. 古时候大部分人不认字，也没多少人读得起书。只有家庭条件好或有地位的人才能读得起书。即便是读书，用在读书上的时间也很少，而那种头悬梁、锥刺股的读书人更是凤毛麟角。古代形成近视眼的大环境不足，患近视的风险和概率就很低。

2. 古人书写用的毛笔比较长，眼睛距字的距离较远，写的字也相对大些，客观上起了一定的预防近视的作用。

3. 古人读的是私塾，没有现在的黑板，不会产生看黑板困难，也就不用想什么办法预防近视。加上那时的学生读的书很少，一本《论语》要读好几年，没有太多书读，自然不会有太多近视了。

4. 古人的生活节奏慢，交通以骑马和步行为主，不用担心交通安全，眼睛紧张度低，所以患近视的概率就小。

毋庸置疑，古代还是有一定数量的近视眼，但是远没有现在多。到中华人民共和国成立前，夜间照明点的还是食用油灯、煤油灯，近视眼的发生率也不像现代这么高。特别是战争年代，人需要远眺敌军，向上眺望有无敌机入侵。所以，近视眼的发生率也很低。随着生活水平日渐提高，电灯（可能与电灯光刺眼、眩光可能对视觉和近视眼的发生也有一定影响）、电视机、计算机及智能手机越来越普及，近20年学生近视眼的发病率也从40%提高到80%，而且近视低龄化愈发明显。

三、眼病谱的变化与时代变迁

下面再说说：不同年代眼病谱的变化。中华人民共和国成立前，居民卫生条件差，沙眼是人民群众危害最大的常见致盲眼病。现在医疗卫生条件改善了，患沙眼的人少了，因其致盲的人就更少了。

目前，眼病患病谱的改变为：

1. 现代电子时代近视眼、眼干燥症、视力疲劳等高发。

2.富裕的生活带来糖尿病、高血压、高血脂所引发的眼病高发。因缺乏营养所致的夜盲症、角膜软化症等眼病发病率减少。

3.大众健康意识和卫生条件改善了，沙眼等传染病减少了。

4.随着人类老龄化加快，与年龄相关的眼病，如老年性白内障、老年性黄斑变性及年龄相关眼表病高发。

四、眼科用药的变化

眼病谱及大众生活水平在发生变化，眼科用药也在变化，如原先的眼科医生基本都要求每位患者的治疗中辅助服用维生素 A、维生素 D（鱼肝油），可现在，饮食中的肉、蛋、奶、鱼等营养多了，缺乏维生素 A、维生素 D 的患者也就少了。所以，此药的用量也明显减少，鱼肝油也不作为眼病患者常规辅助用药。

70 年代，塑料眼药瓶还没有普及，眼科治疗沙眼的常用老眼药——沃古林眼药水使用的是玻璃眼药瓶，前端橡胶塞及后端的橡胶按压帽设计包装一去不复返了，它现在已经进入了眼科博物馆，成为古董。

原先眼药品种单一，如抗生素眼药只有氯霉素眼药水、消炎眼药水、金霉素眼膏等；激素类眼药，只有可的松眼药水；降眼压的药只有毛果芸香碱、马来酸噻吗洛尔滴眼液。现代眼药生产的品种多、剂型全，可根据不同的病情、人群选择，可选择的用药面更广。

第四节　眼睛与心理研究

双眼是大脑的"显示器"，所以眼能传神。人的心理活动可通过眼睛动作和变化表露。日前有人利用人工智能软件技术，实现通过观察眼球运动来判断性格。也就是说，一个人的眼睛不是在随意转动，而是在表达潜在的内心活动、性格、心理变化等。

一、心理活动与眼部表现

1.瞳孔变化

一个人看到喜欢的人和事，瞳孔会变大。遇到反感的事或内心紧张的时候瞳孔会缩小。

2.眼球运动

眼球运动能显示一个人是否善于交际、小心谨慎或充满好奇心。国外研制出一个能通过眼睛就可以了解内心变化的软件，同时能可靠地识别测试者的性格，如神经质、外向性、宜人性、尽责性、开放性。如果眼睛先向上、再向左转动，说明他在回忆真实情况。如果眼睛先向上，再由后向右转动，说明他正在编造谎言。

3.眯着眼睛

当人反感某些事物或生闷气时会眯眼。

4.眨眼的次数

压力大、紧张时眨眼速度加快；使用电脑或看书时眨眼次数会减少。

5.睁大眼睛

睁大眼睛的同时眉毛高耸，表示恐惧；睁大眼睛时面带笑容，表示开心或感兴趣。

6.目光呆滞

表示分心，没有注意力或不感兴趣。

7.抬头向上看

向上看，表示在思考；向左上看，是努力想起什么或是整理思绪；向右上看，可能是想说谎。

8.低头向下看

有可能在生气，或在努力抑制住怒气。

9.转头向旁边看

与您没有眼神接触，多半是对您不感兴趣，甚至不喜欢您。

二、视觉错觉

视觉错觉是指正常人的主观感觉与图形的物理参数不匹配的现象。如果一个人身体比较胖，他可以穿竖条纹的衣服，从视觉上来看会让人显得更"瘦"一些。一些设计师应用错觉效应和空间透视轮廓图形来使作品更加具有视觉冲击力。人们常说眼见为实，却有一类图形长期流传于网络、报刊，能够瞒天过海让我们的眼睛无法真实地感知外部图像，觉得自己无法相信自己的眼睛。其中的奥秘就是大脑感觉光流感知缺失，是脑科学与智能的研究和探索的话题。

第三章

眼病的由来与预防

眼病的发生也有因果关系，了解引起眼病的因素，才能更好地预防眼病的发生。与眼病的发生密切相关的因素很多，如不良的嗜好、不卫生的用眼习惯、致病微生物、眼外伤、营养失衡、空气污染、职业、年龄、遗传等。

第一节　与眼病有关的生活因素

引起眼病的原因有物理性、化学性、生物性及社会心理性四大类型。此外，患眼病还与以下日常生活因素有密切关系：

1. 营养过剩

过食肥肉、甜食和高盐食品，酗酒，加之肥胖、运动少，可引发许多慢性病，同时也会增加糖尿病眼病、高血压眼底血管病的概率。

2. 过量饮用伪劣白酒

过量饮用伪劣白酒可引起甲醇中毒性视神经炎等。

3. 长期吸烟

吸烟有害健康是不争的事实，控制吸烟已成为人群疾病预防和个体保健最重要、可行的措施，应唤起人们的戒烟意识，因为吸烟过多可导致烟草中毒性弱视。据研究证明，吸烟对眼健康的影响主要是通过血液循环途径诱发视网膜、视神经和晶状体的病变。烟草中释放多种化学物质及有害气体，如尼古丁、胺类、一氧化碳、氰化物及酚类化合物等，可增加老年性白内障、黄斑变性、视神经病变等眼病，可增加对视力的损害和患眼病的概率。

4. 用眼过度

用眼过度可导致荧屏综合征、近视、视力疲劳、眼干燥症、老视等。长期近距离用眼，如长时间使用手机，可导致黑眼圈、眼干燥症、视力疲劳、近视、急性充血性青光眼、慢性结膜炎和结膜下出血等。20 世纪 70 年代，美国已经普及了电脑、电视，比中国早 10 年进入了电子时代，而近视患病率却低于中国，其中一部分原因是国外民众使用电子产品，如手机、pad 等不像中国人那样迷恋。

5. 药物因素

药物可致全身和眼部过敏、中毒，引发眼病。如用不正确的方法点眼药、用错眼药可引发眼部局部过敏和眼部损伤，不合理的用药还可以引起药源性眼病等。

6. 眼部外伤

如眼睑、眼眶、眶球的破裂伤或挫伤，以及眼爆炸伤等。

7. 想出来的眼病

如视觉幻觉症等。

8. 营养不良

如长期饥饿、素食者、维生素 A 缺乏，可导致慢性结膜炎、角膜软化症及夜盲症等。

9. 眼科体检

有不少眼病症状不明显，自己不知晓，眼科检查或体检才能查出来，如糖尿病视网膜病变（简称"糖网病"）、慢性青光眼等。

10. 精神刺激

与情绪变化、生气有密切关系的眼病，如青光眼的急性发作和癔病性黑蒙等。

11. 职业有关

农牧民在野外，受太阳和风沙的影响，眼睑、眼角、眼结膜、泪道等眼外病高发；工人则多发职业病眼病、眼外伤等。

12. 气温骤变

气温骤降，中老年人易引发球结膜下出血、急性青光眼、眼中风等眼病。

13. 生活环境

不同的生活环境、居住的地理区域不同，眼病的发生也不同。如紫外线照射强烈、高原空气稀薄的地区，翼状胬肉、白内障、老年黄斑变性等眼病高发。

14. 季节因素

春季：春暖花开，随着气温上升过敏性眼病发病率明显上升。

夏季：急性结膜炎（红眼病）是盛夏季节最常见的感染性眼病。

秋季：秋冬季风高物燥是眼干燥症的高发季节。

冬季：受冷风刺激，泪液分泌增加，眼表病及泪道病高发，迎风流泪的患者增多。

15. 衰老因素

眼及附属器随着年龄的增加，在解剖生理、组织学、形态学等方面有一系列的变化，这些改变往往是老年眼病（如老年性白内障，老年性黄斑变性）的发病基础。

16. 空气污染

工厂排出的废烟、废气；交通工具排出的废气和噪音；家居装潢和家具中使用的油漆、涂料、粘合剂、甲醛等化学挥发性气体，它们对眼的危害性是巨大的，可引发慢性过敏性结膜炎、睑裂斑、慢性睑缘炎、眼干燥症等眼表病。

第二节　各年龄阶段较易发生的眼病

根据临床总结，很多眼病与年龄相关，以下是不同年龄段较常见的眼病：

1. 小儿（0～5岁）易患眼病

急性结膜炎、先天性泪囊炎、先天性上睑下垂、小儿斜视、小儿眼外伤、先天性白内障、视网膜母细胞瘤、早产儿视网膜病变等。

2. 儿童（5～18 岁）易患眼病

滤泡性结膜炎、春季卡他性结膜炎、沙眼、屈光不正、斜视、慢性睑缘炎、睑腺炎、睑板腺囊肿、眼睑痉挛等。

3. 青壮年（19～40 岁）易患眼病

视网膜静脉周围炎、虹膜炎、巩膜炎、中心性视网膜炎、病毒性角膜炎、眼干燥症等。

4. 中年（40～60 岁）易患眼病

视网膜血管栓塞、眼睑黄色瘤、视网膜脱离、青光眼、白内障、麻痹性斜视、眼干燥症、翼状胬肉、视疲劳、玻璃体混浊、糖尿病视网膜病变等。

5. 老年人（60 岁以上）易患眼病

眼部肿瘤、老年性白内障、角膜病变、黄斑变性、视网膜血管栓塞、翼状胬肉、糖尿病视网膜病变、青光眼等（图 2-3-1）。

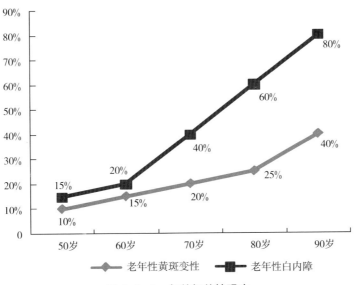

图 2-3-1 年龄相关性眼病

第三节　护眼的健康生活方式

预防眼病的发生,关键在于坚持"健康四大基石",即合理膳食、适量运动、戒烟限酒、心理平衡。健康的生活方式,看看您做到了几点?

1. 忌烟:忌烟的人在增加,未戒烟者吸烟的频次在减少,卷烟向细支型变化,减少主动吸烟与被动吸烟有助于降低眼病的患病率。

2. 限酒:由饮烈性白酒向低度数白酒或葡萄酒转变,减少酗酒、醉酒现象。

3. 合理膳食:减少大油、大肉,向鱼、奶、蛋、低盐、低糖、低脂肪、新鲜蔬菜、五谷杂粮等合理科学的饮食转变。进食以八成饱为宜。

4. 饮水要充足:健康成年人,排除饮食中摄入的水分,每天需饮水2500 ml 左右,但青光眼患者,饮水量要减少,以免增加眼压。

5. 坚持运动:散步、慢跑、打球、登山等均可。

6. 护眼:注意眼部卫生;雾霾、沙尘等天气,在外佩戴防护眼镜;在家和办公室看电视、上网等不要时间太久,不要过度用眼,注意眼睛的保健;有屈光不正或老化及时配镜矫正,有眼部不适要及时就医。

7. 保持情绪平稳:避免不良的精神刺激,即使情绪不好,也要学会自我调节,或主动进行专业的心理咨询。

8. 定期做眼科健康体检:发现问题早防早治。

Part3

第三篇

漫谈眼病诊疗

本篇重点介绍眼科检查、常见眼病的诊治、应怎样配合医生的诊疗。对眼科手术患者来说，本篇还会介绍一些眼病应做什么手术、手术怎样做、术中怎么配合、术后怎么护理，以及出院后怎么保健、随访和复查等患者最关心的问题，阅读本篇内容会一目了然。

眼科检查

有效的治疗源于正确的诊断。诊断是执行治疗手段的先决条件，治疗是目的。对任何疾病的诊疗，首先必须明确是否有病，诊断根据是什么？病变的部位和性质如何？确诊后才能制订有效的治疗方案。眼科检查是眼病诊断和对病情评估的基础。各种眼病的检查主要分为自觉症状及客观检查。为了做出正确的诊断，医生会结合病史及主诉对每位患者进行详细而系统的检查。首先要检查视力，然后按程序进行普通眼外检查、眼底检查等，医生还会根据病情需要选择适当的特殊检查。

第一节　眼科分步检查

第一步：望诊

有经验、心细的医生通过观察，能看出约 30% 的眼病。当你进入诊室或坐在诊查桌前，医生就会观察你眼外的变化和其他异常。如眼睑红肿，他们首先考虑是否发生了睑腺炎；眼内眦红肿，他们会考虑是否患有急性化脓性泪囊炎；眼睑有淤青、红肿，他们会考虑是否眼挫伤；眼位不正（斜视）、上睑下垂，又是短期内发生，他们会考虑是否为眼肌麻痹、肌无力症等；眼部有伤口，他们会考虑是否为锐器伤。

从表情上可以判断患者的痛苦程度。如急诊头疼、恶心、呕吐，双手抱头和眼部、少气无力、重病容的患者，首先考虑是否患有急性青光眼的可能。

通过进诊室的方式可以判断患者视力障碍的程度。有人搀扶或引导，说明视力较差；如果能自理进入诊室坐到椅子上，说明一侧或双侧视力较好。

通过望诊结合自己临床经验，只是对部分眼外表病有初步的认识，对眼内疾病还需通过检查才能确诊。

第二步：视力、视功能检查（见本章第二节）

第三步：裂隙灯检查（见本章第三节）

第四步：问诊

医生通过与患者沟通，了解病情的历史和现状（眼病发生、发展、变化的全过程）。问病史就像是做侦查工作或法官判案一样，是医生认识疾病的开始，也是诊断疾病重要的方法之一。

1. 一般情况

姓名、性别、年龄、职业、通信地址、电话。

2. 主诉

向医生简明扼要地介绍自己的眼病和眼部最主要的症状及时间，如双眼眼红、眼痒、眼干 1 周。医生通过主诉可初步了解您患的是眼前段还是眼后段的疾病。

3. 现病史

患者向医生说明眼病从发病到发展变化的全部过程，包括是否有就诊史、在哪看过、用过什么药、效果怎么样、眼部是否做过手术、是否戴过眼镜，最好拿上就诊手册和检查结果或用过的药瓶、包装盒等，以供医生参考。

4. 过去病史

向医生介绍您的健康情况，眼部或全身患有哪些疾病，因为有许多全身性疾病与眼病有关，如糖尿病、高血压、类风湿病等。

5. 生活家族史

向医生说明自己的职业、工种、劳动环境、生活习惯、有无烟酒嗜好、家里人眼睛好不好、家族里有没有人患有先天遗传性眼病，以及有没有患过高度近视、青光眼、白内障等眼病。

【温馨提示】

看病时不要有紧张情绪，先平静一下心情，将您眼病的主要症状向医生讲出来，然后再进行下一步，也就是把病情详细向医生介绍清楚。若一次想不起来，可进一步补充说明（医生同时也会询问您的病情）。医生通过问诊，心里会对疾病有大致的诊断，并且判断是否还需要做进一步的检查，检查哪些项目，以便进一步确诊。为了更精准地确诊，看病时医生问诊特别重要，患者及家属应该实事求是地向医生讲清楚病情，不要让医生"猜"。

第五步：一般检查

包括测量眼压、电脑验光、三面镜检查、普通眼底镜检查。

以上五步检查简单易行，价格低廉，做眼表常见病的诊断就足够了。

第六步：眼科特殊检查

对眼底复杂的、诊断不清的眼病，需要作第六步检查，如干眼分析检查、视野检查、眼科 A/B 超检查、OCT 检查、UBM 检查、FFA 检查、角膜地形图检查、角膜测厚检查、角膜内皮细胞计数检查、视觉电生理检查等。以上的检查项目均属无创检查。对眼底病、复杂眼病进一步的检查和确诊是很有必要的，只是费用比一般检查要高。

第七步：眼部放射检查（X线、CT扫描）、磁共振成像（MRI）

X线、CT扫描、MRI检查在眼科临床诊断中各有优势，主要用于对眼外伤、眼内异物（定位）、肿物、眼眶骨折、眶内肿瘤、异物的诊断。MRI检查可用于眼内、眼眶和颅内各种炎症、肿瘤病变的检测。

第八步：与眼科相关的辅助科室检查

1.常规化验

常规化验包括：血常规、尿常规、便常规、血糖、肝功能能等。一般的眼科手术前，除了做这些化验外，还需要做丙肝、梅毒、艾滋病的筛查化验。

2.心电图、X线胸透拍片检查

术前检查做心电图、X线胸透拍片检查，目的是判断有无结核、肿瘤等。为医生的诊断提供依据，也是眼部手术前的必查项目。

3.眼科微生物检查

微生物检查能辅助眼科医生做出确切的诊断，指导精准治疗，是临床不可缺少的检查方式之一。

①病灶区刮片、涂片进行细菌培养及药物敏感实验

角膜溃疡刮取物涂片和结膜囊涂片和培养，目的是将培养出的细菌进行药敏试验，以确定眼部的感染是什么细菌造成的，这个细菌对什么样的抗生素药物敏感，医生就可以应用这个细菌敏感的抗生素来治疗了。

②抽取前房水、有病变的玻璃体做细菌培养

眼部感染常见的微生物有细菌、病毒、真菌、衣原体和螺旋体等。为使感染性疾病（如细菌性眼内炎等）的病原做出确切诊断，有针对性地治疗，临床常进行有关的实验室检查。

4.眼科组织病理学切片检查

病理组织检查(眼部活体组织病理切片检查)是眼部肿瘤确诊的重要手段，对手术切除的病变组织通过光镜、电镜和免疫组织化学等方法的检查，了解眼部异常的组织细胞学特征及病变的范围、性质与程度。

当各项检查、化验都做完后，回到诊室将所有的检查化验结果交给医生，医生根据化验结果会做出正确的诊断和最佳治疗方案。

第二节　视功能检查

视功能检查是指对眼睛识别周围事物能力的检查方法，包括：视力中心、周边视力（视野）、视觉电生理（特殊检查）、色觉、夜间视力（暗适应）、立体视觉、对比敏感度等检查项目。

视力检查在眼病就诊前必须先查视力，且视力测定必须精准。

视力表检查：目的是检查人眼的视功能，能辨别物体的能力，人眼的视力好坏就是用视力表来测定的。目前国内均选用国际标准"E"字视力表。分远视力表（2.5～5 m 检查远视力）和近视力表（在 30 cm 检查近视力）。还有形状上不同视标的英语字母，如动物图形和手型的儿童专用视力表。检查时要一只眼遮盖，双眼分别进行检查，通常是先右后左，将结果和眼别记录清楚、准确。

远视力检查（裸眼视力）：患者在 5 m 处，眼与视力表视标平行，光线充足，以小数记录。如视力不足 0.1，向前移动能辨认最大的视标；如距视力表 1 m 处能看清最大视标，为 0.02；如 1 m 处也看不清，可在眼前测指数；如果看不清指数，测试手动；如看不见手动，继续测试光感，光感也看不准、无光感为失明。

所谓指数，是指测试者走到视力表 1 m 处，仍然不能识别最大的视标时，检查者伸出不同数量的手指，让测试者回答有几个手指。如果测试者无法辨别手指数。检查者的测试距离从 1 m 开始逐渐移近，直到测试者能正确辨认为止。如 50 cm 处能正确辨认，则记录为"指数/50 cm"。

所谓手动，是指在 5 cm 处仍不能识别手指数时，检查者则在测试者眼前摆动手掌，让测试者回答是否能看到手动，如果测试者不能辨认手动，则检查者从 5 cm 处逐渐移近，直到测试者能看到手动。如果 5 cm 处能看到手动，则记录为"手动/5 cm"移动。

所谓光感/无光感，如果测试者无法识别手动，则检查者要将测试者带入暗室中，做光感检查。方法是：测试者捂住一只眼睛，检查者站在 5 m 处，用烛光或手电筒照射另一支眼，询问测试者是否能感觉到光亮。如果没有光感，检查者逐渐移近，直到测试者有光感为止。如果在 3 m 处有光感，记录为"光感/3 m"，并嘱测试者注视前方不动，检查者在受试眼的上、下、左、右、左上、左下、右上、右下变换光源位置，用"+""－"表示光源定位是"阳性"还是"阴性"。如果，测试者在近距离也没有光感，则记录无光感。

小儿、老年人或智力障碍者，如不能配合检查，一定要耐心细致检查，力求检查结果准确。

每个字母辨认时间为3秒，非检查眼一定要遮掩，不能压迫眼球、不能偷看、歪头、眯眼。蒙视力不可取，因为不能查出真实的视功能，会直接影响眼病的正确诊断。

【温馨提示】

就诊前应先查视力，这一步不能少。有不少患者说："我就眼红，不查视力，我的视力没问题""我眼里进了飞虫给我取一下，不用查视力，我又不是来配眼镜的"，认为自己看的清楚就是好视力，其实是不准确的。就诊时了解视功能，是看眼病的第一站，是必须做的眼科检查之一。这有利于发现潜在的眼睛问题，有助于治疗和提前预防。

第三节　眼外常规检查

细致的眼科检查是眼病诊断的依据。眼外常规检查是通过检查仪器对眼睛进行检查，以确定诊断便于精准治疗，通常是每个眼病患者均要做的眼科常规检查项目之一，检查费用不高。如果是眼后段复杂的眼病就需要做眼科特殊检查才能确诊。

在手电筒或自然光线下，医生用肉眼即可观察到患者眼前部的外观有无异常，还可观察眉毛以下的眼睑、泪器、结膜、角膜、巩膜、前房、虹膜、瞳孔、晶状体、眼球、眼肌和眼眶等有无病变。

一、裂隙灯显微镜检查

裂隙灯显微镜检查是眼科门诊最常用的检查方法之一。在暗室中进行，具有放大、照明、裂隙等多种检查功能，可以详细检查眼睑、结膜、巩膜、角膜、虹膜、晶状体和玻璃体前部，除以上检查功能外，还可配上其他专用检查附件，如前房角镜、三面镜、前置凸透镜、角膜厚度，以及前房深度测量和压平眼压等多项检查项目。

二、眼压检查

目的是了解眼压的数据，眼压过高考虑为高眼压或青光眼。低眼压考虑脉络膜脱离、视网膜脱离或眼球萎缩等。

目前眼科临床常用非接触式眼压计测量，具有无创伤、快捷、方便、准确的特点。检查时，患者将下颌放在下颌托上，头部顶在机器头部固定带处，眼睛向前注视仪器视野中的绿色小点，此时会有股气体吹到黑眼珠上，略有不适感，请不要紧张，积极配合才能查准确。检查完毕，仪器会自动将您的眼压检查结果打印出来（正常眼压为 11 ～ 21mmHg）。

三、电脑验光检查

目的是了解眼睛的屈光状态。

检查方法与非接触式眼压计测量基本相同。在检查时，患者将下颌放在下颌托上，双眼睁开，看注视背景里的"房子"，患者不能频繁眨眼，尽量睁大双眼向正前方平视，头不能前后移动，检查没做完不能随意离开。此检查没有任何不适、具有无痛苦、无创伤、快捷、方便、准确的特点。

四、散瞳检查

散瞳是眼科常用的检查方法之一，是用药物将瞳孔散大，检查眼睛的屈光状态（散瞳验光检查），辅助眼底病的诊断（眼底镜检查、眼底照相、眼底荧光血管造影等检查）和治疗（散大瞳孔有利于眼底周边病变的激光治疗）。散瞳相当于开大一扇门，可以看清、了解室内的全部物体，便于更清楚地对眼后段疾病进行诊断和治疗。

检查方法是选用复方托品卡胺或 10% 苯肾上腺素，在检查和治疗前点眼

3 ～ 5 次，正常的瞳孔在 15 ～ 20 分钟可散大。

散瞳验光的实质是放松由于眼肌长时间过度紧张而产生的疲劳，从而得到眼睛真正的屈光状态。散瞳验光是应用药物使眼睛的睫状肌完全身麻醉痹，失去调节作用的情况下进行验光。这主要是因为青少年眼睛的调节力较强，验光时如果不散大瞳孔，睫状肌的调节作用可使晶状体变凸，屈光力增强，不能把调节性近视即所谓假性近视成分除去，从而影响检查结果的准确性。所以青少年近视患者，散瞳验光是很有必要的。

眼底检查时当一定强度的光源进入眼内，就会通过反射使瞳孔缩小，使眼底检查成了真正的"管视"——只能看清光源可到达的后极部。散瞳就好比拉开舞台的布幕。医生通过眼底镜、三面镜、间接检眼镜、后段激光治疗等把光源射入眼底，借助各种设备看清眼底。因此，患有眼底病的患者，尤其是高度近视、糖尿病、眼底出血的患者应定期进行散瞳眼底检查，方能及早发现病变，及时治疗。

【注意事项】

1. 患有糖尿病或患有色素膜炎的人散瞳比较困难，往往需要多点几次散瞳药，散瞳需要的时间也会长一些。

2. 高血压及心功能不全的老年患者慎用。

3. 青光眼眼压高的患者禁用。

4. 散瞳期间因瞳孔散大，视物一片白茫，怕强光，这是正常现象。外出可配太阳镜，不要近距离用眼。一般 4 ～ 6 小时不适症状消失，眼睛可恢复正常状态。所以在散瞳期间不宜驾驶车辆，以免发生交通事故。

不少人误以为散瞳会危害视力，其实散瞳后会出现的畏光、视力模糊等症状都是暂时的，经过一段时间可自行恢复，即使多次散瞳也不会对眼睛带来危害。

第四节　眼底检查

眼底检查是眼科最常用的无创、经济的眼底检查方法之一。通过眼底检查，可清楚地看清视神经乳头、视网膜血管及黄斑区的状态、结构，判断是否有病变及其病变程度，有助于对视网膜脱离、视网膜裂孔、青光眼、"糖网病"，以及年龄相关性黄斑变性等眼底疾病的早期诊断和及时干预。同时还能为高血压、肾病、血液病及颅内疾病等提供诊断依据。

检查时，患者取坐位或平卧位。根据检查部位不同，患者需听从医生的指令，向不同的方向转动眼球，以便医生观察眼底不同部位的病变。

眼底的检查项目有：

一、眼底镜检查

眼底镜检查分为直接眼底镜检查和间接眼底镜检查，最常用的是直接眼底镜检查。直接眼底镜检查一般在暗室内进行，对瞳孔小（眼压正常）的患者，检查前应先点散瞳药。因为散瞳后检查，眼底会查得更清楚，查的范围也更广泛。此外，直接眼底镜携带方便，医生可将眼底镜放入口袋，随时在病房内（需拉窗帘避光）为患者进行检查。

二、三面镜检查

三面镜检查前先点表面麻醉药，扒开上下眼睑将三面镜放入角膜表面。在裂隙灯显微镜下观察眼底视网膜周边的病变。

三、前置凸透镜全程检查

前置凸透镜全程检查方法，是在眼前放置 40° 或 60° 前置凸透镜，在裂隙灯下观察眼底的病变，这也是检查眼底最简便的方法。

四、眼底照相检查

普通眼底照相机大多需要散瞳，而且检查的范围是有限的。比较先进的是欧堡超广角眼底成像设备，在不散瞳的情况下，一次成像可获得 200° 超广角眼底图像，覆盖约 82% 的视网膜范围，是目前世界上最先进的眼底照相设备。

五、OCT 检查

OCT 检查犹如眼部 CT，对于诊断视网膜病（如黄斑裂孔、水肿或囊样水肿、中心性视网膜脉络膜病变、视网膜前膜、视网膜挫伤等）、视乳头疾病（如视乳头水肿、青光眼，以及视网膜神经纤维层及视乳头凹陷）的定量测量和三维结构参数的观察，都具有重要价值。

OCT 检查具有非创伤性、非接触性和操作简单的特点，能在活体上显示生物学组织的细微结构，尤其对视网膜各层的病变，可实时记录结果，重复性较好。检查时的配合如同电脑验光检查，要睁大双眼向前方注视红色注视灯，眼睛要随着前方注视灯的移动而移动，听从检查者的指挥。

六、FFA 检查

FFA 检查是在静脉注射造影剂，通过眼底造影机，可以动态、实时、客观地记录眼底血管的结构、血流及病理改变。目的是诊断眼底病，如"糖网病"、视网膜静脉阻塞、视网膜动脉阻塞、视乳头病变、视网膜病变、黄斑变性等，是一种不可替代的影像学诊断。

FFA 检查的第一步要配合护士做荧光素钠皮试，第二步是散瞳，其他检查配合同眼底照相。

在拍摄过程中，患者要按医生要求转动眼球，使病变部位充分暴露。部分患者可出现一过性恶心，甚至呕吐，可做张口深呼吸，大多数患者能进行拍摄。对反应严重、呼吸困难或出现全身不良反应时，应及时告诉医生停止注药和拍摄，及时急救处置。此外，静脉注射荧光素后，会出现皮肤、结膜、尿液发黄等，属正常情况，不要紧张，多喝白开水，荧光素一般在 1 ～ 2 天完全排出体外。

第五节　眼科特殊检查

对于普通检查方法检查不清，不能确诊的眼病，必须通过以下特殊的检查手段才能帮助查清，以便于疾病的进一步的确诊。特殊检查项目，医生会根据您的病情需要选择，在检查前医生也多会向患者或家属交代检查的费用、检查的目的和如何配合检查。

一、视野检查

目的是对眼底病、视路及视中枢病变的定位、诊断、鉴别诊断，以及对青光眼的诊断，判断青光眼的发病程度、进展情况和评判治疗效果。

一手指粗略检查法：患者卧床不起或不能配合检查的患者可用此法检查。

1. 手指面对面法（对比法）

简单易行，但准确性较差。检查方法是检者（视野正常）与被检者相对而坐，相距约 50 cm，两眼分别检查。检查时，让被检查者用手遮盖一眼，两人相互注视，眼球不能转动。然后检者伸出食、中二指，在被检者与检者的中间同等距离处，分别在上、下、内、外、左上、左下、右上、右下等八个方向，由周边向中心缓慢移动，如果两人同时见到手指，说明被检者的视野是正常的；如果被检者比检者晚发现手指，则说明被检者视野小于正常，（同法检查另一只眼）。由此，检者根据自己的视野对比出被检者视野的大概情况。

2. 电脑视野计检查法

本检查为无创的检查方法之一，没有痛苦，只要能按照医生的指令去做就能测量准确。方法是将下颌放在下颌托上，被检查的一只眼（另一眼遮盖）注视半球壳内前方固视灯，眼球不转动的情况下，眼前看到亮点就按压手柄开关一次，一次要做几十个点的检查，所以要很好地配合，没有医生告知，头部不能随意离开。

【注意事项】

在检查时一定要注意力集中，按照医生的指定操作，如眼睛疲劳，可以眨一下眼，不会影响检查结果。如疲劳或不舒服不能坚持检查时请及时告诉医生。

二、眼科 A/B 超检查

检查目的是可以在眼屈光间质混浊的情况下，对视网膜脱离、眼内出血、眼球后部破裂、眼内异物及肿物、眶内肿物等进行诊断。此外，还可对前房深度、晶状体厚度和眼轴长度进行测量。

检查方法是受检者平卧位，检查时要轻闭双眼，根据要求向各方位转动眼球。本检查无痛苦、无创伤，不会损伤眼球，所以，患者不必紧张。但角膜穿破伤、角膜穿孔不能做 B 超检查。

三、UBM 检查

UBM 检查是利用超声生物显微镜技术，适用于对眼前段用光学仪器不能直接检查和明确诊断的眼病，也可以对眼前段，尤其是对前房角（虹膜后、后房、晶状体周边及睫状体区）的病变进行诊断。同时可以了解局部的组织结构和病变，对青光眼、眼部挫伤等诊断有较高的价值。

检查方法是受检者平卧在诊床上，眼内点表面麻醉药 3 次，眼睛会有酸涩感，轻微不适。做检查的时候，眼睛里会放一个小眼杯，眼睑完全放松，不能皱眉挤眼，眼球不能随意转动，不能随意扭动头部或用手接触眼杯，有不舒服的时候，及时告诉医生。此项检查有些眼部不适，但不会对眼睛有所损伤，建议稍微忍耐一下。

专家谈眼病

四、视觉电生理检查

视觉电生理检查是使用客观无损伤的方法测量人类视功能。多用于检查视网膜、视神经的功能，可客观诊断视觉的损害，评价治疗效果。

本检查无痛苦、无创伤。检查需在暗室内进行，受检者取坐位，后脑勺要剪 2 cm 的头发，以固定电极片。需严密遮盖未检查眼（同电脑验光检查），放电极有轻微的疼痛感，固视注视点，保持眼球固定、不瞬目（眨眼）、下颌处于闭合状态，全身放松，注意力要集中，尽量不说话、不眨眼、不咀嚼。一眼检查结束后要休息 2 分钟再进行另眼检查，以减少视力疲劳。

五、角膜地形图检查

角膜地形图检查能客观地记录全角膜不同区域表面状态，有助于对某些角膜病（角膜扩张、圆锥角膜、散光）的诊断，还可以对角膜接触镜配戴状态进行评估，了解各种眼科手术对角膜曲率的影响，尤其是角膜屈光手术的筛查，此检查快捷简单，更有利于设计手术方案、追踪评价手术效果。

检查方法同电脑验光检查。

六、角膜内皮细胞计数检查

此项检查主要是了解角膜内皮功能，是内眼手术前需要做的检查项目，观察分析角膜内皮细胞的密度、细胞面积和内皮细胞的形态。

检查时受检者取坐位，头固定在颌架上，注视固视灯，睁大眼睛直到摄像完成。当固视灯闪烁时，不要瞬目。此项检查安全，眼部无不适感，请不要紧张。

七、干眼分析仪检查

检查的目的是为了确诊干眼性质，有利于对症治疗。通过干眼分析检查，了解睑板腺的缺失情况，进行评价分度，还有泪液分泌的质和量的诊断。

检查时，受检者不能随意眨眼、转动眼球。放置泪液试纸条时，可能有些轻度不适，不必紧张，需积极配合。闭目等候 5 分钟，取出试纸条测量被浸湿的长度（结果少于 5 mm 为眼干燥症，大于 20 mm 为泪液过多，6 ～ 15 mm 为正常值）。注意在检查前不能点任何药物，流泪患者先将眼部擦干。

第六节　眼病远程会诊

远程会诊是利用计算机技术、通信技术与多媒体技术，为患者完成病历分析、病情诊断、进一步确定治疗方案的诊疗方式。最适用于边远落后地区，复杂顽固的眼病患者可以足不出户就完成了诊断和咨询，免除患者长途奔波、挂号排队的劳碌之苦。方便、快捷的就诊方式很大程度上节省了患者就诊时间和费用。方法就是就地陪诊医生和患者与有知名度的三甲医院专科资深的专家通过视频进行远程的交流。将患者准确的检查资料（病历、化验、检查单等）传输给专家。患者同时与专家"面对面"进行交流，与平时的门诊交流沟通是一样的，所以不需要紧张。会诊结束，专家经过综合分析的结果和意见，由专家医院向地方医院发送会诊意见书，供地方医院进行参考。

远程会诊患者最关心的话题：

1. 远程会诊收费贵不贵？

答：政府指导统一收费标准，按类别医院收费，远程会诊收费也就几百元。

2. 远程会诊费医保能报销吗？

答：能报销，远程会诊可实现求治名医不外跑、医保报销不必跑。

3. 基层医院的检查、化验单是否准确？远程医院是否认可？

答：非正常原因外，远程医院应该认可当地医院的检查、化验结果。

第二章

四种致盲率较高的眼病

本章内容是影响人类四大最常见、致盲率最高的眼病和相应的防治方法。其目的就是为了引起大众的重视，要珍惜我们的眼睛，科学防治，绝不能到因失去光明给本人带来痛苦，给家庭和社会带来沉重的经济负担才追悔莫及。

第一节　白内障

为什么本书将常见的白内障眼病列入本章进行大篇幅介绍呢？只因为白内障是眼科最常见的致盲眼病之一，老年性白内障位于老年眼病之首，白内障手术例数在整个眼科手术中排名第一。由于中国是人口大国，患病基数位于世界首位。因此，白内障是白内障患者及其家属和大众最关心的话题。

一、认识白内障

在正常人的眼球里，瞳孔后面有一个透明的双凸形透明体——晶状体。随着年龄的增长晶状体富含的水分逐渐减少，代谢障碍，使核心变硬、皮质混浊，晶状体变得不透明以至影响视力，像人老了头发变白一样，这就叫老年性白内障（图3-2-1）。随着年龄增长，白内障的发病率也在增长，年龄越大患病率越高，在80岁以上，大约有80%的人患有白内障，大多是双眼。

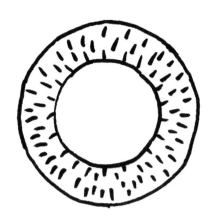

图 3-2-1　白内障

　　白内障早期如正常人视力（图 3-2-2），几乎没有什么症状，不疼不痒、不红不肿，视力会在一段时间内逐渐下降，自觉视力模糊，在强光下视力更差，眼前像是有一层白雾，看东西灰蒙蒙的，对精细的东西分辨不清（图 3-2-3），眼前还会出现固定不动的黑点（飞蚊症），最多的情况是看东西变形或重影，夜间看月亮，能看到 2～3 个。

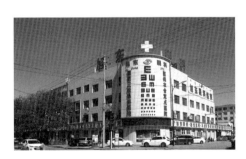

图 3-2-2　正常人视力（彩图见彩插 1）

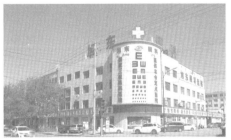

图 3-2-3　早期白内障患者视力
（彩图见彩插 2）

二、白内障的病因

　　白内障的病因比较复杂，可能与晶状体营养代谢障碍、紫外线照射、药物中毒、眼外伤、内分泌紊乱、遗传因素、晶状体的硬化脱水及衰老等因素有关。

引起白内障的其他因素还有：

1.因晶状体外伤引发的白内障叫外伤性白内障。

2.胎儿在胚胎发育生长过程中，由于多种致病因素导致的晶状体混浊叫先天性白内障。

3.由于眼部的病变或全身的疾病引发的晶状体混浊、视力障碍叫并发性白内障。

白内障根据其发展的程度和对视力的影响，分期为：初发期（早期）、膨胀期、成熟期、过熟期。白内障发生发展的速度因人而异，有的是一只眼先发生，继而另一只眼也发生，也有双眼同时发生。发展的速度也因人而异，快者数天或数月，慢者几年不等。

三、白内障的治疗

老年人患白内障在治疗上存在一些误区：

1.白内障仅靠药物就可以治好。

2.白内障"成熟了"什么也看不见才能手术。

3.人工晶体越贵越好。

科学的治疗方法为：

1.保守治疗

早期白内障可以试用谷胱甘肽点眼治疗，有控制和减缓白内障的发生作用。但不能过度依赖药物治疗，归根结底还是需要手术治疗。

2.手术治疗

白内障手术时机的选择：白内障手术是一种成功率和效价比较高的手术，能够提高患者的视力和生活质量，所以该手术时别拖着。

以往认为白内障成熟后手术为宜，现代医学认为白内障患者视力在0.3～0.5，只要影响正常的工作和生活即可手术。由于现代化显微设备和技术的提高，手术的效果和安全性具有保障，膨胀期白内障手术更易将晶状体乳化吸出。对过熟期的白内障，由于晶状体核硬化，不易乳化，容易造成角膜和虹膜的损伤，会增加手术的难度和术后并发症。

白内障不同时期手术，手术花同样的钱，但成熟期做手术可增加眼睛的使用年限，同时可提高患者生活质量，延长寿命，而且能查清眼底，并有利于对眼底疾患的诊治。

根据以上的综合分析：白内障患者视力受影响时千万别拖着不治，也没有一种药物可以根治白内障。所以，视力低于 0.5 的白内障患者即可考虑早期实施手术。

四、白内障手术知识

1. 白内障手术的禁忌证

因全身疾病不能耐受手术；眼部或周围组织有活动性炎症；患有白内障的同时还患有玻璃体积血、视神经萎缩等眼病；患有可严重影响手术操作和视力的眼病，如角膜混浊、角膜白斑、前房粘连、严重的角膜内皮病变、虹膜红变、新生血管性青光眼；眼底有严重病变；无光感。

2. 白内障术前的检查

术前检查有助于了解视功能、眼压、眼底状况，以预测手术后效果。同时需要全身的检查及有关化验，以判断有无手术禁忌证、能否耐受手术等。检查的具体项目有：

眼科检查　包括视功能检查（视力、色觉、光觉、光定位检查）、眼压、泪道、角膜曲率、眼科 A/B 检查、角膜内皮细胞计数、视觉电生理检查、OCT 检查等。

全身检查　血、尿常规检查，以及血压、血糖、心电图、传染病四项、胸部 X 线检查等。

3. 白内障术前准备

白内障手术前心理准备　对于不了解白内障手术的患者来说，会有不同程度的焦虑状态，其表现为出汗、颤抖、术前不自主地咳嗽、坐卧不安、注意力不集中等症状。术前医生和家属应该进行正确地引导。其实，白内障手术时间短、无痛觉，术中、术后没有什么痛苦和特殊感觉，手术前可阅读有关白内障的科普图书，也可询问医护人员或请做过手术的患者讲解手术时和术后的亲身感觉，以消除患者术前的惧怕、紧张情绪，降低或缓解患者对手术的心理及生理应激反应，积极配合手术，从而提高手术质量，有利于术后康复。

术前点眼药 术前 3 天点消炎眼药，每日 3 ～ 4 次。术前半小时用生理盐水冲洗术眼，点散瞳药 3 次。点表面麻醉药 3 ～ 4 次，每 3 分钟点 1 次。

术前穿着 入手术室前穿一次性鞋套、一次性手术衣，戴无菌口罩、无菌帽，在手术等候区等候手术。

4. 白内障手术中应怎样配合

手术时要听从医生的指挥，确保手术顺利完成。头不要乱动、手不能随便触及面部和眼部手术区，以免污染手术野，不要用力闭眼，按医生指令方向转动眼球。术中尽量避免咳嗽、打喷嚏。不要紧张，有哪些不适感觉请与医护人员沟通。

5. 白内障手术术后的注意事项

术后检查 日间门诊的白内障手术患者，术后第 2 天必须到医院复查。住院患者，医生会查房，到床前用笔灯或在裂隙灯下检查。检查后，根据情况用药，并开放术眼，配戴防紫外线眼镜。1 周内每日复查 1 次。

术后点眼药 按医嘱点眼，点眼前洗净双手，不要自己点眼，以免碰伤术眼。

术后症状 术后轻微的疼痛是正常反应，如伴头疼、恶心、眼胀等症状，首先考虑术后眼压升高，应及时请医生处理，眼压正常后，以上症状即能缓解。

术后运动 术后不要弯腰、低头、咳嗽、打喷嚏，术后 1 周内避免剧烈运动和体力劳动，睡觉时尽量朝手术眼相反方向侧卧或平卧。

术后卫生 注意眼部卫生，不要用脏手揉眼，避免眼外伤，遵医嘱按时点药。

术后心态 术后保持良好心态，心情愉快，保证充足的睡眠。

6.白内障复明手术介绍

手术治愈标准：术后视力提高，视觉质量满意。

目前我院已全部推广超声乳化白内障人工晶体植入手术，其优点为切口小、愈合快、手术时间短（5～8分钟），角膜散光小、视力好，手术安全无忧。

白内障手术一般在点眼麻醉下完成无疼手术，折叠型人工晶体植入，可根据自己的经济实力选择不同品牌的人工晶体，高端的人工晶体有：非球面、三焦点（无极变焦）人工晶体等，具有术后视觉质量高，远、中、近距离均能看清的特点，但费用高些。

有不少老年白内障术后的患者对手术效果不满意，我总结了一下原因有：

①心理因素：术后视力0.8，眼科检查未见异常。术后患者自述看不见、看不清，埋怨医生手术没做好。其实，很多时候是这些老年患者有心理障碍，花了钱心里不平衡。

②白内障术后视力恢复确实不满意：患者术前除患有白内障外，同时还患有黄斑或视神经等眼底的病变，造成屈光间质混浊。但在手术前医生会进行交代，除白内障以外，其他眼病有上千种，白内障手术只是除去瞳孔区混浊的白内障的阻挡，术后视力的好坏，主要取决于眼底的功能，就像照相机的镜头换亮了，但照出相片的质量还取决于底板的质量。所以老年性白内障手术患者应客观面对术后效果，眼底功能好，白内障手术后的视力恢复效果就好。反之，眼底功能不好，术后效果可能就有不尽如人意的地方。如果手术后屈光间质透明，医生对眼底病变查得更清楚，有利于为眼底病的治疗制订最佳的治疗方案。

五、白内障患者最关心的话题

1.白内障手术为什么要植入人工晶体？

答：白内障手术摘除晶状体，眼内就缺了零件，植入人工晶体的目的，就是解决没有晶状体视物无法放大看远的缺陷，装配人工晶体，术后视力才会更清晰。如果白内障手术不植入人工晶体，那就需要配戴＋1200镜片框架眼镜或戴高度远视的接触镜来提高视力，但会有许多不便和不适。所以，白内障术后建议植入人工晶体。

2. 人工晶体怎样选择？

答：人工晶体有硬性、软性折叠性、可调节性（球面、非球面、多焦点）、无极变焦（三焦点）、前房型、后房型和悬吊型等。人工晶体的寿命是终身的，植入眼内的人工晶体没有有效期，不用更换，一劳永逸。患者可根据自己眼部的条件，和本人对术后视觉的要求，选择适合自己价位的人工晶体。对经济条件比较好，对于视觉质量要求比较高的患者，可选用多焦点、三焦点高端人工晶体，术后视力从远、中、近均能看得见、看得清、看得舒服。对年迈、经济相对困难的患者可做一般折叠人工晶体或接受扶贫免费手术，效果也不错。

人工晶体的选择其实也和购买轿车一样，普通车上路一样跑，但与高端的奔驰、宝马相比，从安全性和驾驶舒适度等方面均有区别，人工晶体也是如此。

白内障手术选择的人工晶体可同时具有校正屈光不正的作用，是有度数的，术前患者要测量屈光度和眼轴，医生计算植入人工晶体的度数。可根据患者的近视、远视、散光、老视等不同的屈光状态，个性化定制人工晶体。

3. 白内障手术有哪些风险？

答：白内障手术是安全的，但不能完全肯定术中、术后不会发生并发症。既然是手术，就会有风险，术后常见的并发症有：前房出血、角膜水肿、前房渗出等，术后经过治疗大多可恢复正常。还有一种发生率比较低，而且最为严重的并发症就是眼内炎，如救治不及时将会失明。

4. 白内障术后效果怎么样？

答：白内障手术就像换掉照相机坏旧的镜头一样，但照相的效果还主要取决于照相机底板。如果白内障手术顺利，且没有并发症的发生，眼前和眼后段正常，一般可恢复到正常的视力。如果患者的眼底有黄斑变性、视神经萎缩、视网膜色素变性等，则术后视力可能不会提高或提高不理想。这是因为术前晶状体混浊不能观察到眼底的状态，只能通过仪器进行检查、判断，但仪器的诊断正确率也不是 100%。所以白内障手术后效果怎么样，还是要看患者的眼底情况。

5. 高龄老人和高血压患者能做白内障手术吗?

答：白内障手术不受年龄限制，不会影响全身脏器和功能。我曾为一位 100 岁的女性白内障患者成功实施了白内障手术。但老年人患有高血压比较普遍，所以白内障手术前需要控制血压后才能手术，术中还需心电监护，以保证安全。

6. 双眼是否可以同时手术?

答：建议单侧一只眼手术后 5 ~ 7 天，再做另一只眼的手术比较安全。

7. 白内障手术术后的视力能恢复多少?

答：白内障术后的视力，取决于眼底功能的好坏，手术中无严重的并发症、眼底正常，一般术后视力可恢复到正常或接近正常的视力。

8. 手术疼不疼?

答：白内障手术痛苦等级为 0。

9. 白内障的手术费贵吗?

答：患者选择的人工晶体的品牌不同，手术费用则不同，差价比较大。一般防盲扶贫白内障手术，由项目补贴一部分，医保报销一部分，患者可享受全免费手术。对高端人工晶体可根据自己的经济实力及术后视觉质量的要求，选择不同档次的人工晶体。总之，我国的医保和医疗扶贫政策会让更多的白内障患者都能享受低成本、手术效果好、更快捷、更安全、就近医疗、享受高质量的白内障手术，不管穷富，患者均能做得起白内障复明手术，人人享有看得见的权利。

10. 人工晶体是不是越贵越好?

答：适合自己的才是最好的。

11. 高风险的白内障手术有哪些?

答：高风险的手术包括：术眼既往做过内眼手术、青光眼手术；既往诊断为高度近视、视网膜脱离、独眼、视网膜色素变性、黄斑病变、晚期"糖网病"、高眼压（新生血管性青光眼）；光感、光定位及色觉不准；管状视野；

术眼患有眼后段影响视力的疾病；全身状态不佳。属于高风险手术的人群如果手术，术后并发症会增加，会出现术后视力不能提高或提高不理想、视野不能改善等。所以，高风险手术患者对术后效果的期望值不能过高。

12. 什么是联合白内障手术？

答：一般见于一只眼睛患两种以上眼病同时要手术。如白内障联合青光眼手术、白内障联合角膜移植手术、白内障联合翼状胬肉手术等。术后恢复可能会慢一点，反应会大一些。但联合手术可减少患者再次手术的痛苦和费用，同时可缩短住院时间。

13. 什么是后发性白内障？

答：白内障囊外摘出术后或外伤性白内障部分皮质吸收后，所形成的晶状体后囊膜混浊，导致视力下降，即后发性白内障。患者如果白内障手术后视力很好，随着时间的推移视力又逐渐减退，这多半是发生了后发性白内障，此时可用 YAG 激光治疗，治疗后视力可恢复到刚做完手术的状态。

14. 什么叫 II 期人工晶体植入手术？

答：因多种因素在白内障手术过程中，后囊膜破裂或其他原因未能植入人工晶体的患者，可在术后半年待炎症彻底稳定后，可以再植入人工晶体，被称为 II 期人工晶体植入术。手术医生可根据后囊膜的完整情况和眼部条件，选择缝线固定型悬吊式或前房型人工晶体植入。

六、婴幼儿与成人白内障人工晶体植入的几点不同

1. 是否 I 期植入人工晶体？

婴幼儿白内障患者，建议最好 I 期植入人工晶体。如果术中不适宜 I 期植入人工晶体，可在术后 3 周后配戴角膜接触镜或矫正无晶状体眼镜，每半年重新验光配镜一次。待眼球发育成熟后及早行 II 期人工晶体植入，以免弱视的发生。

2. 人工晶体度数计算

在实际测算的人工晶体度数基础上减 3 ~ 4D，为将来因眼球发育、眼轴增长预留部分屈光度。

3. 儿童术后并发症比成年人多

儿童由于术后不能配合护理，甚至用手揉眼，术后可能会有高眼压、瞳孔不等大、眼内容物脱出、感染引发的眼内炎、后囊混浊、视网膜脱离等并发症。

4. 术后必须定期复查

白内障术后患儿需要定期复查，这是随访和长期治疗（如配戴眼镜矫正斜视，治疗和预防弱视）的开始，有助于监控眼压和辅助治疗后发性白内障。

七、白内障的预防

1. 尽量避免阳光下（红外线、紫外线）的辐射，外出戴遮阳帽和太阳镜。

2. 多饮水，多吃富含维生素的食物，如新鲜蔬菜和水果，补充维生素 C 有益眼健康。

3. 合理用眼，少玩手机，预防视疲劳。

4. 保持良好的心情和健康规律的生活，劳逸结合。

5. 近距离用眼要配戴合适度数的老视镜。

6. 树立健康意识，预防糖尿病。

7. 预防先天性白内障：

①做好婴幼儿眼科筛查，特别是家族中有先天性白内障者。

②避免近亲结婚，在胚胎期注意营养，避免病毒感染。

③对晶状体混浊较重，视力低于 0.3 者，为预防剥夺性弱视和斜视的发生，建议在宝宝出生后 3 个月内及早手术。

【眼科叙事】

患者是一位 72 岁退休老人，患有白内障 3 年多。在铺天盖地的广告诱惑下，轻信所谓点眼根治白内障方法。他怕疼，恐惧手术，再加上家庭经济困难，认为能点药就治好白内障再好不过了。结果点药连续用了 2 年多，花费了几千块钱，也没有见效，看物逐渐模糊，左眼视力只有光感，由于白内障视力不好，患者生活自理困难，常摔跤，还需人照顾。

患者坚持到白内障已到成熟期，通路也有困难了才来到医院。在享受国家精准扶贫免费白内障手术政策后，手术只用了10分钟，点眼麻醉没有痛觉，第2天打开纱布就恢复了光明。由于右眼视力0.1，又在左眼术后1周，右眼也做了白内障复明手术，术后视力恢复双眼1.0，特别满意。

术后经医生和护士给患者讲了白内障手术如何保养和护理，出院后认真执行医嘱，外出佩戴一副防紫外线防护眼镜，尽量少看电视、手机，注意用眼卫生，多吃新鲜蔬菜，眼部有不适即打电话向手术医生咨询并定期到院复查，患者对治疗效果至今仍然特别满意，还能带孙子上学，做些家务。真是"光明一人，幸福一家"啊！

患者一直以来特别感谢政府精准扶贫的好政策及为他带来光明的医护人员。

专家点评：

1. 不可盲目地轻信广告。目前，世界上没有不用手术就能完全治疗白内障的药物和方法。许多治疗白内障的药，实际是一种安慰剂和心理治疗，可能对控制或减缓白内障发展有些作用。但白内障的根本治疗手段还得依靠手术。

2. 不是白内障到成熟期后看不到东西才能手术。以往认为，视力在0.1以下为白内障手术的适应证。现在当白内障影响患者正常工作和生活时（视力在0.6以下）即可手术，反而过成熟期因为晶状体核过硬反而给手术带来困难。因为白内障手术已经是非常成熟的技术，手术时机的选择也在发生着改变。

3. 白内障手术方式在日新月异地进步和发展。手术方式正在向飞秒激光白内障人工晶体植入手术及三焦点人工晶体的开发使用发展。手术时间的提前，完全是为了解决因白内障的发生而受影响的视觉质量和生活质量，希望让更多的白内障患者享受科技进步的成果，早日重见光明。

4. 术后配合做得好。患者术后应佩戴加膜防紫外线眼镜、节约用眼、注意眼卫生并能及时复诊、坚持科学的眼保健，为眼睛更快更好地恢复保驾护航。

八、扶贫手术在行动

为提前实现了《"十三五"全国眼健康规划》提出的我国每百万人口白内障手术覆盖率（CSR）2020年底达2000以上的目标。巴彦淖尔地区开展白内障防盲工作的指标，2018年已达3200/百万人口白内障复明手术率。这项工作走在全国前列，特别是政府精准扶贫白内障手术项目，更是健康扶贫政策，民生项目，让更多的贫困白内障患者受益，手术能做得起、做得上、做得好，使更多的白内障患者重见光明，提高患者生活质量，产生更大的社会效益，让百姓享受惠民政策的福祉。

第二节　青光眼

　　青光眼是由于长期的高眼压，导致神经细胞和纤维逐渐地死亡（萎缩），眼睛与大脑之间的联系逐渐地阻断，最后导致失明，我们也可以称它为视力的隐秘窃贼。目前，青光眼致盲在全球排第二位，是三大不可逆性双眼致盲眼病之一，排名仅次于白内障。

　　青光眼分急性闭角型、慢性开角型、混合型继发性和正常眼压性青光眼。其中急性闭角型青光眼和慢性闭角型青光眼属于原发性青光眼（双眼性），它是由于房角组织结构异常，房水外流受阻，引起眼压升高的一类青光眼。继发性青光眼是由于全身性疾病、其他眼病、眼部手术后等因素，干扰和破坏了正常的房水循环，引起眼压升高的一类青光眼。还有一种比较少见的类型，是先天性青光眼，它是自出生即存在眼球房水流出通道发育异常，导致眼压升高的一类青光眼。

一、青光眼患者的心理

1. 正常心理

　　了解青光眼的严重性，是一种不可逆转的眼病，用药、开刀、戴眼镜都不能使其恢复到病前的视力，即使经过良好的治疗也只能保持现有的视力。放弃治疗吗？不能！青光眼的早期诊断、早期治疗是头等大事，任何一个确诊了青光眼的患者绝不能悲观失望。相反，比起那些患了青光眼未发现的人，应该庆幸，确诊就是为了治疗，首先要有坚持长期治疗的思想准备，不能幻想在进行了某些治疗后便可以一劳永逸，高枕无忧。

2. 非正常心理

有不少青光眼患者，检查出自己患有青光眼后如五雷轰顶、悲观失望。还有的人明明知道自己患有青光眼，不听医生的劝告，不听医生的建议、满不在乎、任其自然发展。还有少数患有青光眼的患者不相信科学，不听眼科医生的意见，听信江湖骗子的胡诌，花钱也买不来疗效。或者四处寻找偏方验方，结果还是花钱买了折腾不见疗效。究其原因，这些患者还是因为没有了解青光眼的知识，放弃治疗与乱治最终只会害了自己。有不少青光眼患者，自己不知不觉中，逐渐丧失了部分视力和全部视力。如果早期治疗，还能让视力保留最好的状态，而贻误了治疗时机，视功能损害愈发严重，无法恢复，遗恨终身。

二、青光眼的诊断

慢性开角型青光眼，一般没有明显的症状，自觉视野受损，发觉异样就要尽早就医诊治，别等自觉症状明显了再去医院。

急性青光眼可出现头疼、眼眶胀疼、恶心、呕吐、视力障碍、虹视、眼红等症状。

除了症状外，青光眼可通过以下检查进一步确诊：

1. 眼压检查

是对青光眼治疗效果的评价。眼压的检查方法有：指触法和眼压计测量法2种，正常人眼压为11～21mmHg。

2. 青光眼激发试验

一些患者有青光眼的表现，但是还不能确切诊断为青光眼，就需要做激发试验，这是人为地造成眼压升高，来达到确诊青光眼的目的。常用的方法有俯卧试验、暗室试验、散瞳试验、饮水试验等。

3. 自助指触检查法

检查没有痛苦，其准确程度完全取决于眼科医生的经验。有些留心的患者（久病成医）也能大致掌握自已眼压的状态。眼压超过 40mmHg，用手指触摸眼球可感到坚硬如石。比如，新鲜的葡萄含水量较多，按上去比较硬，当时间放久了，水分逐渐蒸发，葡萄就会越来越软，手轻轻一捏就可以感觉到软硬的差别了，这与指触眼球测眼压（图 3-2-4）的道理基本相似。建议青光眼患者一定要学会指触法自测眼压，借凭指尖的触觉预估自己眼压的高低，如眼压正常如鼻尖；眼压高如前额；眼压低触之柔软如嘴唇。以便随时了解病情，不延误治疗时机。

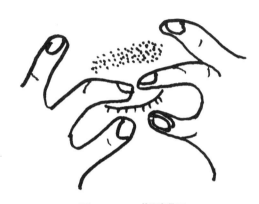

图 3-2-4　指测眼压

4. 视野检查

青光眼导致视神经萎缩，可出现不同程度的视野缩小，严重者可呈管状（图 3-2-5）。

5. 前房角检查

可采用前房角镜或 UBM 检查，观察房角的异常变化，可帮助医生鉴别青光眼是开角型还是闭角型。

6. 眼底检查

根据不同的病程和眼压高的程度，视神经可有不同程度的萎缩（图 3-2-6）。

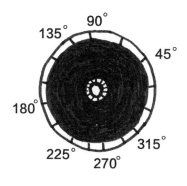

图 3-2-5　青光眼管状视野

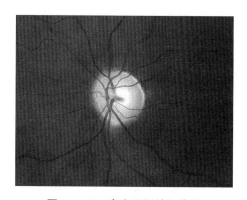

图 3-2-6　青光眼视神经萎缩

（彩图见彩插 3）

注：图片由北京中日友好医院眼科提供

7. 杯盘比检查

杯盘比（C/D）是指视乳头直径与其中间的生理凹陷的直径之比，它能客观地反应视神经的状况（图 3-2-7）。正常人的 C/D 一般在 0.3 ～ 0.5。当 C/D 大于 0.5 时，可能诊断视神经萎缩，并需要找出原发病（如青光眼）。如果 C/D 偏大，一时又找不到原因，应该定期复查眼压、眼底及视野。多次复查发现 C/D 逐渐变大，视野有进行性损害的话，首先应考虑青光眼。

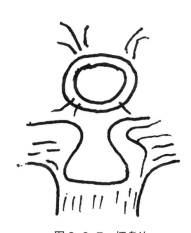

图 3-2-7　杯盘比

三、治疗方法

青光眼的治疗目的是降低眼压，保护视功能。不同类型的青光眼治疗方法也不相同。

1.临时降眼压措施

高渗剂——甘露醇静脉点滴，一次用药可有效维持降压 6 ～ 8 小时。也可以口服乙酰唑胺，毛果芸香碱及其他降眼压药（详见降眼压类药物）。

2.长期药物控制治疗

此类治疗方法适用于需要长期点降眼压药的患者，具有稳定控制青光眼的作用。青光眼点药保守治疗（非手术，需长期用药）控制眼压是常见的治疗方法。目前，可做到"私人定制"，让患者的治疗更具个体化、更有效、安全。

药物是治疗疾病的重要武器，同时也是一把双刃剑，它既有治疗作用，又存在不良反应，甚至毒性，从而影响全身，所以精准用药非常重要。

四、手术治疗

医生会根据青光眼不同类型、病情和眼部条件选择合适的手术方法。通过人为地开创一条新的滤过通道将房水引流到球结膜下，缓解升高的眼压，使眼压维持正常状态。目前选择最多的是滤过性手术——小梁切除术（图 3-2-8）为青光眼手术的金标准方法之一。

1.青光眼术后护理

术后卫生及饮食 注意眼部卫生，保持大便通畅和良好的睡眠，术后正常饮食，多吃蔬菜水果，禁烟酒、浓茶和辛辣刺激性的食物。

术后生活 术后按医生要求平卧或半坐位，不要压迫术眼，尽量少活动，避免过度弯腰、擤鼻、咳嗽、打喷嚏。术后 2 周后可以洗头、洗脸、洗澡，注意水不要流入眼内。术后 2 ～ 3 周可以参加生产劳动。

术后检查 术后第 2 天，医生要对术眼进行检查。观察切口情况、前房深度、炎症反应，还要监测眼压、有无前房出血及滤泡情况。如有异常，会给予及时的处理，具体治疗遵医嘱。

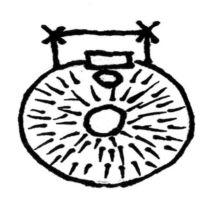

图 3-2-8　小梁切除术

2.青光眼术后的眼球按摩

控制眼压是治疗和预防青光眼的核心目标。出院后需要定期复查，学会按摩眼球，有助于保持正常眼压和手术效果。在小梁切除术后，指压按摩对滤过泡的形成和改善是有利的。青光眼滤过性手术后眼球按摩，有助于预防局部粘连，使滤泡良好地形成，也是滤过性手术成功的关键。青光眼术后功能性滤泡的维持是保证降眼压效果的必要条件。

青光眼术后眼球按摩方法：患眼向上注视，食指在下睑压眼球下部，力度能耐受即可。应注意千万不能用力过大，以免伤害眼球。根据情况，每天按摩 3 ～ 4 次，每次 5 分钟。

在出院前，一定要学会自助指压眼球按摩技术，不懂的地方多咨询医护人员，一定要学会正确的眼球按摩方法。

五、青光眼和白内障并存的治疗

青光眼和白内障并存的病例在老年人中非常常见。白内障的发生发展会加重青光眼的病情，膨胀期白内障可直接影响房水循环，使眼压升高。所以，建议及早行白内障联合青光眼手术，避免青光眼导致视神经的损坏。

六、青光眼激光治疗

优点：快速、方便、简单、费用低、无痛苦、并发症少。

缺点：不能用于所有类型的青光眼，术后通常需要药物控制，长期效果不肯定，治疗后短期内可能有眼压升高的可能。

【眼科叙事】

这是一位62岁的患有晚期青光眼的蒙古族老额吉，他居住在中国版图"几"字弯的最上端——乌拉特中旗，中国最北疆的边境大草原，一生放牧，以牛羊为伴，不懂汉语，就诊时邀请了一名蒙古族中学教师做翻译。他说他经常头疼，眼睛看不见东西已2年多了，由于交通不便，语言不通，也没出过远门儿，眼睛的问题也没有在乎，最后，实在连牛羊都看不见了，才去咨询周边的几位同样患有过眼疾的牧民到哪里去医治。来到我们这里，200多km的路程走了2天。经医生诊断他双眼到了青光眼晚期，视神经萎缩。患者说："我有钱，您给我好好治，让我看见牛羊就行。"我们告诉她："您患的是青光眼，已到晚期，治疗太晚了。这绝不是钱的问题，眼底神经坏了，视力无法恢复，做了手术能解决头疼，让眼压正常就不错了。"患者抱着很大希望而来，听到这样的诊断相当沮丧。

专家点评：青光眼晚期（视神经萎缩）的治疗并不是花多少钱或到大医院，甚至到国外治疗就能治愈，重见光明。虽然青光眼可防可治，但要早诊断、早治疗才能获得拥有视力的机会。

七、青光眼的预防

青光眼的高危人群包括年龄在45岁以上、有青光眼家族史、近视超600度，以及患有高血压、糖尿病等全身疾病的人群。预防青光眼的发生，大家不妨从改善日常生活习惯做起，每年定期做眼科检查，可有效避免青光眼的发生和发展。

1. 从日常生活做起

要避免情绪激动，学会自我情绪调节，保持心情稳定、乐观豁达、胸怀宽广。

如果遇不愉快的事情也要学会克制和有效疏解。

2.纠正不良习惯

不良习惯,如吸烟、嗜酒、起居无常、饮食不规律、喜怒无常、情绪激动、精神紧张、习惯性便秘、顽固性失眠、过度疲劳、持久阅读、久留暗室及长时间看手机、电视和电影。天气快速变化的季节——冬季,较易诱发青光眼,患有高血压、糖尿病等全身性疾病的患者要注意防寒、保暖。

3.预防青光眼还要注意生活细节

①切忌趴着睡午觉。

②不要一次性饮太多水,少饮浓茶和咖啡。

③避免长时间处于暗环境下,特别是在暗光下长时间看手机对眼的危害是很大的,更易诱发青光眼。

④积极参与有氧运动。

⑤有虹视、头疼、眼胀,要及时就诊,以排除青光眼。

⑥青光眼术后患者要随时监控眼压、视野和眼底的变化。

急性充血性青光眼急性发作,患者有剧烈的头痛、恶心、呕吐等症状,不少患者及家属会误认为患了急性胃肠炎或颅脑神经系统的疾病。而治疗消化系统疾患的药物,如阿托品、山莨菪碱(654-2),补大量液体等治疗对青光眼患者是禁忌的,如果误诊误治势必会加重病情,给患者带来不可挽回的损失。

第三节　糖尿病视网膜病变

糖尿病视网膜病变,简称"糖网病",是糖尿病的严重并发症之一,也是常见致盲的眼病之一。"糖网病"发病率与日俱增,应用目前的医疗科技和眼部护理技术,糖尿病患者只要早诊断、早治疗,有近90%因糖尿病引起的视力缺损和失明是可以避免的。遗憾的是,大多数人对糖尿病及眼部并发症的发生仍然缺乏必要的了解和认识,不少糖尿病患者等到视力严重下降,甚至失明才到医院就诊，延误了宝贵的治疗时机。总的来说，主要是糖尿病病程长、血糖控制不好、不定期眼科检查、不重视眼部并发症发生，才会患上"糖网病"（图 3-2-9）。

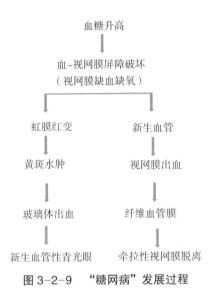

图 3-2-9　"糖网病"发展过程

糖尿病早期视力模糊，决不能忽视。要积极控制血糖、早期眼科干预，防止糖尿病视网膜病变进一步发展。特别是血糖失控的情况下，随着病程的延长，大约有 2/3 的患者因严重的糖尿病视网膜病变而致视力残疾，甚至失明，可见危害十分严峻。不仅给本人带来痛苦，还给家庭和社会带来沉重的经济负担。

一、"糖网病"的分期

"糖网病"根据眼底病变（图 3-2-10）的严重程度将其分为以下六期：

Ⅰ期：视网膜微血管瘤、出血。

Ⅱ期：视网膜微血管瘤、出血并有硬性渗出。

Ⅲ期：视网膜出现棉絮状软性渗出。

（Ⅰ～Ⅲ期为非增殖型糖尿病视网膜病变）

Ⅳ期：视网膜新生血管形成、玻璃体积血（图3-2-11）。

Ⅴ期：视网膜机化物增生。

Ⅵ期：发生视网膜脱离，失明。

（Ⅳ～Ⅵ期为增殖型糖尿病视网膜病变）

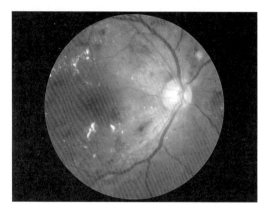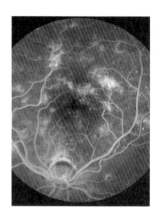

图3-2-10 "糖网病"的眼底改变　　　图3-2-11 "糖网病"FFA
（彩图见彩插4）　　　　　　　　检查

二、"糖网病"的诊断

1.症状

早期：早期眼部大多无明显自觉症状，视力影响较小，偶尔有眼前有黑影飞舞。

中期：视力模糊、感觉眼前有黑云遮挡、视物变形。

晚期：视力下降至仅有光感、指数，甚至失明。如果并发新生血管性青光眼，可出现高眼压、头疼、眼胀。

2.检查

眼科检查　视力检查、散瞳检查、裂隙灯检查、三面镜检查、眼底镜检查、FFA检查、OCT检查等，如图3-2-12所示。

化验室检查　尿糖、血糖、糖化血红蛋白、血脂、血流变、凝血象检验等。

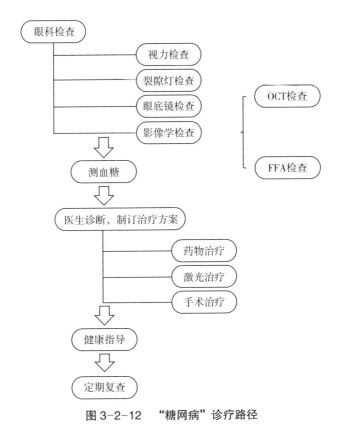

图 3-2-12 "糖网病"诊疗路径

三、"糖网病"的治疗

"糖尿病"的科学治疗要持之以恒，积极配合医生的治疗。"糖网病"早期多为药物干预治疗和病变血管局部性光凝治疗；中期为全视网膜光凝配合药物治疗；晚期则需进行玻璃体切割手术。

1.保守治疗

降糖药物治疗，可在内分泌专家指导下用药，监控血糖。

"糖网病"没有特效治疗药物，可以中药或中药和西药结合治疗。临床多应用具有改善微循环作用的药物，如羟苯磺酸钙、复方血栓通、羟苯磺酸钙胶囊（导升明）或羟苯磺酸钙胶囊（多贝斯）；加快出血吸收作用的碘制剂，如卵磷脂络合碘片（沃丽汀）等。

"糖网病"合并黄斑区水肿，可在玻璃体内注射抗新生血管药（如康柏西普眼用注射液或雷珠单抗），每30天注射1次，一般连续使用3～5次。

2."糖网病"的激光治疗

激光虽然不能从根本上治愈"糖网病"，但可减少失明，是一种治标的手段。激光治疗可在门诊进行，简单方便、安全、效果可靠、费用低、不痛苦，对挽救和维持患者的视力非常有效。所以建议"糖网病"患者及早进行眼底激光治疗。大多数"糖网病"患者需要做2～3次，每次时间间隔4周。

眼底激光治疗"糖网病"的原理主要是可以封闭视网膜新生血管、微血管瘤的渗漏，减轻视网膜水肿。减少新生血管生长因子的合成和释放，有利于微血管内皮细胞的修复，减少视网膜的缺氧状态。抑制视网膜新生血管的形成。

3."糖网病"的手术治疗

手术治疗多为玻璃体切割手术，目的是切除玻璃体积血，剥离钩除视网膜前膜，眼内激光视网膜光凝、气液交换、气体或硅油充填。玻璃体切割手术大多效果满意，是"糖网病"患者治盲最后一道希望。

手术适应证：对严重增殖型糖尿病视网膜病变有较多的玻璃体积血、保守治疗吸收不了、伴有视网膜条索牵拉、伴有网脱黄斑前膜或裂孔、视力低于0.05者。

术后休息时按医生要求选择合适的头位和体位，特别是玻璃体充填硅油或气体的患者对体位要求比较高，注意眼部卫生，不要用力挤眼，不要揉眼，避免弯腰低头、剧烈咳嗽或用力大小便，以免眼内出血。眼胀、头疼时应观察眼压。糖尿病患者眼科手术可以做，因眼科手术大多属微创手术，术后并发症比较少，但术前应做好血糖的控制，一般控制在正常或接近正常即可，如果血糖过低可出现低血糖反应，反而可能会影响手术的正常进行，还有危险。手术后控糖方案不能停止，每日3次床旁血糖检测。根据血糖检测的情况，随时调整胰岛素用量。术后按糖尿病饮食合理安排一日三餐或多餐。同时做好全身基础护理，如皮肤、口腔、足部、体重、血压等。

"糖网病"患者自助监控血糖，购买和存放血糖试纸应注意：

看有效期 一次开盖后 3 个月内用完，避免使用过期试纸，取出试纸条后马上将盖子盖紧，防止试纸条受潮或干燥剂失效。

血糖试纸条的保存 应避光、干燥、密闭保存，不能在冰箱内保存。

4.综合治疗

学习糖尿病、糖尿病眼病的科学防治知识，多参加有关糖尿病眼病防治的科普讲座，正确认识糖尿病，减少疾病对心理的压力。本病虽然是个终生性疾病，但是通过科学的保健、调理、治疗，也会有和正常人一样的生活和寿命，同时还可预防失明。

心理调养 患病后每天检测血糖、使用胰岛素、"糖网病"检查和治疗要花费很多的钱，无形中给患者增加了心理压力和经济负担。现在医保出台的慢病报销比例更大、更优惠，给糖尿病患者雪中送炭，带来了佳音。

饮食治疗 饮食治疗的目的是减轻胰岛细胞负担、纠正代谢紊乱,使血糖、血脂、体重得到控制和改善。在饮食中要平衡膳食，合理控制热量，以清淡为主，定时定量，保证营养需要，避免高糖、油腻食物，多食富含食物纤维的食品，如蔬菜、粗粮。

运动治疗 运动项目可根据自己的病情、体力、爱好、场地和气候条件而定，选择自己感兴趣、简单方便、易于坚持的运动，以轻、中度有氧运动项目为宜。需要注意："糖网病"的中晚期，眼底会有出血或严重的增殖病变，活动量要减少，以免加重出血或发生视网膜脱离的危险。

【眼科叙事】

55 岁"糖网病"患者，患糖尿病 15 年，近 3 年来视力下降明显，双眼眼前有黑影（飞蚊症），双眼视力 0.5。注射胰岛素已 2 年多，经常监测血糖，坚持使用胰岛素，并结合饮食、运动、心理等方面的治疗，血糖基本控制在正常水平。每半年到眼科医院做 1 次眼科检查，曾做过 FFA 检查，诊断：Ⅱ期糖尿病视网膜病变，做过 2 次眼底激光治疗。目前血糖稳定，视力稳定，健康状态良好。

专家点评：患者严格遵照医嘱，血糖控制良好，为治疗"糖网病"提供了保障。

四、预防"糖网病"

1. 控制好血糖，要持之以恒，达到治疗目标。

2. 定期做眼科检查是预防"糖网病"造成失明的重要措施。早期发现、早期预防，及时干预治疗，可有效降低致盲率。

3. 学习糖尿病和糖尿病眼病防治的科普知识（图3-2-13），高度重视糖尿病眼病的防治。对眼部没有症状的糖尿病患者也要定期做眼科检查，不能等视力下降时再查。提示每位糖尿病患者为了获得长寿，光明永驻，应采取有效的措施预防合并症的发生。

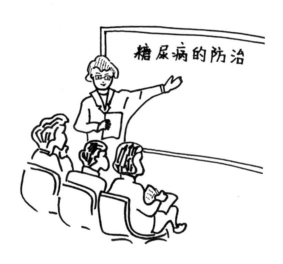

图 3-2-13　糖网病的健康教育

五、"糖网病"患者的家属应如何配合治疗

"糖网病"的防治和护理除了医护人员外，"糖网病"患者家属的作用也非常重要。作为患者家属，在日常生活中应做到以下几点，更有利于"糖网病"

患者的康复。

1. 对"糖网病"患者倍加关心和爱护，给患者一个温馨的生活环境。给予心理疏导，让患者树立战胜疾病的信心。

2. 监督患者自我监测血压、尿糖、血糖、视力、自助指测眼压、控制饮食、并做好眼病康复日记。

3. 鼓励和监督患者积极配合治疗，按医嘱定时定量服药，定期去医院复查，切不可突然中断治疗。

4. 帮助患者建立良好的生活习惯，督促患者戒酒戒烟，协助进行体育锻炼，掌握运动的强度。

关注健康非常重要，如果不注意眼健康，我们每个人都有发生白内障、老年性黄斑变性、青光眼、"糖网病"这 4 种病的可能。所以大众了解科学的眼病防治知识、防盲治盲、学会自我防治眼病知识意义重大，期望提高全民爱眼护眼意识，将会让大家受益一生。

第四节　老年性黄斑变性

黄斑变性与年龄相关，年龄越大，发病率越高，其次，长期受阳光辐射、衰老、吸烟、肥胖、家族史和性别（女性发病多于男性）等因素影响，也会导致黄斑变性。其属于退行性视网膜（黄斑区）病变，能导致中心视力的急剧下降，可出现面部确认困难，阅读或者需要更多的光线。

老年性黄斑变性大多双眼发生，分干性老年性黄斑变性（萎缩性改变）和湿性老年性黄斑变性（黄斑区有异常的新生血管生长，发生出血、渗漏，直接破坏黄斑，导致视力下降、视物变形、扭曲、中心视力的丧失）两种。通过视力检查、阿姆斯勒（Amsier）方格表检查（图 3-2-14）、OCT 检查（图 3-2-15）、眼底镜检查（图 3-2-16）、FFA 检查和吲哚青绿造影即可诊断。

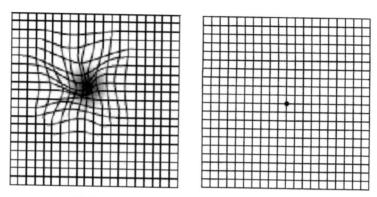

图 3-2-14　阿姆斯勒（Amsier）方格表检查

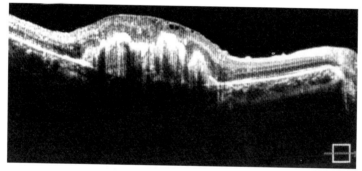

图 3-2-15　老年性黄斑变性 OCT 检查（彩图见彩插 5）

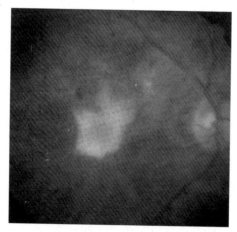

图 3-2-16　老年性黄斑变性眼底镜检查（彩图见彩插 6）

一、治疗方法

1. 干性老年性黄斑变性

目前无有效的治疗方法。可定期眼科检查，控制其发展。也可使用七叶洋地黄双苷滴眼液（施图伦）点眼，全身使用抗氧化、维生素（叶黄素）、矿物质补充剂治疗。

2. 湿性老年性黄斑变性

药物治疗　玻璃体内注射抗新生血管药物康柏西普眼用注射液或雷珠单抗，每月注射 1 次，连续注射 3 ～ 5 次。也可考虑中西医结合活血化瘀，改善微循环等辅助治疗。

手术治疗　黄斑下取膜、黄斑转位术。

二、预防

1. 戒烟限酒，节省用眼，减少阳光及蓝光对视网膜的损害，建议出门佩戴太阳镜。

2. 监控血压、血糖及体重。

3. 多吃鱼类和绿色蔬菜和水果，如柠檬、猕猴桃、西红柿、西兰花、番茄、甘蓝等；长期服用抗氧化剂药物和食物，如玉米黄素、叶黄素、维生素 C、维生素 E、β 胡萝卜素等。

第三章

现代高发眼病

    1980年以前,由于当时人们的生活水平和卫生条件所限,我们的眼科前辈,看得最多的眼病是沙眼、睑内翻、角膜病、泪道疾病和维生素缺乏引起的夜盲症、维生素 B_2 缺乏引起的慢性睑缘炎、结膜炎等。

    现代生活给我们带来更高的生活品质,传染性眼病和营养不良引起的眼病明显减少。随着电子产品的增多,其所引起的视力疲劳、眼干燥症、青光眼、白内障、黄斑变性和眼底血管病变增多了,尤其青少年近视高发,老视发病年龄提前。因科技进步而改变的眼病谱,为我们眼病防护工作带来了新的挑战。

第一节　眼干燥症

    随着电子时代的到来,人们长时间注视电子屏幕的时间延长,导致瞬目减少、眼睛干涩不适增多,因而患有眼干燥症的人越来越多。目前,眼干燥症患者占整个人群中的3/5以上,不同程度地影响着人们的生活。

    为了准确判断自己的眼睛不适是否为眼干燥症,如果是眼干燥症又到了什么程度,大家可以阅读表3-3-1中的症状,找出符合自己真实情况的那一项,在最后一栏填写所对应的分值,最后累计总分,自我诊断眼干燥症并判断自己的眼干燥症的程度。

表 3-3-1　眼干燥症自我判断问卷调查表

	眼睛是否有 以下不适感	全部时间 （重度）	大部分 时间	一半 时间	少部分 时间	无	评分
自觉 症状	1. 眼睛对光敏感	4	3	2	1	0	
	2. 感觉眼睛像进了沙子 一样	4	3	2	1	0	
	3. 眼睛疼痛	4	3	2	1	0	
	4. 视力波动	4	3	2	1	0	
	5. 视力差、看不清	4	3	2	1	0	
用眼 习惯	6. 读书、写字	4	3	2	1	0	
	7. 夜间驾驶	4	3	2	1	0	
	8. 玩电脑、游戏机	4	3	2	1	0	
	9. 看电视	4	3	2	1	0	
用眼 环境	10. 户外、刮风天气	4	3	2	1	0	
	11. 在非常干燥的环境	4	3	2	1	0	
	12. 在开空调的房间里	4	3	2	1	0	

总分：　　　　　　　干眼程度：　　　　　　　　　　　　年　　　月　　　日

注：总分为 0 分表示未患眼干燥症；≤20 分为轻度眼干燥症；21～45 分为中度眼干燥症；≥46 分为重度眼干燥症。

　　觉得眼睛干，多是因为泪膜出了问题。人眼的泪膜分为三层：黏蛋白层、水液层和脂质层。其中水液层是主体，占泪膜厚度的 98%。它的主要成分是水，能保持触角、结膜的湿润，行使泪液功能；最外层是薄薄的脂质层，防止泪液直接与空气接触，蒸发；最下面是黏蛋白层，用来帮助泪液粘附在眼球的表面。这三层对眼睛都有不同的作用，任何一层或几层遭受破坏都有可能会干扰泪液在眼球表面正常的润滑作用，引起"眼干"，多双眼发病，反复发作。除了"眼干"症状，还会并发眼红、眼痒、畏光、干涩、异物感、烧灼感、视物模糊、视力波动、眼边红肿、睫毛脱落、有干痂样分泌物等表现。

一、致病因素

1.泪液分泌不足、睑板腺阻塞或腺体缺失、泪液质变化。

2.工作环境和性质：暴露在强风、热、烟雾、灰尘污染等环境中。长时间或夜间驾驶，会使睑裂暴露面积增大，瞬目减少，泪液蒸发增加。

3.泪液蒸发过强：长时间使用手机、电脑等，致使用眼过度，瞬目少，或者长期在空调下工作学习，均可造成泪液过多蒸发。

4.少数患者与全身免疫系统疾病有关，如干燥综合征、类风湿性关节炎等。

5.长期配戴接触镜、眼外伤、手术、眼表疾病、局部或全身用药（抗高血压药、抗抑郁症药等），也会在短期内发生眼干的症状。

根据目前统计，在诸多因素中，90%以上的眼干燥症都是因为睑板腺功能障碍导致，致病过程是直接影响泪液中脂质的含量使泪膜破裂时间缩短。

二、睑板腺功能障碍

睑板腺的开口位于睫毛根部，数量与睫毛相等，分泌油脂物，呈透明或微黄色油状液体，防止泪液蒸发过快，对眼部具有湿润、保湿作用。睑板腺分泌油脂物的量和质与年龄及激素有关。

睑板腺功能障碍多见于慢性睑缘炎，由于睑缘细菌感染、分泌物的刺激及局部过敏性炎症，局部可形成较硬、半透明的睑板腺栓，导致睑板腺阻塞，使睑板腺分泌减少，影响到泪液质和量的变化。

三、眼干燥症的诊断

传统的眼干燥症，主要依据医生在和患者的交谈中收集信息，以主诉加干眼试纸条检测为诊断依据，现代应用干眼诊断仪，有了看得见、摸得着、规范统一的尺子，量化了眼干燥症的诊断。结合临床诊断，会让治疗更精准。

1.泪膜破裂时间、泪河高度和质量、荧光染色、睑板腺功能（睑板腺的缺失检查：可通过干眼综合分析检查仪做作睑板腺成像检查，能明确查清睑板腺缺失的程度、测定泪液缺乏及脂质的量）、泪液渗透压等定量检查，可用于眼干燥症精准的诊断。

2.泪液测试：酚红棉线或试纸条测试，检查方法简单，无须麻醉，没有痛觉，检查时目视前方，不要眨眼。测试结果小于 10 mm 为眼干燥症。

四、眼干燥症的治疗

1.消除诱因：眼部热敷或热气雾化治疗、睑板腺按摩、物理挤压清洁睑缘分泌物。

2.可用黄降汞眼膏或妥布霉素地塞米松眼膏（典必殊）外涂；口服阿奇霉素、人工泪液点眼；睑板腺栓阻塞可用无菌刀剔除；对于干眼严重无泪液的患者可选用泪点塞植入治疗。

3.玻璃酸钠滴眼液、人工泪液、维生素 A 树棕榈酸脂眼用凝胶点眼；配戴硅胶眼罩或湿房眼镜，缓解眼干燥症状。

4.红外光神经脉冲疗法（IPL，Iipiffiow，即光热效应治疗）或睑板腺热脉动治疗（原理是热能加按摩睑板腺，缓解腺体阻塞）。

五、眼干燥症的自我评价

眼干燥症的眼部保健重于治疗，我们应在日常生活、工作中注意保护眼睛，养成好的用眼习惯。

如果有眼干燥症，可对照下面的内容进行自我评价。

灼热的感觉	是□	否□	刺激的感觉	是□	否□
刺痒感	是□	否□	干涩感	是□	否□
黏性分泌物	是□	否□	畏光	是□	否□

如果至少有一项回答"是"，建议到眼科做详细检查，以确切诊断是否

为眼干燥症。

六、眼干燥症的保健与护理

1.科学用眼，注意自我保健

减少视疲劳　不能长期用眼、过度用眼，少看手机、电视及电子产品，节省用眼。

锻炼眨眼　有眼睛干涩燥症状时可增加眨眼的次数和力度，眨眼可驱动泪液分泌，帮助泪膜均匀分布于眼表，有利于眼干燥症的症状缓解。

护眼　注意眼部卫生，增加眼部热敷，外出时可佩戴防紫外线保护眼镜，也可以坚持做眼保健操。

2.营养均衡

饮食中适当补充富含维生素 A、维生素 B_1、维生素 C、维生素 E 及胡萝卜素的新鲜蔬菜和水果，少吃刺激性的食物，禁食辛、辣、烧烤、油腻食物。

3.养成良好的生活习惯

睡眠充足，不熬夜。改变工作环境，保持室内通风，空调或电扇不直吹面部。

第二节　青少年近视

我国近视有 3 个"越来"，即近视患病年龄越来越小，人数越来越多，眼镜度数越来越大。

近视（假性近视除外）一旦发生是不可自行逆转的，而青少年的发育性近视是眼轴增长引起的，随着身体的生长发育，儿童的近视度数就会随之增长。近视绝非小事，不仅影响视力，同时会引发眼球的疾病。600° 以上的高度近视者发生视网膜脱离、青光眼等疾病风险要比普通人高，配戴眼镜或者激光矫治手术都不能解决。

中国是近视眼患病大国，近视眼患者已达 6 亿，尤其是青少年近视眼患病率逐年上升，近视眼患病率随着年龄增长而增加，发病年龄却日益趋于低龄化，居世界第一。其中，青少年近视率为70%，小学生的近视率也接近40%，相比之下，美国中小学生近视率仅为10%。

　　近视眼防治不仅仅是医学问题，还涉及国民健康素质、公共卫生、社会经济及国防安全等诸多问题。防控近视，要从学龄前儿童开始抓起，方可预防近视眼发生或推迟近视眼的发病年龄，减少青少年近视眼患病率，特别是减少高度近视眼和病理性近视眼的患病率。

一、怎么知道孩子的眼睛近视了

　　家长在日常应该定期询问孩子，是否存在视力模糊的情况，可以让孩子分别遮盖单眼进行自查，如果孩子反映视物不清或是学校检查发现视力不佳，家长应尽快带孩子到医院眼科就诊。

　　通常青少年患有近视的表现为：

1. 看东西模糊了，有重影。
2. 眼睛发红，有刺痛或疼痛感。
3. 眼睛有干燥或酸胀感。
4. 注意力不集中，肩酸头痛，恶心呕吐。

二、青少年患有近视的原因

　　目前，中国中小学生智能手机拥有率近七成，超过美国和日本，仅次于韩国。这与家庭作业在手机上发送，以及上课使用多媒体、电脑投影和电子白板有一定关系。作为眼科医生，我们建议中小学生要合理使用电脑、手机、网络等信息化产品。与课桌椅子和身高不匹配、开台灯不开房间灯、学习用课外读物字体过小也有关，这样的用眼习惯直接影响学生的视距。其次，近视也与学习负担重、户外活动少、体育锻炼少有关。如今，近视的防控已经刻不容缓，需要多方共同协作与努力。

　　除了真性近视，还有一种可逆的假性近视。假性近视的发病年龄较小，发病时间短（在 1 年以内），视力在 0.7 左右，近视度数在 100° 以下。散瞳后测小孔视力，视力恢复正常者，就是假性近视。不过，最科学最准确的方法还是散瞳检影验光检查才能查清是真性还是假性近视。也有真假近视共存的现象。假性近视是可逆的，但不通过近视康复训练治疗，不注意眼保健，过度近距离用眼，可很快发展到真性近视。

三、告诉孩子怎样保护眼睛

1. 尽量减少在过暗的环境下低头看手机、pad、电脑等小屏幕的电子设备，需要观看时最好在大屏幕的电视机上看。

2. 日常遵循"20-20-20 护眼法"，即每使用电脑 20 分钟便休息一下；休息时眼睛向 20 英尺（6 米）以外的地方远眺；每次远眺最少 20 秒。

3. 每天户外活动 3 小时，可减少近视眼的发病率，对延缓近视发展也有益。

4. 每天看电视、看书总时间不要超过 3 小时，每次持续用眼睛不要超过 1 小时就要停下来休息 5 ~ 20 分钟。

5. 假期多安排外出旅游、登山、跑步、打球等运动，多参加户外活动和文体活动，有助于视力调节。

6. 假期生活规律，多摄入含有丰富维生素 A、维生素 B、维生素 D 等新鲜蔬菜和水果，切忌挑食。

此外，家长总有一个错误认识，觉得戴眼镜会加重近视，事实恰恰相反，儿童近视加重与戴眼镜没关系，不戴眼镜才会让近视的度数增加更快。

四、近视的预防和保健方法

1. 多食新鲜蔬菜和水果，可预防结膜干燥、视力下降、夜盲症等，多饮用绿茶、菊花枸杞茶可增强机体免疫力。

2. 如眼睛不适、眼痛，应到眼科做检查，如眼压、眼底、屈光检查。

3. 空气干燥的环境使用加湿器，定时眼睛热敷，少用空调，这些方法均有助于保持眼睛湿润，减少视力疲劳。

4.青少年近视眼，可以睡前点 0.01% 阿托品，有助于控制近视度数的增长。

五、全社会关注中小学生近视的防控工作

1.政府层面

各级卫生健康部门应认真学习贯彻落实儿童青少年近视防控工作，积极推进落实《综合防控儿童青少年近视实施方案》，配合教育部门建立评议考核制度，各级政府签定责任书，为完成目标"上紧发条"打好近视防控攻坚战。

学生近视的发生率触目惊心，防控近视迫在眉睫。防控近视动员令意义重大。

党中央明确要求全社会"行动起来"守护青少年视力，打响防控近视保卫战，青少年是祖国的花朵和民族的希望，青少年视力健康，一直牵动着国家的心。我国学生近视眼呈现高发、低龄化趋势，严重影响孩子们的身心健康，这是一个关系国家和民族未来的大事、大问题，必须高度重视，不能任其发展。针对青少年视力健康问题，中央已做出重要批示。

防控近视是政府、学校、家庭、医疗机构及社会的共同责任。齐抓共管，分工方案、分工责任、加强配合、层层压实责任，确保完成各项任务。重视青少年防控工作，确实把我国青少年近视眼控制在最低的发病基数内。我国教育部、国家卫生健康委员会联合公布了《综合防控儿童青少年近视实施方案（征求意见稿）》明确要求：到 2030 年，小学生、初中生和高中生近视率分别下降到 38%、60% 和 70% 以下。

2.学校方面

①眼卫生保健知识进校园，宣讲眼卫生保健知识。

②每个教室墙上贴有视力表、预防近视和正确用眼的方法。

③定期为学生做眼科体检，孩子视力下降要通知家长，告知需要进一步做眼科检查或治疗。

④控制电子设备使用时长，节约用眼。改善视觉环境，教室的照明光亮

度应达到要求。

⑤合理膳食，注意营养，早点和加餐多吃新鲜蔬菜和水果。

⑥减少学生负担，避免长时间看书、学习、上网，学校少留作业，养成正确的学习姿势和习惯。

⑦多在户外活动，上好体育课，注意锻炼身体，学生每天做眼保健操。

⑧发生近视及时验光配镜。

3. 家庭方面

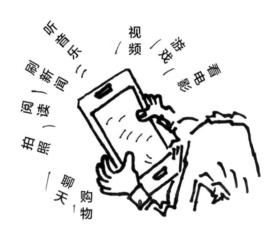

图 3-3-1　小手机危害多

守护孩子的第一人是家长，孩子的很多行为都是模仿家长而来的（图3-3-1）。要让孩子不玩手机，家长要以身作则，特别是不要当着孩子的面玩手机。要经常提醒孩子，保持良好的坐姿，注意保持正确的读书写字姿势。鼓励孩子多加强户外运动，远离电子产品，控制使用电子产品的时间。我见过有的家长图省事，只要孩子一闹或完成家庭作业，就拿出手机给孩子玩，这样的家长做不得。

学生假期做家庭作业，参加各种辅导班，手机、平板电脑等电子产品的频繁使用，都无情地增加了孩子的用眼时间，促使视力下降，近视度数增加。每个假期，家长应该带孩子到医院做一次眼科检查（视力检查、验光检查）。

如果孩子已经戴眼镜，同时要查配镜视力，如戴镜视力下降 0.8 以下者，应重新做验光检查，重新配镜。如果孩子不曾配镜，视力在 0.6 以上不影响生活，近视度数在 100° 以下，可诊断为假性近视则不需配镜。

一般在 9～13 岁这个年龄段，眼睛发育不完善，发生近视的概率和近视度数的增长比较明显。发育性近视，在 18 岁以上近视度数较大，但多稳定或发展缓慢。近视孩子的父母都希望拥有：①安全矫正近视的方法；②不想让孩子视力继续下降、度数持续加深；③不想让孩子过早配戴眼镜。

网络已成为当下不少孩子生活的重要部分。家长除了让孩子接受正确防控近视教育，自己还要有一双"火眼金睛"，成为了解孩子成长规律和眼保健教育"指导老师"，重视监督、督促孩子在校外做好眼卫生教育工作，孩子已发生近视应及时到眼科验光配镜。家长上好"这一课"，让家庭防控近视教育回到"科学"的轨道上，莫让近视误了孩子的终身。

4. 医院方面

医院成立专业的防控近视视光门诊，为学生开展近视筛查，建立检测档案，并提供近视矫正举措。定期为中小学生做眼科检查，开展爱眼护眼的健康教育，做好近视防控工作。

5. 社会层面

向公众普及眼视光知识，提升大众对眼健康的认知。通过多种形式开展儿童和青少年近视防控宣传教育，提高公众和儿童、青少年近视防控能力。

第四章

影响容貌的眼病

随着社会的进步，科学的发展和人民生活水平的不断提高，人们对美的认识和表现形式也不断更新，对美的生活有了更高的追求，更多地注重自己的仪表和容貌美，也希望通过眼美容技巧使自己拥有漂亮的容貌，或通过美容手术来消除自己的缺陷。这些愿望，在眼科都可以实现。

第一节　眼表疾患矫正手术

1. 有眼睑及其周围皮肤的肿物

如眼睑黑色素瘤、血管瘤、黄色瘤、皮肤白斑、皮赘、扁平疣等。

【治疗】

可根据病变的性质，选择适合的治疗方法给予清除。如手术切除、高频电刀切除、激光治疗、冰冻治疗等。

2. 眼睑的位置或睑裂大小异常

常见的有上睑下垂、眼袋、眼睑松弛症、"肿眼泡"、眼睑缺损、睑内翻、睑外翻、小睑裂、睑球粘连、眼睑烧伤瘢痕畸形等。

【治疗】

可行眼睑成形手术。

3. 睫毛位置异常与无睫毛

常见的有倒睫、睑内翻、睑外翻、慢性睑缘炎、睫毛脱落。

【治疗】

手术矫正；睫毛脱落而无睫毛者可配戴假睫毛，以起到美容效果。

4.影响美容的泪器疾患

如泪点外翻、泪囊囊肿、泪囊皮肤瘘、慢性泪腺炎、泪腺肿瘤、泪小管陈旧裂伤。

【治疗】

可通过手术治愈。

5.眉毛异常

如先天性眉毛异常、外伤畸形或局部肿物。

【治疗】

可行眉毛移植手术矫正。

6.结膜病变

常见的有翼状胬肉、睑裂斑、结膜黑色痣、血管瘤、角结膜皮样瘤、结膜松弛症等。

【治疗】

手术彻底切除病变，局部美容、改善功能。

7.角膜及瞳孔区疾患

常见的有角膜白斑、角巩膜葡萄肿、虹膜缺损、外伤性虹膜根部断离、白内障、外伤性散瞳、无虹膜等。

【治疗】

可通过美容手术或戴美容接触镜改善。如角膜白斑可用黑色染色剂注入角膜层间内，使白斑变黑增加美容效果，且可减少因角膜白斑反光所产生眩光，对视力可能有些帮助，此手术必须是眼科医生才能完成。角膜染色一般能维持数年，随着时间的延长角膜染色逐渐变为灰色，需要再染。

8.眼眶、眼球位置异常

常见的有眼球摘除术后、眼球突出、眼球凹陷（萎缩）、小眼球、眼眶骨折变形、斜视、眼球震颤等。

【治疗】

手术矫正治疗。

第二节　眼整形美容手术

常见的有重睑成形（双眼皮）手术，上睑松弛矫正术，眼裂矫正术，内眦赘皮、睑裂过大或过小矫正术，美容性斜视矫正术，上睑后退矫正术，眉下垂矫正术，眉毛移植，纹眉术，注射肉毒毒素除皱技术，等等。矫正术使用微创手术和可吸收缝线，术后无瘢痕。术前精密的设计＋高质量眼美容手术，术后效果会更加满意。

一、双眼皮成形术

双眼皮手术是眼科美容手术最常见的手术之一。手术做得成功，会有一双炯炯有神的大眼睛，眼的轮廓均匀流畅、清晰可见的睑缘、微微向上的睫毛全然暴露在外，更显得楚楚动人。

美容医师设计，双眼皮的形态、宽度，确定手术方案。根据患者脸形、眼部条件、眉睑距离及性格职业而定，同时还需征求患者本人的同意，共同确认最佳术式。确定方案后，需将设计线画在眼睑上。术后双眼的双眼皮对称、自然，局部没瘢痕。

手术方法包括：埋线法、切开缝线法，两种方法各有优缺点，可根据具体情况选择。其中，埋线法适用于隐性重睑，上睑皮肤薄、脂肪少无内眦赘皮及睑皮松弛的单睑患者。切开缝线法适用于各种类型的单睑，尤其是上睑皮肤厚，组织多的"肿眼泡"。中老年皮肤松弛者或有内眦赘皮者，使用切开缝线法，其疗效可靠持久，还可同时剪除脂肪。

【护理】

1.忌辛辣刺激食物和烧烤类食物。

2.注意眼部卫生，做好眼睑皮肤的保湿和软化，防范手术部位的瘢痕增生。

3.晚间头部枕高，有助于消肿，防止发炎。

二、眼袋消除术

眼袋多发生于中老年人，由于下睑皮肤松弛、老化、皮肤与眼轮匝肌之间纤维组织减弱，导致眼内脂肪组织膨出皮下，使眼睑臃肿，造成难看的眼袋，直接影响美容。用手术方法可解除下眼袋，切除下眼睑多余的脂肪和皮肤，以增加美容效果。

【护理】

1.术后注意眼部卫生。

2.术后加压 24 小时，以压迫止血、减少水肿；48 小时内冷敷；72 小时后热敷。

3.术后 6 天拆线。

三、睑裂开大术

主要适用于先天性小睑裂、眼睑外伤（灼伤、化学伤）后瘢痕粘连所致小睑裂，通过手术可永久性开大睑裂，有增视和美容效果。

【护理】

同眼袋消除术。

第三节　自己为眼睛美容

眼睛的 8 大"敌人"：

酒精　可使眼部毛细血管扩张，球结膜下出血。

烟草　可导致角膜病变、白内障、弱视、眼底病变等。

空气干燥　易致慢性干燥性结膜炎、慢性睑缘炎等。

过度日晒 易致白内障、黄斑变性等。

空气污染 易致眼部慢性炎症或过敏等。

过期化妆品 细菌污染可导致结膜炎、睑缘炎等。

过度节食 食品单调、营养缺乏或不平衡，可导致反复性结膜炎、睑缘炎、夜盲症等。

睡眠不足 容易出现眼袋、黑眼圈等。

生活中的诸多因素都会影响到眼睛的健康，造成眼部静脉血流减慢，局部长期红细胞供氧不足，静脉血中二氧化碳积累，使真皮黑色素沉着，局部水肿，形成黑眼圈或眼袋，降低颜值。所以，保护眼睛，提升颜值，必须从改善不良生活习惯开始。

【护理】

1. 保证充足的睡眠，劳逸结合，忌烟酒，养成良好的生活习惯。多参加户外活动和文体活动，坚持跑步、打球锻炼身体，多摄入富含维生素、蛋白质的食物。

2. 眼霜选用和自制眼膜

★黑眼圈使用含有抗氧化成分的眼霜。

★眼部浮肿可用含有薏苡仁精华的眼霜。

★眼部皱纹可用含有维生素 A 有效抗皱成分的眼霜。

★局部使用红酒加适量的蜂蜜和珍珠粉，搅拌后做成眼膜，按摩眼眶周围做额眉健美按摩。此外，消除眶周皱纹指压法及眼部保健等也可以起到延迟老化、减轻疲劳、健美肌肤的目的。

3. 外出应佩戴太阳镜或打防晒伞，减少紫外线的照射，对抗眼周皮肤老化有预防作用。

除了改善生活方式，通过使用化妆品和化妆技巧，也可以把人的眼部变得靓丽、高雅、妩媚，从而使人们的心情更加舒畅，精神更加振奋、自信，为自己和他人带来美的感受。但伪劣的化妆品及不正确的化妆方式可以导致眼部的伤害，故在化妆时应选择优质化妆品，掌握正确的化妆技巧。

女性常用的眼部化妆品有眼线、眼影、假睫毛及睫毛膏等，这类化妆品所含的化学成分有：氧化剂、防腐剂、添加剂、着色颜料和香料等。化妆品中的异物、粉尘颗粒物，如果进入眼内会有异物感和刺激性，还可引起慢性结膜炎、结膜结石等。

长期使用化妆品，如常画眼线、涂眼影、戴假睫毛及涂睫毛膏等，会接触睫毛根部，导致毛孔或睑板腺口阻塞，引发睑板腺功能障碍及慢性睑缘炎、眼干燥症、睑腺炎或霰粒肿等眼表疾病。对化妆品过敏而引起过敏性结膜炎者应停用眼部化妆品，并及时就医。

建议少用假睫毛，不要带妆过夜，不要用力揉擦眼睛，注意眼部卫生。

第五章

需急诊的眼病

眼科急诊接到的患者多是病情紧急、突然发病或发生了意外损伤，如眼部急性病变、严重眼外伤、疼痛剧烈、视力丧失等。来急诊就诊的时间不集中，除白天的 8 小时门诊以外，下班后和晚间的时段，急诊的患者也很多。对于特别紧急的病情，医院会开通绿色通道，方便患者及时就诊。眼科急诊大多病情来势凶猛，医生对急诊患者会优先给予处理，以减少患者的痛苦，及早诊断清楚和及早救治，对预后很重要。

第一节　眼科急症

眼科急诊患者及家属必须高度重视及时就诊，不能一味忍耐，有人坚持到第二天上班后再就诊，这会将小病拖成大病，把可治之症变成慢性难治之症或者不治之症。

眼科急诊的治疗目的是挽救视功能、改善病情、减少痛苦、预防并发症。

一、挂急诊号的眼病

★急性闭角型青光眼；

★视网膜中央动脉阻塞；

★眼外伤，如眼球破裂伤、穿孔伤、眼内异物、眼眶骨折等；

★急性电光性眼炎；

★急性化脓性眼内炎；

★急性化脓性眼眶蜂窝织炎。

二、眼科急症病名、症状、急救方法

表3-5-1列举了一些眼科常见急症的病名，以及相应的主要表现、自救或医院急救方法。

表 3-5-1　眼科急症的症状及急救措施

病名	症状	急救方法
眼化学外伤	眼痛、畏光、流泪、视力模糊	快速彻底中和冲洗
眼眶蜂窝织炎	发热、头疼、眼疼、眼睛肿胀、眼球脱出	全身使用抗生素
电光性眼炎	在雪地或电焊时未防护造成的眼疼、羞明	冷敷、止痛、修复角膜上皮
急性闭角型青光眼	恶心、呕吐、虹视、头痛、视力障碍	降眼压后手术
急性眼内炎、玻璃体脓肿	眼红、眼肿、眼痛、视力锐降、前房积脓、玻璃体脓肿	玻璃体内注射万古霉素或玻璃体切割手术
眼底动脉栓塞	突发性无痛性视力丧失	前房穿刺、溶栓治疗
眼带状疱疹	颜面部、眼睑放射性疼痛，起疱疹	止疼、抗病毒药物治疗

三、眼科急诊患者的心理

患有眼科急症和眼外伤，大多患者家属心急如焚，对治疗拿不定主意。如眼球破裂伤和穿孔伤需要紧急治疗，眼科医院有能力紧急处理清创缝合。建议眼睛受伤后第一时间赶到医院，以免耽误最佳治疗时机，增加开放伤口感染的机会，而不是自行处理。如果想转院治疗，最好在基层医院缝合伤口，抗感染治疗，待炎症稳定后再转。此外，急诊手术对于眼球破裂伤和穿孔伤的小儿往往需要全身麻醉，所以眼睛受伤后，绝对不能让孩子进食、饮水，以免全身麻醉时呕吐物引起窒息发生意外。

眼科急诊争分夺秒、积极配合医生治疗很重要，这关系着眼病的预后和治疗效果。患者可通过医院急诊快速绿色通道紧急救治。

在严重眼外伤手术前签字时，患者可千万不要在紧急关头掉链子，有太多的顾虑和不信任，这会耽误时间，直接影响预后视功能。多耽误 1 分钟，就会增加 1 分钟的危险。眼外伤大都是意外，既然已发生就要面对现实，保持冷静的心态，到医院后做到放心、安心、耐心，相信现代眼科精准显微手术和医生的责任心，他们会尽最大努力给予救治。对比较严重的外伤，医生首先考虑能否将眼球保留，其次考虑手术方法和治疗后视力恢复问题，哪怕是有一线希望，医生都会想方设法为患者救治。

【眼科叙事】

严重眼球破裂伤，联合眼睑裂伤、泪小管断裂的患者。

患者是位 34 岁个体电焊工，在修理农具时，切割机的切割轮片破裂，伤及右眼，当时伤势严重，被同事送到眼科医院急诊治疗。医生诊断：右眼眼睑裂伤、泪小管断裂、严重的眼球破裂伤、眼内容脱出。

眼科医生说："您的右眼有严重的眼球破裂伤，伤势严重。就像一个破碎的鸡蛋，蛋清流出（眼内容脱出），想保住眼球，第一步需急诊手术缝合眼球的破裂伤，再抗感染治疗。第二步根据伤后恢复情况，需要做玻璃体切割手术，切除炎症和积血的玻璃体，以减少对视网膜牵拉，预防视网膜脱离、眼球萎缩。第三步根据眼球后段恢复情况做进一步治疗，如果晶状体脱出成无晶体眼，需要 II 期人工晶体植入手术才有可能恢复视力。"

眼睑裂伤要用微创的清创整形缝合，泪小管断裂需要插管吻合术。像这么严重的眼球破裂伤，眼内容脱出的外伤按照以往的经验无保留的价值，只能摘除眼球。由于现代显微手术设备和技术的应用，许多较严重的眼球破裂伤、贯穿伤，经过及时的显微手术及术后的治疗都能保留住眼球，还有不少术后恢复微弱视力的病例。

面对手术，患者和家属的顾虑为：

1.担心外伤后眼部有感染、视力不能恢复、眼球萎缩，甚至有失去眼球的可能。还会担心外眼会遗留瘢痕影响美容，以及泪道堵塞影响终身流泪等问题。

2.外伤丧失视力，失去眼球，影响劳动和生产，给家庭增添经济负担。

医生与患者和家属充分沟通后，大家了解了伤情况、手术方法和预后等情况，心里踏实多了。虽然医生没有100%保证手术后能保住眼球或恢复视力，但通过沟通患者和家属能感受到医生的尽心尽力，并可以以平静的心态面对最差的结果。

在这次眼外伤的救治过程中我们通过3次手术，使用无损伤、无创的眼外伤显微缝合技术、微创玻璃体切割手术、多焦点人工晶体植入、泪小管吻合术，患者术后视力恢复到0.3，眼部无明显的痕迹，泪道也畅通。

患者和家属面对这么严重的眼外伤，面对很有可能失明，甚至失去眼球的风险，没有选择放弃治疗，信心满满地配合医生的治疗，挑战失明，战胜自我，最终获得医患最为满意的结果。

专家点评：眼科医生多给患者心理上的关心和安慰，让平淡的医患关系演变成融洽的"战友"关系，增强了医患治疗的信心，增加了良好预后的可能性。

第二节　眼病自救知识

1.在野外飞虫、灰尘飞入眼内

在野外没有任何条件的情况下，可让朋友用手扒开上下眼睑，用嘴吹一下，空气刺激角膜流泪则可将异物冲出。如果只有自己一人，也可以用干净的白纸折叠的一角将异物刮出，此方法仅限于结膜囊内的异物。

2.眼睛急性化学烧伤

因强酸、强碱的生产、运输和使用中违反安全操作规程，意外让这些化学物品进入眼内，可导致严重的化学眼外伤，甚至失明。迅速急救、自救非常重要，这关系到眼睛的预后。

当强酸或强碱化学物品误入眼内，千万不要慌忙，立即使用现场有压力的自来水反复冲洗。在没有自来水时，要争分夺秒，快速把盆或桶装满水，然后将头浸入盆或桶内，用双手拉开上下眼睑，反复各方向转动眼球，或头左右晃动，持续15分钟，以便化学物品洗出。同时拿来瓶装纯净水再反复冲洗眼睛。自救后立即到眼科医院急诊诊治。

第六章

从外到里说眼病

到医院看眼病多是因为自觉眼部疼痛不适、影响视力及美容，甚至影响工作、学习和生活而来就诊。无论眼病轻重、急缓，正确的诊断和治疗非常重要，广大眼病患者对自己所患的眼病的诊治、调理、预防等有所了解，对自己和家人眼病的防治都有好处。

第一节　眼病的治疗原则

眼病的治疗原则与内科全身性疾病的治疗原则基本一致。分对因治疗、对症治疗、综合治疗、保健预防与康复治疗。我们医生会以最少的药物、最小的剂量、最经济的成本、最小的痛苦、最优化的方案、最适宜的时间治好眼病为宗旨。

1. 对因治疗

查明病因，对因治疗是最佳治疗方法。追溯到治病因素，每种病都有其致病原因，查找不清病因的眼病，一般都是比较复杂的、顽固的，而且也是不能彻底治愈的。在治疗时只能对症治疗，改善症状，也是中医所讲的"治表不治里"的治疗方法。所以，对因治疗是每种病的治疗关键，查清病因、除去病因才是治疗的根本。

2. 对症治疗

在眼科治疗中最常见的是眼部刺激症状较重的眼病，使用快速治疗方法能迅速缓解疼痛，加快修复。对于高眼压者给予眼压控制，可减少患者的痛苦，有利于控制疾病的发生和发展。

3.综合治疗

对因和对症治疗主要通过手术或药物治疗，如果配合中西医结合治疗、心理治疗、预防与康复综合性的治疗手段，可以提高治愈率。

4.辅助治疗

即配合使用对疾病治疗和康复有帮助的、能提高治疗效果的治疗方法，如服用叶黄素、维生素类药物和佩戴眼镜、理疗等。在此说明，辅助治疗要有度，过度、过多不合理的辅助治疗，有可能有过度治疗的嫌疑，因为辅助治疗也会产生很多的费用。

心理治疗　是辅助治疗的一个内容，在整个眼病治疗过程中，也是非常重要的。良好的心理能更好地接受和配合医护人员的治疗安排和辅导，更能配合眼病的诊治、保养，对疾病的康复有益。

保健康复治疗　俗话说"三分治病，七分养"，科学的眼睛养护可加快眼病康复，减少复发。希望患者及家属能多学点眼病康复的知识。从正确的点药、定期的服药、眼部科学的保养保健做起，对眼病的康复具有积极的作用。

第二节　眼睑病

眼睑具有保护眼球，完成正常视觉的重要功能。眼睑位于眼表面，直接与外界接触，较易受到风尘、外物及病原菌的侵袭，故眼睑疾病是最常见的眼病。

眼睑病的特点：

1.眼睑皮肤菲薄，皮下组织疏松，炎症时眼睑充血、水肿等反应十分显著。眼睑部的静脉无瓣膜，当眼睑化脓性感染时禁挤压，以免炎症扩散，细菌进入海绵窦引发更大问题。

2.眼睑的外形与容貌关系重要，所以外伤或手术缝合时应使用美容可吸收缝线严密对位缝合，术后不留瘢痕，尽量保证眼部的美容。

3. 某些眼睑疾病可能会影响到眼睑的功能，如上睑下垂可影响视力和美容、闭合不全可导致暴露性角膜炎等。

一、睑腺炎

睑腺炎是常见的眼睑腺体化脓性炎症，分为外睑腺炎（俗称"外角眼"，睫毛毛囊化脓感染）和内睑腺炎（俗称"里角眼"，睑板腺的化脓感染）。

主要表现为眼睑红肿、疼痛、有硬结、局部压痛，伴有同侧淋巴结肿大和压痛。2 ～ 3 天后形成黄色脓点，化脓后硬结软化，可自行破溃。内睑腺炎可引起球结膜水肿，成熟的脓液向结膜囊内破溃，如同时发生 2 个以上内睑腺炎可引起眼睑蜂窝织炎，形成眼睑脓肿，炎症可向同侧面部扩散，造成眼睑肿胀严重，并伴有发热、寒战、头疼等全身症状。

【治疗】

1. 眼部热敷，点抗生素眼药，每天 4 ～ 6 次，以控制感染。

2. 脓肿形成后，应及时切开排脓。眼睑脓肿切开要放置引流条，术后换药 2 ～ 3 次。如果内睑腺炎炎症反应，严重应全身及时使用抗生素治疗。

【生活养护】

1. 术后疼痛是正常反应，一般第 2 天会逐渐消失。疼痛严重可服镇痛药。

2. 术后第 2 天换药检查，连续热敷 2 ～ 3 天。

3. 注意眼部卫生，防止交叉感染。不要劳累、注意休息，多吃新鲜蔬菜、水果，保持大便通畅。

注意事项：脓肿未形成时不宜切开，不可挤压排脓，以免炎症扩散，否则会引起眼睑蜂窝织炎，甚至败血症或海绵窦栓塞等严重后果。

二、睑板腺囊肿

睑板腺囊肿（又称霰粒肿）和睑腺炎是完全不同的两种病，因为病变位置差不多，所以容易混淆。睑腺炎是睑板腺和睑腺的化脓性炎症。睑板腺囊肿是由睑板腺出口阻塞，腺体分泌滞留所形成的肉芽肿。儿童多见反复发生两个以上囊肿，称多发性睑板腺囊肿。

睑板腺囊肿一般多无自觉症状，不疼不痒，仅有眼部沉重感，闭眼向下看能看到肿物，用指尖可触及圆形肿物，大小不一，与皮肤无粘连。过大的囊肿可压迫眼球，引起散光和视力下降。

【治疗】

1. 小的囊肿（小米粒大）而无症状的睑板腺囊肿，无须治疗，按摩 + 热敷可促进其自行吸收。

2. 对于大的（绿豆粒大）囊肿应手术刮除，对反复发作的囊肿在手术刮除后，局部注射糖皮质激素，以促其吸收，减少再次复发。

【生活养护】

术后护理与保健同睑腺炎手术。

三、慢性睑缘炎

慢性睑缘炎大多双眼发病，睑缘的慢性炎症伴有睫毛脱落及根部有脱落的白色皮屑，眼边痒、流泪、红肿或溃烂。常见的有鳞屑性、溃疡性和眦角性睑缘炎。发病与吃蔬菜少引起身体缺乏维生素 B、不注意眼部卫生、局部过敏、经常劳累、休息不好及机体免疫力下降等因素有关。

【治疗】

1. 本病比较顽固，容易复发。治疗时首先要除去病因，多吃富含维生素的新鲜蔬菜，避免一切刺激因素，矫正屈光不正，增强体质。

2. 自助用棉签蘸浓茶水清洗眼皮和睫毛根部，局部涂黄降汞眼膏或典必舒眼膏。口服复合维生素 B，每日 3 次，每次 3 片。

【生活养护】

1. 改善健康状态，加强体育锻炼、增强体质。生活规律，注意休息。

2. 注意营养，多摄入高蛋白、富含维生素和粗纤维的食物，多饮水，多吃新鲜水果和蔬菜，保持大便通畅，禁烟酒，勿食辛辣刺激性食物。

3. 注意个人卫生，不要过度用眼，不要用脏手揉眼，女性化妆避开眼边，忌用伪劣化妆品。

4. 对有屈光不正者，应及时验光配镜。

5. 坚持点药，遵医嘱治疗，以免复发。

6. 局部干痒不适，可能与螨虫感染有关。预防措施为：做好家居环境卫生；床上用品常清洗，并在阳光下暴晒或用 60℃ 以上的热水清洗；地毯等容易堆积灰尘的物品，要多用吸尘器吸尘，阳光下晾晒；减少与宠物亲密接触。

四、眼睑带状疱疹

常见于感冒、发热、劳累、机体免疫力下降之后，由带状疱疹病毒感染，侵犯三叉神经分支的区域引起眼睑皮肤及眼前段病变。出现患侧眼睑、额部皮肤及头皮剧烈的神经痛，数日后局部出现成簇的疱疹，内含透明液体，周围有红晕，疱疹的分布不超过鼻中线。耳前淋巴结肿大，有压痛，1～2 周后疱疹干枯结痂，可遗留永久性瘢痕。也有少数会侵犯角膜或虹膜。

【治疗】

1. 对症治疗：给予镇痛剂或镇静剂，口服维生素 B、维生素 C。

2. 局部可使用抗病毒类的药物点眼或外涂，对免疫力差的老人可注射免疫球蛋白，同时可配合煎剂蒲公英局部热敷，口服清热解毒中药。

【生活养护】

1. 做好思想解释工作，因为本病变病程长，痛苦剧烈，后期还会遗留不少并发症，患者要有战胜疾病的信心，遵医嘱积极配合治疗。

2. 多吃富有营养、容易消化的食物，多吃水果，多饮水，不要劳累，注意休息，不要受凉感冒，保持大便通畅。

五、睑内翻

由于沙眼结疤或皮肤松弛使睑缘内翻，睫毛向眼球方向卷曲，摩擦眼球，主要表现为畏光、流泪、刺疼、眼睑痉挛等，可引发角膜上皮损伤或角膜溃疡，角膜遗留斑痕，可严重影响视力。

【治疗】

必须行睑内翻矫正手术。

【生活养护】

注意眼部卫生，不用脏手揉眼，睑内翻应早期手术矫正，避免遗留后遗症而对视力造成影响。

六、睑外翻

由于眼睑的外伤、炎症、手术或面神经麻痹，导致眼睑向外翻转，泪点外翻，结膜、角膜外露、发炎、干燥及上皮剥落或形成溃疡，严重影响视力。

【治疗】

必须行睑外翻手术矫正。对麻痹性睑外翻，可行粘连性睑裂缝合手术。

【生活养护】

同睑内翻。

七、上睑下垂

由于先天因素、外伤、神经麻痹或肌无力症导致上睑下垂，上睑下垂遮挡瞳孔影响视力和美容。

【治疗】

1.对神经麻痹性上睑下垂应病因治疗、药物治疗、综合治疗（肌无力症可考虑胸腺手术），治疗无效可考虑手术矫正上睑下垂。

2.对先天性上睑下垂应及早手术治疗以免形成废用性弱视，手术有利于视力的发育，同时还能解决美容的问题。

【生活养护】

1.术后护理非常重要，手术可引起角膜干燥、损伤、感染等并发症。预防术后暴露性角膜炎，需眼内涂凝胶或眼膏，晚上眼部做湿房保护。做好术后护理，按医嘱点药。

2.出院后注意眼部卫生，外出佩戴防紫外线眼镜，训练眼睛的睁、闭功能。

3. 如出现眼红、畏光、流泪、视力下降，应及时复诊。

八、眼睑闭合不全

眼睑闭合不全多由于眼睑和头部外伤、神经麻痹或眼睑先天异常，可引发结膜、角膜暴露，造成眼红、疼痛、眼干燥等一系列症状和病变，严重者可导致角膜溃疡、前房积脓，甚至失明。

【治疗】

1. 病因治疗。

2. 眼内涂加替沙星凝胶或眼膏，晚上眼部做湿化保护。做好眼部护理，预防暴露性角膜炎和丝状角膜炎的发生。

3. 可行粘连性睑裂缝合手术。

【生活养护】

注意眼部卫生，外出佩戴防紫外线眼镜，训练眼睛的睁、闭功能。

九、眼睑痉挛

眼睑痉挛或面肌痉挛，大多不被人们重视。现代医学已证实老百姓常说的"左眼跳财，右眼跳灾"，毫无科学依据。事实是，当支配两组肌肉的神经（面神经）受到各种因素（生气、劳累、风沙及慢性结膜炎等）的刺激而兴奋，就会出现反复收缩，甚至痉挛或颤动，不自主地眨眼。此病也有习惯性，儿童和老年人多见。

【治疗】

1. 轻度眼肌痉挛，通过按摩可治疗眼睑跳动症。重度眼肌痉挛可用654-2、维生素 B_{12} 眼局部穴位封闭。

2. 病程长且顽固的患者，可注射肉毒毒素 A，但效果不是一劳永逸，有20% 左右的患者可一次性治愈，有 50% 注射 3 个月后还需要重复注射，也有效果不明显者。不良反应是轻度上睑下垂和注射后轻度面瘫（表情迟顿），一般 3～6 周逐渐消失。不良反应要在注射前给患者交代清楚，并在知情同意书上签字。

3. 手术治疗：对顽固性眼睑痉挛，用 A 型肉毒毒素治疗无效的患者，可行面神经减压术、眼轮匝肌切除术或矫正眼睑松弛。

【生活养护】

外出时佩戴防紫外线眼镜；注意休息，不要劳累；自己做眼部按摩；对有结膜炎者可滴抗生素眼药水；有眼干燥症者，可点人工泪液。

十、眼睑皮肤松弛症

眼睑皮肤松弛造成上睑下垂，如同帘子一样遮挡视线，导致视野缩小。此病多见于老年人可使本来就行动迟缓的老年人不得不大角度转头来看清两侧物体，严重者用手指扒开眼睑走路看物。上睑下垂不仅影响视力，同时还加重了眼的负担易于发生视疲劳，致使患者不愿睁眼。如果上眼睑皮肤下垂过度堆积，还会压迫上眼睑睫毛，导致睑内翻或倒睫。

【治疗】

应及早行上睑皮肤松弛切除矫正术。

十一、眼睑部肿瘤

眼睑常见的良性肿瘤有眼睑黄色瘤、血管瘤等。恶性肿瘤有眼睑基底细胞癌、鳞状细胞癌及眼睑恶性黑色素瘤等。

【治疗】

1. 良性肿瘤，手术切除。

2. 恶性肿瘤应早期手术彻底切除，同时做病理切片检查，确定恶性的程度，以判断术后是否需要做放疗或化疗。

十二、眼科小毛病

1. 倒睫

睫毛除了构成美容的外观之外，还有遮挡及防止各种异物进入眼内，以及减弱过强光线等作用。当睫毛位置异常并倒向眼球时，便会造成眼部的疼痛、畏光、流泪及异物感等不适。在睫毛长期磨擦的影响下，还会导致结膜充血、角膜浅层的混浊、新生血管生长、角膜上皮角化，甚至形成角膜溃疡而导致失明。

【治疗】

手术治疗：可用电解或冷冻方法破坏睫毛毛囊。严重者还需要做眼睑缘前层移位矫正术。

2. 眼袋

眼袋是面部衰老的一个标志，主要表现为下眼睑皮肤和肌肉松弛，眶筋膜内脂肪膨大，容易引起视力疲劳，皮肤容易长皱纹和黑眼圈，影响美容。

【治疗】

通过眼科美容技术除去眼袋，除了解决容貌美观外，还有益于眼的健康。

3. 眼睑黑痣

眼睑黑痣大多人不重视，如果经常刺激黑痣，发现黑痣迅速增大、变黑、破溃、出血等改变，说明有恶变为黑色素瘤的危险。

【治疗】

应早期彻底切除，以免恶变。

第三节 泪器病

总是流泪是什么原因，怎么治？眼角挤出了脓，是哪里出问题了？对于眼睛的疾病，不影响视力就可以不治了吗？不是的。比如，迎风流泪，很可能就是泪道阻塞引起。眼角挤出脓液，很可能患了慢性泪囊炎。这些都属于泪器病。

迎风流泪多见于老年人，特别是受风沙及冬季冷空气的刺激后流泪会加重。迎风流泪虽是小问题，可影响到人们的生活质量就不能忽视了，要查明原因彻底根治。因为长期流泪可导致慢性结膜炎、泪囊炎、泪点外翻、下睑外翻等系列相关的眼病。

引发迎风流泪的原因有：一是泪小点、泪小管和鼻泪管阻塞；二是功能性流泪，泪道是通畅的，但由于老年性眼轮匝肌松弛、结膜松弛症等，引起导泪功能下降所致；三是泪液分泌过多，由于角膜或结膜疾病导致泪液分泌过多，不能及时排走，所以两眼泪汪汪。

【治疗】

疏通泪道，根除病因，佩戴防护眼镜。

一、泪道阻塞

泪道阻塞犹如下水道堵塞，与积水外溢的原理是一样的。根据堵塞的部位不同可分为：泪小点堵塞、闭塞、狭窄或位置异常；泪小管堵塞；鼻泪管堵塞。医生可通过泪道冲洗判定阻塞的部位，如内眦有脓液挤出，冲洗时，有脓液分泌物经泪点反流，确诊为鼻泪管堵塞或慢性泪囊炎。

【治疗】

1. 泪小点位置异常，可手术矫正。

2. 泪道阻塞，可用泪道冲洗或泪道探针探通治疗。

3. 鼻泪管堵塞，选用激光泪道疏通置管术或通过鼻腔下泪道泪囊插管术。

4. 慢性泪囊炎，可用鼻腔泪囊吻合手术，其可解决流泪和流脓问题。

二、急性泪囊炎

急性泪囊炎多因鼻泪管堵塞，泪道不能引流泪液引发泪囊的急性化脓性炎症。主要表现为内眦部红、肿、热、痛，如不及时抗感染治疗，可形成泪囊脓肿。如果内眦部指压有波动，表示脓肿已形成。

【治疗】

1. 疏通鼻泪管堵塞，注意眼卫生，预防急性泪囊炎的发生。

2. 急性泪囊炎早期，局部热敷，全身应用抗生素治疗，如脓肿已形成应及早切开排脓引流。当急性炎症治预后行鼻泪管泪囊吻合手术，否则还会发生化脓性感染。

第四节　结膜病

结膜病是眼科最常见的眼表疾病之一。当结膜发生病变时，会引起眼部红肿、分泌物增多、眼部干涩不适、影响生活质量。结膜与角膜相连，当结膜发生病变会向角膜蔓延。所以对结膜病看似小病，但防治不能怠慢。

一、结膜炎

根据结膜炎的致病因素不同分为：

1.传染性结膜炎（红眼病）

包括急性细菌性、急性病毒性结膜炎。主要表现为眼睛红、肿、热、痛（低头弯腰时加重）、分泌物增多、结膜下出血、耳前淋巴结肿大且有压痛。病程大约需要 2 周，发病后 1 周有少数患者可并发点状角膜炎，出现视力模糊、畏光、流泪加重等症状。

【治疗】

清洁　用冷盐水棉签清洗眼部分泌物，眼部冷敷，用冷藏的蒲公英液洗眼。

用药　细菌性结膜炎用抗生素眼药水滴眼；病毒性结膜炎用抗病毒眼药水点眼，也可服用清热解毒泻肝火的中药煎剂治疗。

【预防】

做好个人卫生，养成良好的卫生习惯。患者用过的洗脸用具、手帕、毛巾及治疗使用过的医疗器具应彻底消毒，急性期患者应隔离，自觉不到理发店理发，游泳池游泳，医护人员在接触患者之后必须洗手消毒，防止交叉感染。

2.慢性结膜炎

病因复杂，与不良的居住和工作环境、睡眠不好、劳累、维生素缺乏有关。主要的症状有眼痒、眼干涩、眼疲劳、轻微的眼红、白色泡沫状分泌物，大多用药治疗效果不佳。

【治疗】

除去病因　改善工作环境、注意休息、合理用眼，做好眼保健。

对症治疗 用萘敏维滴眼液、玻璃酸钠滴眼液点眼，晚间眼内可涂维生素 A 棕榈酸酯眼用凝胶治疗。

3. 过敏性结膜炎（春季卡他性结膜炎）

与接触过敏原，如花粉、干热风、孢子、粉尘等有关。主要表现为眼红、眼部奇痒、异物感、水性分泌物、眼睑水肿，翻开上睑可见有乳头增生。此病多见于儿童和少年，多双眼发病，有明显季节性，常在春暖花开时发生，夏天天热加重，冬天好转。

【治疗】

点眼 抗过敏性眼药（色甘酸钠滴眼液、奥洛他定滴眼液）点眼。严重者可配合使用糖皮质激素眼药水加肾上腺素点眼治疗。

护眼 眼部冷敷，避免强光照射，外出佩戴太阳镜、遮阳伞、遮阳帽。

【预防】

★避开花粉季，春天去寒冷的地方。

★避开花粉地。

★避开花粉粒，头发、衣服等可携带花粉粒，要每天清洗。

★避开花粉期，花粉交叉过敏原，可引发隐匿性过敏。

★避开花粉气，室内使用滤网空气净化器，外出佩戴眼镜。

用抗过敏药物治疗，治标不治本，做好个人防护更重要。此外，长期使用糖皮质激素还有引起激素性青光眼和白内障的风险。

二、翼状胬肉

我国西北方高原地区风沙大，气候干燥，阳光辐射强，如果长期在野外活动，从事放牧业、农业、渔业等，翼状胬肉发病率会更高，此外，与遗传也有一定关系。病程 1 ～ 30 年，多见于双眼，胬肉呈羽状（图 3-6-1），从内眦部向角膜方向发展，早期一般不影响视力，多不引起人们的重视。

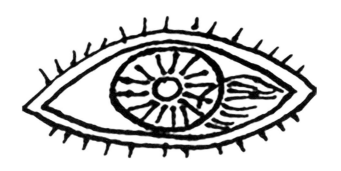

图 3-6-1　翼状胬肉

殊不知，翼状胬肉可给患者带来一定的痛苦，当劳累时，患眼可出现眼红、干涩、畏光、流泪等症状。当发生充血、炎症时胬肉会向前发展，严重者影响美容、视力和视觉质量，需要手术治疗。

【治疗】

用药　胬肉小而静止者可点药观察，有充血或炎症时可点典必殊眼药水控制。

手术　翼状胬肉以手术治疗为主。（见手术章介绍）

【预防】

勿劳累，外出佩戴防护眼镜。

三、结膜下出血

球结膜下毛细血管破裂出血，巩膜可突然发红，但不疼、不痒、不影响视力，有时自己未发觉，自己照镜或被他人发现眼红才引起警觉。多见于便秘、咳嗽、呕吐、用手揉眼或天气乍冷，引起结膜下毛细血管舒缩功能障碍造成血管破裂出血。反复结膜下出血应寻找病因，查看血糖、血液凝固功能等是否异常，鉴别结膜下出血是否与全身性疾病有关。

【治疗】

早期冷敷 2 天，再改为热敷，一般出血 2 周后可全部吸收。出血量大可服用三七片，有助于加快吸收。

四、其他常见结膜病变

1. 结膜松弛症

结膜松弛症是老年人常见的眼表病，主要表现有流泪（特别是户外冷空气的刺激更为严重）、视物模糊、异物感、灼痛等。眼部检查没有其他异常，泪道通畅，多种治疗没有效果，症状反而会越来越重。如有明显的症状可手术治疗。

2. 睑裂斑

睑裂斑，多发生于中老年人的眼表面，很少侵犯角膜，属良性。如果它不生长，可以不治疗。如果刺激症状明显，可手术切除。

3. 结膜结石

结膜结石是睑结膜表面出现黄白色的凝集物，多见于慢性结膜炎的老年患者，一般无自觉症状，无须治疗。如异物突出于结膜表面引起异物感，可以点表面麻醉药将结石剔除。

4. 结膜蝇蛆病

为夏秋季羊狂蝇撞击人眼后，将其虫卵排入结膜囊内，导致患眼流泪、异物感及眼疼、奇痒、结膜充血，甚至肿胀不能睁眼，称为结膜蝇蛆病。进入人眼的虫卵很快变成幼虫，数目不一，也可达数十条，外观为小蛆虫，两头有勾，长约1 mm，头部有一个小黑点，蠕动爬行很快。发病多在夏末秋初天气炎热的季节，以牧区多见。

治疗方法是点表面麻醉药3次，用棉签将蛆虫沾出，点典必殊眼药水，每日3次。

5. 结膜肿物

结膜黑色素痣　建议手术切除。

结膜血管瘤　影响美容可手术切除。

结膜淋巴管扩张（结膜水样囊肿）　影响视力和美容者可手术切除。

第五节　角膜病

　　因为角膜直接与外界接触，较易受到外伤和感染的威胁，而且角膜本身无血管、末梢神经丰富、抵抗力较弱，当外伤或炎症病变时修复缓慢，病程长而且容易反复，角膜病具有疼痛、畏光、流泪刺激症状、严重影响视力的特点。如角膜外伤、溃疡导致角膜穿孔可引发全眼球炎而失明，甚至丧失眼球。故对角膜病的有效治疗，是以控制病变的蔓延，减少患者的痛苦为目的，同时应积极控制因角膜病而遗留的后遗症，如角膜斑翳、白斑等，应积极治疗。否则可导致视力减弱或致盲。

一、感染性角膜炎

　　1. 细菌性角膜炎

　　由于细菌感染引起的角膜化脓性炎症。因被感染的细菌毒性不同，大多来势凶猛，发展快，严重者可致角膜溃疡、前房积脓、角膜穿孔而导致失明。致病因素大多与外伤有关，患眼畏光、流泪、眼红肿、疼痛、有脓性分泌物、视力模糊。

【治疗】

　　全身抗感染治疗，结膜下注射抗生素，抗生素点眼每日数次，热敷，散瞳。

　　2. 病毒性角膜炎

　　多因感冒、劳累等因素使机体免疫力下降后发病，主要症状为患眼畏光、羞明、流泪、有水样分泌物、视力模糊。病程长，可反复发作。角膜有盘状或树枝状病变，盘状角膜炎可遗留角膜白斑，不同程度地影响视力。

【治疗】

　　抗病毒药物治疗、散瞳，配合维生素类药物使用。严重者可做角膜移植手术。

　　3. 霉菌性角膜炎

　　霉菌性角膜炎病程长，痛苦大，大多遗留角膜白斑，致盲率高。多发生于夏秋季节，真菌感染机会较多，农民多见。当角膜外伤后被小麦、玉米、葵花等农作物叶杆上的霉菌感染可致发病，也有少数因长期使用糖皮质激素、抗生素或佩戴角膜接触镜等而致病。主要症状为患眼疼痛、畏光、流泪、视力下降，严重可致盲。

【治疗】

散瞳、热敷、抗霉菌治疗。严重者可考虑角膜移植手术。

4.接触镜引发的角膜炎

接触镜有其优点，所以受许多青年人青睐。但因为佩戴接触镜前，没有严格按照正确的佩戴方法或忽视了注意事项而导致的角膜炎也是屡有发生。不正确的佩戴行为主要是佩戴时不注意眼部卫生；未按要求的时间取下导致角膜缺氧，角膜上皮损伤，合并感染，严重可导致角膜溃疡。建议发现眼部不适后及时就医，请眼科医生检查和治疗。

二、非感染性角膜炎

1.蚕食性角膜溃疡

蚕食性角膜溃疡是一种自发性、边缘性、进行性、疼痛性、慢性角膜溃疡，病变从角膜周边部进行性发展。像蚕食一样，沿角膜缘环行发展，最后侵犯整个角膜，可导致角膜穿孔。本病病因不清，可能与自身免疫有关。主要症状有剧烈的眼疼、畏光、流泪和视力下降。

【治疗】

本病病因不清，没有有效的治疗方法，但可通过一些治疗方法改善症状，控制疾病发展。

药物治疗 糖皮质激素、环孢素或自家血清点眼；全身使用维生素 B、维生素 C 治疗；佩戴绷带镜片。

手术治疗 手术切除病变周边结膜及角巩膜病灶，或做角膜移植术（图3-6-2）。

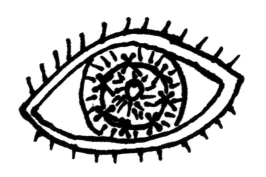

图 3-6-2　角膜移植术

2. 少见的非感染性角膜疾病

神经麻痹性角膜炎　本病是因为支配角膜的三叉神经损害，角膜敏感性下降，对外界有害因素的防御能力减弱，而导致角膜损害的一种疾病。

角膜病变　主要表现为角膜周边浅层带状混浊，多见于老年患者，对视力影响不大，双眼发病，此种类型称角膜边缘变性。另一种与遗传有关的角膜变性可轻度影响视力，称为角膜脂肪变性。还有一种是蒙古族牧民因地理环境、生活习惯、气候条件影响而引起的慢性角膜病变，如果多吃新鲜蔬菜，改善居住条件和环境，此病会大幅减少。

丝状角膜炎　坏死脱落的上皮细胞和黏液物附着于角膜表面，呈卷丝状。患者畏光、流泪，刺激症状严重。治疗多采用去除角膜小丝，点具有修复角膜上皮作用的药物，如小牛血去蛋白凝胶、贝复舒眼药水等，需佩戴绷带镜。

暴露性角膜炎　由于眼球突出或眼裂闭合不全，使角膜暴露在空气中，导致角膜干燥继发感染，引起角膜溃疡，甚至穿孔。治疗方法是眼部做湿房或做粘连性睑裂缝合手术。

大泡性角膜炎　由于外伤、手术或其他因素导致角膜内皮细胞失代偿，引发角膜慢性病变。治疗方法是佩戴绷带镜改善症状，使用角膜层间烧烙联合羊膜移植术治疗。

角膜葡萄肿　由于眼外伤或病变导致角膜组织结构薄弱，同时合并眼压高，可使角膜向前膨隆突出。

角结膜皮样瘤 是圆形或扁平状粉红色的肿物，表面可有绒毛，是一种类似肿瘤但并非真正肿瘤的先天性异常。它位于角巩膜缘处，一般对视力影响不大，影响美容可以做角膜板层手术切除。

圆锥角膜 是一种先天发育异常，表现为局限性角膜圆锥样突出。严重的可有不规则散光，高度近视，严重视力下降。根据情况可选用角膜胶原交联术、角膜移植手术或角膜接触镜治疗。

第六节　巩膜疾病

一、巩膜炎

巩膜组织结构致密，由纤维组织组成，形成眼球的外壳，血液供应少，一般巩膜炎发病比较少、病程长、难治、易复发。病因大多不明，可能与内源性细菌感染及全身胶原性疾病（如红斑狼疮、类风湿关节炎、强直性脊柱炎等）有关。

巩膜炎按病变部位可分为浅层巩膜炎（眼球筋膜与表浅巩膜的炎症）和深层巩膜炎（深层或全层巩膜的炎症）。主要表现为眼红呈暗红色，畏光、流泪、压痛、局部隆起。严重者可引起虹膜睫状体炎，可使视力下降。

【治疗】

首先要查找原因，对因治疗。其次，局部使用糖皮质激素、非甾体抗感染药（双氯酚酸钠）点眼，口服清热解毒中药。

【生活养护】

注意眼部卫生，眼部热敷，按医嘱点药，定期复查。不要过于劳累，增加机体免疫力。外出佩戴防紫外线防护眼镜。

二、巩膜葡萄肿

巩膜葡萄肿比较少见，分前巩膜葡萄肿和后巩膜葡萄肿。前巩膜葡萄肿大多因巩膜疾病及眼外伤，使巩膜的结构遭到破坏，再加高眼压的影响，就像气球薄弱的区域会隆起一样。后巩膜葡萄肿多见于高度进行性近视的眼球变长，后巩膜变薄，在眼内压的作用下，使后巩膜膨隆，像葡萄状突起。

【治疗】

保守治疗　做好眼保健,定期复查,观察治疗,预防眼外伤,定期测控眼压,以免前巩膜葡萄肿破裂。

手术治疗　手术风险大，效果不一定好。前巩膜葡萄肿经保守治疗无效，可行眼外引流部分葡萄肿切除术。对后巩膜葡萄肿可行后巩膜加固手术。

第七节　玻璃体病

玻璃体是看物体时光线的必经之路，充满眼球后 4/5，健康时为透明凝胶体，无血管、神经，代谢缓慢，不能再生。随着年龄的增长或患有外伤、炎症及出血性疾病时，玻璃体可发生液化、混浊及玻璃体机化等病理改变。

【检查】

一般情况下散大瞳孔，使用裂隙灯显微镜加前置镜、三面镜就能查清玻璃体的病变情况。如果玻璃体积血、混浊、玻璃体发炎、屈光间质混浊，还需要做眼 B 超检查。

一、飞蚊症

大部分人的一生中总会有飞蚊症，笔者视力正常，偶尔也有飞蚊症的感觉，所谓飞蚊症就是眼前有细小黑影飘动，有的像小虫、蚊子，也有的像头发丝等不同形状在眼前飘动，在明亮的光线下感觉明显，特别是高度近视的患者出现飞蚊症比较普遍。

飞蚊症发生的原因与玻璃体有关：一方面是玻璃体的生理性老化造成；另一方面是病理性的玻璃体变性、液化。无论是生理性还是病理性，都会造成玻璃体不同程度的混浊，形成一些不同形状的"浮游物"，这些"飞蚊"其实就是这些"浮游物"。就像放坏了的西瓜，瓜瓤和瓜子会不同程度地液化，晃一下，里面的物质就会随之乱动。此外，早期白内障也会有"飞蚊症"，但它是固定的，不会有"飘动"感。

目前，临床发现，70%的飞蚊症患者患有玻璃体后脱离，眼底检查未发现异常。所谓玻璃体后脱离，是因为玻璃体液化比较严重，液体进入玻璃体后部，将玻璃体与视网膜"强制"脱离，形成飘动的黑影。就像贴在墙上的画不会在墙上产生投影，而取下画，拿到与墙有一定距离的位置，当有灯照射时就会在墙上产生投影一样。

【治疗】

轻度飞蚊症一般无须特殊治疗，用药治疗效果也不会明显改善。症状明显的、影响视力者可使用玻璃体消融激光治疗。玻璃体混浊严重、影响视力者，可考虑做玻璃体切割手术。

二、玻璃体液化

由于外伤或眼后段疾病导致凝胶状的玻璃体变成液体。眼前有点状、片状、飞蚊、蝇翅样的漂浮物，这些漂浮物随眼球活动而活动，一般不影响视力，无须治疗。

三、玻璃体后脱离

玻璃体皮质与视网膜内表面脱离，自觉眼前闪光和有漂浮物。老年或高度近视者多见。

一般用 B 超、OCT 检查可确诊。定期复查，无有效治疗办法。

四、玻璃体积血

玻璃体积血是因脉络膜、视网膜血管病变，或者炎症疾病、眼挫伤等，造成血液积存于玻璃体内。出血少者，患者不易察觉，或仅有"飞蚊症"；出血多者，感觉眼前有红玻璃片遮挡；大量出血者，因血液大面积遮挡可导致无痛性光感或失明。

【治疗】

对因治疗，少量积血，可等待自行吸收。对于大量积血，视力低于 0.01 或合并视网膜脱离者，可考虑做玻璃体切割手术。

【生活养护】

卧床，双眼包扎，避免剧烈运动。多吃新鲜蔬菜和水果，保持大便通畅。

五、玻璃体炎（眼内炎）

由于眼球外伤或内眼手术将细菌带入玻璃体内，也可因为全身免疫功能低下，血液或淋巴将细菌带入玻璃体内，引发玻璃体内化脓性感染。

主要表现为患眼眼睑、结膜高度水肿，疼痛剧烈，前房和玻璃体积脓、炎性渗出，眼底无红光反射，视力锐减至仅有光感。

【治疗】

保守治疗　球旁或结膜下注射阿米卡星、地塞米松加阿托品混合液，每日 2 次。局部热敷。全身使用抗生素，选药前最好通过玻璃体细菌培养，根据药敏结果选用抗生素。

玻璃体内注射　一经发现有眼内炎的体征，应及早行玻璃体内注射万古霉素治疗。

玻璃体切割手术　玻璃体内注射万古霉素 24 小时内炎症未能控制，或细菌毒力较强、感染严重者应及早施行玻璃体切割手术。

第八节　葡萄膜病

一、葡萄膜炎

葡萄膜炎是致盲眼病，病变主要发生于虹膜、睫状体、脉络膜，进一步发展可影响到视网膜、玻璃体，可严重影响视力。本病多见于青壮年，具有发病慢、病程长、易反复发作、不易根治的特点，大多与全身性疾病，如结核病、类风湿性关节炎、强直性脊柱炎等结缔组织病有关。

本病主要表现为眼红、眼珠压痛、羞明、飞蚊症、视力下降。如不及时治疗可发生虹膜后粘连，虹膜后粘连可引发高眼压。有 1/5 的患者因虹膜后粘连并发青光眼、白内障、眼底病变、眼球萎缩而失明。后色素膜炎可有眼前闪光、视力模糊、视物变形、玻璃体混浊或伴有全身的症状，如腰背疼痛、关节酸痛等。

【检查】

1.虹膜睫状体炎：做普通的裂隙灯检查、眼底镜检查，即可确诊。

2.如考虑后葡萄膜炎或全葡萄膜炎：应做眼科 B 超或 OCT 等眼后段检查。

3.本病可能与免疫有关，还应做必要的化验检查以确定病因，以便更精准地对因治疗。

【治疗】

1.散瞳、眼部热敷。

2.结膜下注射或全身使用糖皮质激素治疗，非甾体类眼药水（如普南扑灵，普拉洛芬滴眼液）点眼。

3.全身使用免疫制剂，如环磷酰胺。

4.中西医结合治疗。

【生活养护】

1.充满信心，积极配合医生治疗，坚定治愈信念。

2.本病属于慢性较易复发性眼病，可能与全身性疾病，如胶原性疾病有关，所以，除眼科定期复查复诊外，还应关注引发本病的有关科室的检查和治疗。

3.遵医嘱，坚持用药，因为本病用药（散瞳药、激素类眼药）时间较长，还需定期检查眼压。

4.定期复查，依病情而定，先密后疏，逐渐延长复查的时间。初春、入冬季节按时复查，以免复发。

5.戒烟酒、辛辣食物，外出戴防护眼镜。加强营养，预防感冒，提高机体免疫力。

二、交感性眼炎

交感性眼炎是指一侧眼穿孔伤或内眼手术后，发生慢性非化脓性葡萄膜炎，另一眼（健眼）也可发生同样的症状。

【治疗】

同色素膜炎。

第九节　视网膜病

视网膜如眼底照相机的底板，结构精密。相片的清晰程度和质量，主要取决于照相机底板的功能。视网膜的病变直接关系到患者的视觉质量，视网膜任何病变都会严重地影响视力。常见视网膜的病变有：视网膜脱离、水肿、渗出、出血、新生血管和视网膜色素上皮细胞病变等。

视网膜是人体唯一能用肉眼直接观察到血管结构及神经变化的组织。全身性疾病及颅脑疾患也可在视网膜上有所表现，通过眼底检查可协助诊断。

一、"糖网病"

见本书第三篇第三章第三节介绍。

二、视网膜动脉阻塞

视网膜动脉阻塞俗称"眼梗"，就是指供应视网膜的动脉由于血栓栓塞，眼底不能供血，引发视网膜视细胞的坏死。如果主干完全栓塞可致无痛性失明。本病多见于老年人，大多与患有高血压、冠心病、动脉粥样硬化等全身性疾病有关。

【检查】

本病应做 FFA 检查，确定栓塞的部位、程度及对预后的评估。

【治疗】

1. 本病应争分夺秒地抢救，黄金救治时间一般在发病后的 40～90 分钟。急救方法是：吸氧（高压氧治疗）、吸入亚硝酸异戊脂扩张血管、溶栓药物治疗，同时进行眼球按摩、前房穿刺等。

2. 神经恢复药、活血化瘀中药治疗，扩张血管，改善微循环。

"眼前突然发黑，马上就没事儿了"不少人对眼前一黑不重视，殊不知这种一过性的大脑或视网膜血管痉挛缺血，短暂发作的一过性黑蒙很可能是心源性猝死或视网膜中央动脉阻塞的重要预兆。

三、视网膜静脉阻塞

视网膜静脉阻塞病因与高血压、糖尿病、动脉粥样硬化、青光眼、视网膜血管炎等疾病有关。突发眼底出血、视力下降、眼前有"飞云黑帘"遮挡。视网膜中央静脉阻塞可发生严重的眼底出血（如不及时治疗，约有一半的病例会发生新生血管性青光眼），如分支堵塞可见相应部位出血（图 3-6-3、图 3-6-4）。晚期可发生黄斑水肿和新生血管性青光眼的危险。

【治疗】

1. 对相关的全身性疾病给予治疗。

2. 配合活血化瘀中药治疗，通过"清淤通渠，疏通血流、打通眼底血管"，改善微循环。

3. 加快积血的吸收，可以选用卵磷脂络合碘片口服或肌注普罗碘铵。

4.经保守治疗积血吸收后，使用眼底激光（图3-6-5）封闭治疗。

5.如并发黄斑水肿可用抗新生血管药（抗VEGF）玻璃体内注射；如并发新生血管性青光眼，降压治疗无效，可考虑行青光眼阀植入术。

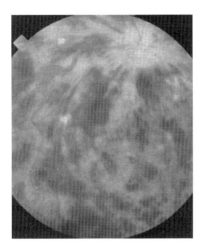

图3-6-3　视网膜中央静脉阻塞

（彩图见彩插7）

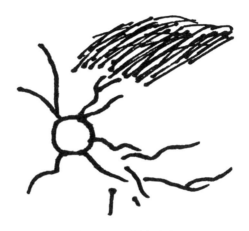

图3-6-4　眼底出血

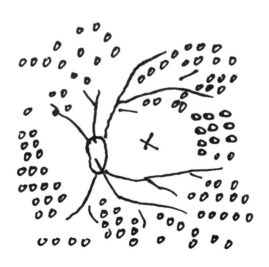

图3-6-5　眼底激光

四、视网膜静脉周围炎

本病属于视网膜静脉炎性病变，主要表现为眼底出血、飞蚊症、严重的玻璃体积血、视力下降至仅有光感或眼前指数。本病多发生于青壮年，可能与结核病有关。如反复出血，出血量大的患者可引起增殖性视网膜脱离或继发性青光眼。

【治疗】

1. 如果因为结核病引起，应全身使用抗结核药，同时可配合使用抗生素或激素治疗。

2. 可配合使用中成药明目止血胶囊，为加快出血的吸收还可肌注安妥碘或口服沃丽汀。

【生活养护】

少运动，卧床休息。多吃新鲜蔬菜，保持大便通畅。

五、视网膜脱离

视网膜脱离可分为：孔源性视网膜脱离、牵拉性视网膜脱离、渗出性视网膜脱离三种，是一种严重的致盲性眼病（图 3-6-6、图 3-6-7）。主要表现为早期眼前有漂浮物、闪光感、视力模糊。后期自觉视物变形、视野缺损，甚至仅有光感，眼球变软。

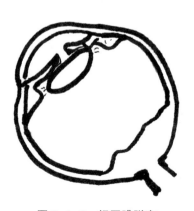

图 3-6-6 视网膜脱离

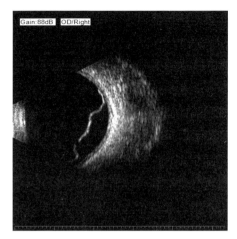

图 3-6-7　视网膜脱离 B 超检查（彩图见彩插 8）

【治疗】

1.孔源性视网膜脱离，手术封闭裂孔，同时采用激光光凝、透热电凝或冷凝治疗。

2.牵拉性视网膜脱离，可采用玻璃体切割术解除牵拉，术中同时进行眼内激光、硅油充填使视网膜复位。

六、视网膜色素变性

本病的主要症状为夜盲、视野缩小、视力下降。本病大多是先天性，自幼开始的，有遗传性，随着年龄增加视力会更差。

【治疗】

本病无有效治疗方法。

七、黄斑变性

1.黄斑变性（见第三篇第二章第四节）

2.中心性视网膜炎

本病多见于中青年男性，单眼发病，与睡眠不足、紧张、劳累、感冒、情绪波动等应激情况有关。主要症状为轻、中度视力下降、视物变小、变形并伴色觉改变。可通过 OCT 和 FFA 检查确诊。本病属于自限性眼病，大多在发病后 6 个月内自行吸收并恢复视力。所以，治疗以观察为主，目前还没有有效的药物治疗，对少数较易复发的患者可考虑激光光凝治疗。

3. 黄斑裂孔

黄斑裂孔是指黄斑中心全层神经上皮缺失。分为板层孔和全层孔两种。多见于 50 岁以上的人群，病因不明，眼部无任何病变而自然发生，可能与黄斑变性有关。主要症状为不同程度的视力下降、视物变形、中央注视点为暗点。可通过 OCT 和 FFA 检查确诊。小的裂孔和板层孔可观察治疗。对大的裂孔严重影响视力者，可行玻璃体切割手术封闭黄斑裂孔（图 3-6-8）。

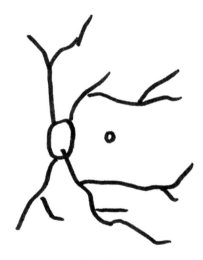

图 3-6-8　黄斑裂孔

4. 黄斑前膜

黄斑前膜是由于不同病因致某些细胞在视网膜黄斑表面增生，形成纤维细胞膜。多见于老年人，症状有不同视力下降、视物变形、中心暗点及色觉减退。无有效药物治疗，可观察治疗，影响视力严重者可考虑做玻璃体切割术剥离黄斑前膜。眼底病不疼不痒但危害大，早发现、早治疗是护眼的关键。

第十节　视神经及视路疾病

视路是视觉系统的传导神经通路。常见视神经的病变有：炎症、水肿、缺血、萎缩及肿瘤压迫等，当视神经及视路有病变时，可出现一系列的眼部症状。

【检查】

以下检查可清楚地对视神经和视路疾病做出诊断。

通常眼前段检查正常，视路病变可以通过视力、视野、瞳孔、眼底等检查发现的异常改变而确诊。同时也可以借助特殊检查，如视觉诱发电位、FFA、头颅 CT、MRI 等确诊。

视野检查对视神经和视路疾病的诊断意义很大。视路不同部位的病变，可出现不同的视野改变，检查可根据视野的改变做出病变的定位。

【治疗】

1. 查清病因，对因治疗。视路的病变大多需要请神经外科、内科专家会诊，协同治疗。如确诊为脑垂体肿瘤或视路占位性肿瘤，应转脑外科手术治疗。

2. 对视神经的炎症、水肿等病变，应根据情况选用糖皮质激素冲击疗法、大量维生素 B_1 治疗、复方樟柳碱太阳穴注射改善微循环，还可以同时使用血管扩张药及恢复神经类药物。

【生活养护】

戒烟、戒酒，注意休息，不能劳累，增加免疫力，预防感冒，树立战胜疾病的信心，积极配合医生治疗。

第十一节　眼眶病

眼眶的位置较深，周围组织结构复杂，有不少眼眶病与全身性疾病有关，特别是副鼻窦、口腔及面部感染灶，可通过眼部的血管进入眼眶与海绵窦相通，当细菌感染未能及时控制可引发海绵窦血栓、脑脓肿和败血症而危及生命。

一、眼眶蜂窝织炎

眼眶蜂窝织炎是眼眶内软组织急性化脓性炎症，主要表现为眼睑、球结膜高度水肿、疼痛、眼球突出、全身发热、头疼等。炎症不能控制，可形成眼眶脓肿。

【治疗】

1. 大量广谱抗生素静脉点滴，控制感染。为控制眶压、减轻水肿，可同时搭配糖皮质激素治疗，眼部点抗感染眼药水。

2. 局部热敷；当脓肿形成，局部有波动，应切开引流。

【生活养护】

1. 注意休息，不要弯腰低头，注意眼部清洁卫生，不用脏手揉眼，积极配合医生治疗。

2. 注意营养，多吃水果、蔬菜等富含维生素的食物；增强体质，提高机体免疫力。

二、甲状腺相关眼病

主要症状多为双眼发病，以眼肌肥厚、眼球突出、睑裂闭合不全、上睑后退、眼睑水肿、畏光、流泪为主要症状，严重者可有复视。

眼眶 CT 检查显示眼肌肥厚。基础代谢检查及检测 T3（三碘甲状腺原氨酸）、T4（四碘甲状腺原氨酸）、TSH（促甲状腺激素），70% 显示甲状腺功能为正常，只有 30% 伴有甲状腺功能亢进，并可出现全身症状。

【治疗】

1. 甲状腺功能亢进，需请内分泌科医生协助治疗。

2. 症状比较轻的患者，眼部可使用具有润滑保湿作用的人工泪液、凝胶、眼膏。眼部戴湿房眼镜。

3. 眼球突出严重者，可全身使用糖皮质激素冲击疗法或球后注射曲安奈德。

4. 对于眼球突出严重，眶压明显增高，患有暴露性角膜炎者，应行眼眶减压手术。

【生活养护】

1. 戒烟、戒酒，多吃新鲜蔬菜；保持大便通畅；注意眼部卫生，外出佩戴太阳镜或防风镜。

2. 放松心情，配合治疗；提高睡眠质量和时间，晚间枕头高位；睡前少饮水，每日三餐少盐饮食。

三、眼眶假瘤

本病是眼眶慢性非特异性炎症，与自身免疫有关。主要表现为眼痛、眼球突出、复视、视力下降等。可通过眼眶 CT 检查确诊。

【治疗】

1. 糖皮质激素治疗（全身冲击疗法），配合抗生素治疗。

2. 放射治疗、免疫抑制剂治疗或中药治疗。

3. 对以上治疗效果不佳者，可考虑手术治疗。

【生活养护】

1. 本病较易复发，需定期观察，积极配合治疗。

2. 注意营养、适当锻炼身体、增强免疫力；不要劳累，避免精神刺激；外出佩戴防紫外线保护眼镜。

四、眼眶肿瘤

眼眶肿瘤（图 3-6-9）的主要症状是眼球突出、复视、视力不同程度地下降。常见的眼眶肿瘤分良性和恶性，如眼眶囊肿、眼眶血管瘤属于良性肿瘤；眼眶横纹肌肉瘤、视神经胶质瘤属于恶性肿瘤。良恶性区分可通过眼眶 CT 或 MRI 确诊。

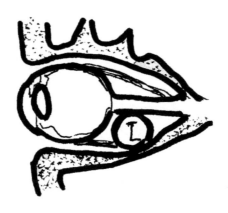

图 3-6-9 眼眶肿瘤

【治疗】

眼眶肿瘤手术切除外，还需做病理切片检查，确定肿瘤的性质，如为恶性肿瘤，考虑会有复发或转移等问题，还需要后续的跟踪治疗（化疗、放疗）或行眶内容摘除术。

【生活养护】

1.树立战胜疾病的信心，定期复查，配合医生的治疗。

2.忌食辛辣刺激性食物，多吃蔬菜水果，保持大便通畅。

第十二节　眼肌病

常见眼肌病有斜视、眼球震颤，当婴幼儿发生斜视时较易发生弱视。

一、斜视

外界物体在双眼视网膜相应部位所形成的像，经大脑的视中枢融合为一体，使人感觉到一个完整的立体形觉，称为双眼单视。一旦融合功能失去控制，眼球就会发生偏斜，形成斜视（彩插 9）。斜视可分共同性斜视与非共同性斜视。共同性斜视是指双眼视轴分离，看东西时其偏斜视角均相等，分为共同性内斜与共同性外斜。

斜视（斜眼）可给患者带来心灵的创伤和不自信，甚至还会对就业、婚姻有影响。此外，还有因双眼不能同视，导致弱视等严重问题，所以需要手术矫正，使眼球不平衡的肌肉调整到正常状态。术后眼位正，美容效果好，心情自然也就好了。

【类型】

1.共同性外斜

共同性外斜是指眼球视轴明显偏外，而且这种偏斜不是融合机能所能控制、克服的，大多没有双眼单视。

2.共同性内斜

是最常见的斜视，儿童发病率高，但随着年龄的增长而发病率及斜视程度逐渐降低。

3.间歇性外斜

间歇性外斜是指外展和集合功能之间的平衡失调，集合功能不足和融合力低下而致向外斜视。

【治疗】

非手术治疗　矫正屈光不正用睫状肌麻痹剂散瞳，准确检影得到屈光度数后配镜；弱视患儿要进行弱视训练。

手术治疗　绝大部分斜视患者要进行手术治疗，手术矫正效果明显（彩插10）。如果您决定手术时，应注意以下几点：

1.先天性斜视，非调节性斜视应尽早手术矫正眼位，以获得双眼单视功能。

2.成年性斜视手术属于美容性质，只能改善外观，视功能不能提高。

3.对于部分调节性内斜视，经配矫正眼镜等稳定后再进行手术矫正。

4.斜视患儿患有弱视，绝大部分应先治弱视，待视力提高后，再行斜视手术。

术后少部分患者有恶心、呕吐等反应，与手术牵拉肌肉有关，一般24小时可恢复正常。

【生活养护】

1. 术后食用易消化饮食。

2. 术后 1 个月后验光，配戴矫正屈光不正眼镜。定期更换矫正眼镜，并坚持弱视训练和治疗。

3. 注意眼部卫生，不用脏手揉眼，遵医嘱点眼，定期复查。

二、弱视

弱视是较为常见的儿童性眼病，凡眼部无明显器质性病变，以功能性为主所引起的远视力低于 0.8，且不能矫正者均列为弱视。弱视在我国发病率为 1.3% ～ 3.0%，配镜视力不能提高，没有完善的双眼视觉功能，没有精细的立体视觉，危害大于近视。

【病因】

1. 斜视性弱视。

2. 屈光不正性弱视：多见于远视眼，由于调节有限，又未配戴矫正眼镜，患者看近和看远都不能获得清晰物像而形成弱视。

3. 屈光参差性弱视：由于两眼屈光参差较大，日久发生弱视。

4. 形觉剥夺性弱视：在婴幼儿时期因屈光间质混浊，如先天性、外伤性白内障、角膜混浊，或上睑下垂，长期遮盖患眼，光刺激不能进入眼内，妨碍黄斑接受形觉刺激，使视功能发育受到抑制。

5. 先天性弱视：是器质性的弱视，如先天性新生儿视网膜或视路病变，同时合并眼球震颤。

【治疗】

弱视治疗最佳年龄是 2 ～ 6 岁，因为这一时期是婴幼儿的视敏感期，治疗效果最好而且容易巩固。一般 13 岁以上的患者，治疗较困难，视力提高不明显。先天性、外伤性白内障、角膜病及先天性上睑下垂，需要早期治疗。弱视早发现，早预防，早治疗效果好。早期矫正屈光不正，也要及早配镜，不能任其发展。由于弱视治疗时间长，短者半年，长者 2 ～ 3 年，且方法繁琐、枯燥，因此，少儿患者家长应鼓励患儿坚持，积极配合医生治疗，才能获得最佳疗效。

1.早期治疗影响视力的眼病：早期治疗先天性、外伤性白内障、角膜病及先天性上睑下垂。

2.早期矫正屈光不正，及早配镜；弱视训练治疗，家长应配合，持之以恒；戴矫正眼镜的同时，常规遮盖健眼，用弱视眼注视，配合精细工作应是首选方法，以获得双眼单视力功能。

【随诊】

弱视治预后，还需定期复查，监测视力变化。开始前6个月每月复查1次。如无视力下降，每半年复查1次，持续3年为止。有的弱视儿童需要巩固治疗，不然将会视力反弹下降。

三、眼球震颤

眼球震颤是一种有节律、不自主、往返地眼球摆动，不能注视。多数出生后就出现眼球震颤，少数儿童在入学后体检才发现。表现为眼球不能注视，视力低下。

【类型】

1.眼球震颤的节律分冲动型和钟摆型。

2.眼球震颤的形式分为水平性、垂直性、旋转性和混合性。

【治疗】

非手术治疗 一方面要视光学矫正，通过散瞳检影验光，配矫正眼镜；另一方面建议选择棱镜片，以消除代偿性头位，增进视力。

手术治疗 手术可改善或消除代偿头位，减轻眼震强度，增加视力，使静止眼位由侧方移向中央，但不能根治眼震。

第十三节　眼外伤

俗话说"天有不测风云，人有旦夕祸福"，严重复杂的眼外伤更是防不胜防。

由于眼睛位于面部较易受伤，其结构精细、复杂而脆弱，轻者可导致视功能下降，重者可造成失明。对眼外伤的预防和伤后的紧急救治就显得非常重要。

下面介绍几种眼外伤：

一、机械性眼外伤

机械性眼外伤较为常见，是指眼部受到暴力碰撞或物体击破，甚至外物刺入眼部组织内，可能伤及眼的任何部位。根据受伤的程度分为穿透性眼外伤和非穿透性眼外伤。临床接诊时，为了诊断受伤部位、程度，医生会详细地了解病史，包括受伤的时间、地点及周围环境；致伤物的大小、形状、作用方向、距离。而受伤的性质、程度及对视功能的影响需做进一步的检查，以确定治疗方案。

节日燃放烟花爆竹，致眼外伤的意外事故频发，严重者可失去视力或丧失眼球。特别是礼花弹、二踢脚、闪光雷等都是威力比较大的爆竹。如果燃放不合格的烟花爆竹，或炮引线过短，点燃后来不及转身就爆炸，很有可能会炸伤眼睛。还有，儿童自我保护意识差，再加上好奇心强，如果鞭炮放入玻璃瓶内燃放，那就更危险了。

避免烟花爆竹炸伤眼睛，首先要拒绝购买、燃放不合格的烈性的烟花爆竹，不要让老人和儿童独自燃放烟花爆竹，成人做好监护。其次，饮酒后不能燃放烟花爆竹，因饮酒后机体判断力下降，反应迟钝，较易发生危险。我就遇见过多例因饮酒后燃放烟花爆竹炸伤眼睛的患者。

【治疗】

1.预防和控制感染：将创面妥善处理后，根据受伤程度给予局部或全身的抗生素治疗，以预防和控制感染。轻伤尽量就地治疗，重症眼外伤需转院的患者，在基层医院应先进行眼外伤消毒、结膜囊内滴抗生素眼药包扎再转院，不可自行冲洗和压迫眼球。

2.缝合伤口减少并发症的发生：尽量应用显微技术缝合伤口，以利于创缘对合整齐。

3.后期康复治疗：根据伤情判断是否需要做第 2 次手术。

二、眼球挫伤

眼部受到钝器碰撞，可造成不同程度的挫伤，受伤的程度因外力大小及致伤物不同而不同。常见的致伤物，如石块、木棒、土块、球类、劳动工具及多种钝性物品，其对眼球的冲击力可造成组织内不同程度的损伤，是眼外伤比较常见的一种。

眼球挫伤除受伤部位直接受损外，眼内组织受到震荡、牵拉，也会出现组织缺血、缺氧、出血、渗出，导致不同程度的损伤，如外伤性前房出血、虹膜根部断离等。

【治疗】

减少出血和水肿，可用冷敷，次日热敷，以促进吸收；对眼眶气肿者可加压包扎，禁止擤鼻；高度眼睑肿胀时，应仔细检查有无结膜下巩膜破裂的可能并妥善处理。

三、眼球穿孔伤

各种锐器的撞击或高速飞射的固体碎片，直接穿通眼球，称为眼球穿孔伤。穿孔伤可发生在角膜或巩膜，角膜巩膜缘为好发部位。眼球穿孔伤大多合并晶状体损伤或球内异物。致伤物大多为刀、剪、锥、玻璃碎片等尖锐器物。

主要表现为伤后眼痛、畏光流泪、视力下降，自觉伤后有"热泪"流出，其实，"热目"就是鲜血。如果伤口小可无疼痛及明显的刺激症状。

【治疗】

收住院，抗感染治疗，做好术前准备，选择取异物手术方案和时间。

四、眼部异物伤

医生怀疑有球内异物（图 3-6-10）时，应向患者详细询问受伤的经过，判断异物的性质，可根据异物性质做超声波或 CT 检查。

1. 结膜异物

结膜异物常贴附在睑结膜上，尤其是在睑板下沟隐藏，医生会翻转上睑进行检查。较大异物可附着于上穹窿结膜囊内，检查时应充分翻转，暴露穹窿部，以免遗留。

【治疗】

用蘸生理盐水的棉签揩除，多而小的异物，可使用生理盐水冲洗将异物冲出即可。

2. 角膜异物

是一种常见的眼外伤，多见于金属性异物伤，如电焊工打砂轮或敲击金属物飞入眼内。此外，还有植物性异物（如谷粒、麦芒）和动物性异物（如小飞虫、贝壳）等。

【治疗】

表面的角膜异物可用蘸生理盐水棉签揩除之，对深层的角膜异物，点 2% 利多卡因 3 次表面麻醉后，用一次性 5 号针头将异物剔除，点抗生素眼药水，预防感染。

3. 球内异物

球内异物指金属碎屑或边缘锐利的异物快速飞入眼球，穿透眼球壁进入眼内。眼内异物除了可造成眼内组织的机械性损伤外，还可以引起细菌感染及化学反应，导致视力严重减退，甚至失明。

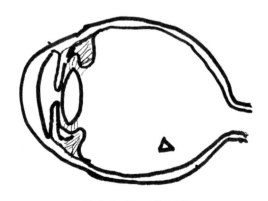

图 3-6-10 球内异物

【诊断】

病史　有眼外伤的病史。

裂隙灯检查　眼前段异物可直接发现，对球内异物，需详细检查眼前节异物入口及其引发的并发症。

辅助检查　对球内的异物可做 B 超、X 线检查。

【治疗】

抗生素预防感染治疗；异物定位后，手术取出球内异物。

五、物理性眼烧伤

物理性眼烧伤多为高温眼烧伤，眼部由于沸油、沸水、火焰或燃油烧伤，轻者不留或留浅层瘢痕，重者局部瘢痕收缩，可致眼睑外翻、畸形。合并角膜烧伤者可导致角膜白斑，角膜血管化，睑球粘连而失明。

【治疗】

轻者　局部紧急冷敷，涂抹贝复舒凝胶。

重者　涂抗生素眼膏，减少并发症；瘢痕性眼外翻、眼睑畸形，可行眼成形植皮手术，改善眼睑功能和容貌。

严重　角膜烧伤，可行眼前段羊膜移植或角膜移植手术。

六、眼辐射损伤

眼辐射损伤包括电离辐射眼损伤（多来自于原子弹爆炸、核事故、职业性放射工作、医疗放射诊断和治疗）及非电离辐射眼损伤（多来自于微波、红外线、电击伤、紫外线、激光及手机辐射）等。

在临床最多见的是紫外线造成的电光性眼炎，多因电焊工在弧光下工作、紫外线消毒灯灼伤或在雪地中受紫外线反射时，未戴防护眼镜导致角膜和结膜损伤。一般接触紫外线 3 ～ 5 小时发生眼部剧痛，多双眼在晚间突然发病，表现为羞明、畏光、流泪、眼睑痉挛、眼睑和局部皮肤潮红、结膜充血水肿、瞳孔缩小、角膜上皮点状剥脱，其荧光素染色阳性，通常休息 1 ～ 2 天眼睛可恢复正常，但疼痛、流泪严重，如到医院治疗可明显减轻症状。为了减少痛苦，暂时缓解疼痛，可眼部冷敷后滴 2% 利多卡因，同时交替滴普拉洛芬滴眼液和贝复舒凝胶治疗。

【预防】

在紫外线的环境中应注意防护，使用能有效滤过紫外线的防护眼镜和面罩。

七、眼外伤手术

1. 化学性眼烧伤结膜切开冲洗术

早期角膜及球结膜二度烧伤，结膜充血，受伤面积较大，应立即行结膜切开冲洗术；重者结膜切开冲洗后同时行前房穿刺术或做眼表羊膜移植术。

【救治】

急救 及早自救治疗是关键，冲洗要争分夺秒，冲洗的水要有一定压力，翻转眼睑，彻底冲洗干净，最好用中和液冲洗。也可将球结膜切开行结膜下冲洗。

防感染 早期前房穿刺、更换房水并散瞳治疗，目的是防止感染，对症治疗。

2. 外伤性泪小管断裂吻合术

泪管断裂多见于内眦部撕裂伤合并皮肤裂伤。一般多见于下泪小管损伤，内眦动脉损伤可致出血。应及早处理，行泪小管插管，方法是寻找断端，吻合断端，分层缝合创面，减轻瘢痕，减少泪点外翻和眼睑畸形。

3. 眼睑裂伤缝合术

清创缝合：按眼睑解剖层次缝合，恢复眼睑功能。

皮肤缝合：应选用无损伤美容缝针，皮肤对位缝合可减少瘢痕以免影响美容。

4. 结膜裂伤缝合术

平行于穹隆部的小裂伤可自行愈合，较大裂伤或睑结膜、穹隆部裂伤可用 5-0 丝线做连续缝合，术后 4 天拆线。

5. 角膜穿孔伤缝合术

清创缝合：在手术显微镜下，用 0/10 的进口缝线对角巩膜伤口精准对位缝合 3 mm 以下的较小伤口。前房已恢复、无虹膜前后粘连可自然愈合。

伴有晶状体或玻璃体脱出的角膜穿孔伤，如皮质大量进入前房，应在手术中同时进行晶状体抽吸术或晶状体切割术。根据情况考虑Ⅰ期或Ⅱ期植入人工晶状体。如有玻璃体脱出，有条件应行前部玻璃体切割术，如无条件做玻璃体切割术又无条件转送上级医院者，术中用眼科显微剪经伤口将脱出的玻璃体剪切，严密缝合伤口。

6. 外伤性虹膜根部断离修复术

外伤性虹膜根部断离如果是轻度，不影响视力，眼压稳定，没有眩光，可不做手术；如虹膜断离范围大，视力受影响，眩光严重，眼压异常并影响美容，应及时行虹膜根部断离修复术。

7. 眼内异物摘除术

眼球内异物一般应及早去除。手术取出异物必须以重建和恢复视功能为目的，切忌盲目、无把握地进行。

8. 视神经管减压术

因为严重的颅脑外伤引起单侧视神经损伤，经保守治疗视力未能恢复者，可通过清除血肿，取出骨折片，消除水肿，解除视神经的压迫，以期恢复部分视力。

八、眼外伤防治"七注意"

1. 进入角膜的异物千万不能让人用舌头舔，以免感染和损伤。

2. 眼球穿通伤切忌挤压，预防眼内容脱出。眼球上的异物和血痂不应随意清除，以避免将眼内容拉出。

3. 轻微眼球外伤不重视，等到看不见才着急，这样只会延误治疗，让预后更差。

4.旁观电焊很伤眼，可引起电光性眼炎。

5.眼眶外伤避免擤鼻、打喷嚏，以免加重眼眶气肿，增加感染的机会。

6.严重的眼睑、眼球及眼眶破裂伤应注射破伤风抗毒素，否则有破伤风的危险。

7.让孩子不要玩耍激光笔，因为激光会灼伤眼睛，很难修复。

九、眼科医生的期望

眼外伤对患者的影响：

生理影响　轻者影响美容、视觉质量；严重者可致盲。

心理影响　痛苦、焦虑、烦躁、无助，还会对失明有极度的恐惧。

经济损失　不仅会花大量的医药费，还会耽误工作，因眼外伤致盲、致残、返贫致贫、债台高筑者频频出现。

【愿景】

少一个，再少一个眼外伤患者。

多一个，再多一个幸福家庭。

【使命】

让大家远离眼外伤。

让眼外伤患者得到爱护、帮助和尊重。

【口号】

温暖心、爱无痕、爱光明。

第十四节　屈光不正

眼睛在放松状态下，光线和物象通过眼的屈光系统（由角膜、房水、晶状体、玻璃体构成），不能使清晰的影像映射在视网膜上，而是成像在视网膜前方或后方，即屈光不正。屈光不正包括：近视、远视、散光、老视四大类。

影像正好落在视网膜上为正视（图3-6-11）。

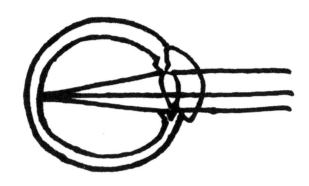

图 3-6-11　正视

一、近视

近视是光线焦聚在视网膜前（图3-6-12），近距离物体看得清，看远物模糊。近视300°以内者，称之为轻度近视眼；近视300°～600°者，称之为中度近视。近视600°以上者，称之为高度近视；近视1000°以上者，称之为超高度近视。

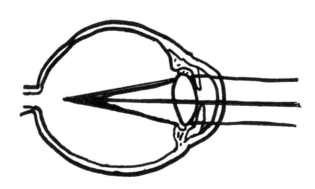

图 3-6-12　近视

1. 按病程进展和病理变化分类

单纯性近视　配戴合适的镜片即可获得满意的矫正，视力正常。

病理性近视　如 20 岁以后眼球仍在发展，并有病理性变化者则称之为进行性或病理性近视眼，这种近视眼除视力降低外，还有视网膜病变、玻璃体轻度变性等改变。

2. 按是否由动态屈光（即调节作用）参与分类

假性近视　由睫状肌痉挛造成的，如用睫状肌麻痹药散瞳后检查，近视度数消失，呈现为正视或远视。

真性近视　即用睫状肌麻痹药或散瞳药散瞳后检查，近视屈光度未降低，或降低度数小于 50°。

混合性近视　即用睫状肌麻痹药散瞳后检查，近视屈光度明显降低，但未恢复为正视。

3. 孩子患了近视，家长应怎样做？

2 ~ 6 岁　家长最好让孩子每天户外活动 2 小时以上，全天不要玩手机。

7 ~ 17 岁　是近视眼度数增长期，也是控制近视的关键时期，应做好有效的近视防控，减少近距离用眼的时间。要每半年进行一次视力检查，发生近视及时验光配镜。

18 岁以上　近视发展相对减缓，防控重点是尽可能使近视度数稳定在一定水平，近视度数稳定后可选择用准分子激光矫正手术来恢复正常视力，也可继续配戴框架眼镜或接触镜，每年定期复查一次即可。

二、远视

远视是光线焦聚在视网膜后（图 3-6-13），根据发病原因分为：

轴性远视：眼轴较短。

曲率性远视：屈光间质的表面曲率较小。

指数性远视：晶状体的屈光效力减弱。治疗方法主要是光学矫正，也就是配戴眼镜。眼镜类型选择框架眼镜或角膜接触镜均可。患者如果符合手术适应证，并要求手术，可考虑屈光手术。

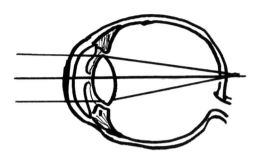

图 3-6-13 远视

三、散光

散光是眼屈光系统不是完全正球面屈光，从正前方投入眼内的平行光束不能在视网膜聚成单一焦点。

散光度数不超过 600°，可以配镜或通过角膜激光手术矫治。

四、老视

随着年龄的增长，眼内晶状体会逐渐硬化，弹性减弱，睫状肌的功能也逐渐减低，人眼的调节力减弱，看近物不清，远视力正常，此种现象被称为老视。老视是一种生理现象，不可避免，不可逆转，每个人都会发生老视（表3-6-1），其发生的早晚与原有屈光状态有关，如原来是远视者，老视发生会较早；患有近视者，老视发生较晚。

主要是配戴老视镜，目前的老视镜种类有：

单光镜 只限 30 cm 内距离。

双光镜 镜片上边可远视，下边老视区近用。

渐进镜 正前方可远用，中间距离和下边可近用，但适应性差。

表 3-6-1 正常人不同年龄所需老视镜度数（供参考）

年龄（岁）	45	50	55	60	65	70
度数	+100～+150	+150～+200	+200～+250	+250～+300	+300～+350	+350～+400

【注意事项】

1. 须在眼科医生或验光师验光检测后配戴老视镜。

2. 要检测两眼瞳距，度数要准确，镜片质量要过关。

3. 戴上老视镜要在 30 cm 处，以能看清报纸最小字，不发现视物变形、眩晕症状为准，每次戴眼镜不能超过 45 分钟。

4. 发现自己老视应及时配戴老视眼镜，绝不能依赖放大镜看书报，这样不仅可加重视力疲劳，还会加重老视度数。老视者应该每 2～3 年更换老视镜，因为老视眼随年龄变化而度数加大。

五、矫正屈光不正的方法

框架眼镜 是目前公认的最安全有效的矫正方法，也是应用最普遍的方法。

角膜塑形镜 防控近视的一个非常有效的方法，可以大大减缓近视的发展。

屈光不正矫正术 是目前最安全、有效的、能让人摘掉眼镜的方法。

六、验光检查的方法

验光过程分为三步：客观验光、主观验光、试戴调整。

1. 客观验光

通过机器检测、询问被检者、观察被检者等方法了解其屈光状态，以及过去的历史和现在的情况，为主观验光做好准备。

2. 主观验光

通过验光的检测设备及器械，根据被检者的主观反应，对被检者的屈光状态进行检测，以确定其屈光度。

3. 试戴调整

按照客观及主观验光的结果，让被检者进行试戴，根据被检者试戴的实际情况（职业特点、个体差异、生活习惯等）经过综合考虑、全面平衡、适当调整后，开出最后的处方。

合理、科学、正确地配戴眼镜可以提高和改善视力，保护眼睛安全，辅助临床治疗眼病。不仅有利于眼的健康，同时还有美容修饰的作用。

七、眼镜的选择技巧

眼镜是人眼的辅助工具，可防止紫外线、红外线及强烈可见光对眼睛的伤害，以及防止碎屑、灰尘对眼睛的机械损伤等，生活中好多地方都离不了眼镜。除了生活上，眼镜在临床上也有很多作用。

1. 矫正屈光不正

屈光不正配戴合适的眼镜者，可矫正各种视力问题，如近视、远视、散光、老视等。

2. 眼科手术后保护眼睛

术后配戴眼镜比眼部包扎更能加速眼部的氧气代谢，有利于早期康复，同时还有预防术后眼外伤的作用。如翼状胬肉术后配戴加膜变色防护眼镜，可减少紫外线照射，减少风沙的刺激，预防术后复发；白内障术后次日开放术眼，可配戴加膜保护镜，不需纱布包扎；视网膜玻璃体术后配戴小孔眼镜可减少眼球的转动，有利于术后的保养。

3. 眼保健

加膜防护眼镜保护眼睛免遭阳光和风沙的刺激，且可改善畏光，减少流泪症状。如睑外翻、眼睑闭合不全、眼肌麻痹性角膜溃疡、角膜上皮缺损等，配戴眼镜可减少风沙吹和阳光照射对角结膜的损伤，有保护作用。

配戴眼镜，可选框架眼镜和角膜接触镜。

【框架眼镜】

1. 眼镜架

验好光，配好镜片，选好眼镜架很重要，合适的眼镜架不仅可使面部和谐，还能改善面部某些缺陷。

2. 眼镜片

水晶镜片 眼镜流传深远，在古代最早就是使用水晶石磨制眼镜，人们认为石头眼镜是天然的，被奉为养眼护眼之上品，有人不惜高价购买漂亮而又名贵的水晶石眼镜。其实，根据现代科学分析，水晶石是一种天然石英二氧化硅纯净结晶体，没有阻挡紫外线和红外线的作用，还会发生两次光折射，不但不能够养目护眼，反而对眼睛有害。

玻璃镜片 光学材料镜片到目前为止仍然是制作眼镜片的主要材料之一，光学玻璃具有较高的透光率，均匀折射率准确，光学性能优越，表面硬度高，不易划伤。但比重高，重量大，抗冲击性能差，易破碎。

树脂镜片 树脂镜片具有比重低、重量轻、耐冲击性能强、不易破碎的特点，同时可加工制成染色、变色、双光、渐进多焦点等多功能镜片，可满足配镜者不同的需求。当今世界已广泛使用。

防护类镜片（太阳镜） 因为日照增强、风沙加大，很多人可能要买一副具有护眼作用的眼镜。临床上，配戴具有护眼功能的着色眼镜还能预防白内障和黄斑变性，有利于翼状胬肉、角膜病变的发生和发展，减少手术后炎症和复发。如患有红眼病、角膜炎、虹膜炎、泡性角膜炎等，配戴太阳镜还能减少眩光、风沙的刺激，有利于康复。

选用有防紫外线标志或灰色、紫色和绿色的镜片，或偏光太阳镜，最好选用深色镜片，其滤光作用较强。还可以选用能变色的镜片，如驾驶员在阳光下开车时戴，镜片呈现浓黑色，在光线昏暗的地方，镜片又变成透明的。注意：青光眼患者，不适合配戴变色镜、太阳镜。

3. 眼镜护理

眼镜脏了，往眼镜上喷点水，取块软布蘸点醋擦就能除去所有的灰尘了。

防止眼镜片起雾：在镜片上涂上肥皂液、洗洁精或沐浴露等表面活性物质，再用眼镜布抹匀、擦亮即可。

【角膜接触镜】

角膜接触镜是通过模拟角膜前表面形态制成的、置于角膜表面泪液层上的较小镜片，戴入眼内不易被发现，俗称"隐性眼镜"。具有视野开阔、运动便利、缩小两眼物像的放大差距的特点，适合特殊职业需求，其优点弥补了框架眼镜的缺点和不足，但也存在一些缺点。

配戴角膜接触镜的适应证：光学矫正、近视、远视、散光、屈光参差、无晶体眼、圆锥角膜。

配戴角膜接触镜的禁忌证：感染性角膜炎、结膜炎、泪囊炎，以及无自理能力也无家庭成员陪护的患者。

配戴角膜接触镜是医疗行为，只有具有一定资质和条件的专业配镜中心或眼科医院才有资质销售和服务。

配戴角膜接触镜前要先做眼科检查（图3-6-14），如裂隙灯显微镜检查、眼底检查、眼压测量、角膜曲率测量，必要时还需做泪膜破裂时间、泪液分泌量、角膜知觉测定等。

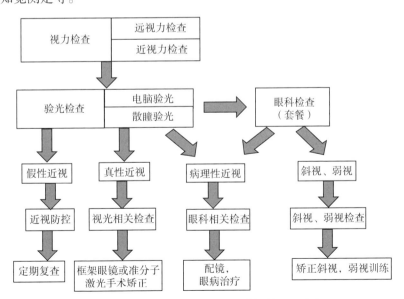

图 3-6-14　矫正屈光不正最佳选择策略和流程

注：听从医生意见，根据不同的年龄和屈光状态及眼部条件，选择最佳矫正方案。

角膜接触镜的种类如下：

1. 角膜塑形镜（OK 镜）

临床又称硬性角膜接触镜，主要用于眼科疾病的治疗。角膜塑形镜通过夜间睡眠时配戴，可改变角膜形态，以降低角膜屈光度，提高裸眼视力，还可以延缓近视加深度数，控制近视发展，是目前控制儿童近视发展的有效措施。同时，它也可以治疗轻中度圆锥角膜，具有稳定发展作用。其定制曲率大小和度数可"量眼定制"，适应范围广，具有硬性透氧性、无痛苦、效果显著、可预测、可逆转、可调控等特点。建议年龄在 8 周岁以上，近视度数在 600°以下，角膜形态正常，除屈光不正之外，没有其他特殊眼病的人配戴。

2. 软性角膜接触镜（绷带镜）

绷带镜为高透氧性软性角膜接触镜，多用于替代框架近视眼镜。也可用于保护角膜上皮缺损或外露的角膜缝线与眼睑结膜摩擦。对浅层角膜病变、外伤、手术、角膜失代偿（大泡性角膜炎）等眼部疾病，具有保护角膜、快速缓解疼痛、减少刺激等作用，有利于眼部病变的修复。

3. 美容接触镜

美容接触镜，其颜色多为黑色、棕色，瞳孔区透明，可用于先天性无虹膜和白化病，可消除或改善畏光症状，提高视觉质量。患有角膜白斑、虹膜缺损、虹膜异色症、无复明手术意义的白内障患者同样适用。建议选用软性美容角膜接触镜。

4. 美瞳

配戴美瞳可让瞳孔在视觉上增大 1.5 倍，不同色彩的美瞳有时也会让人显得有"个性"，眼睛炯炯有神，是目前很多年轻人美容的一种方式。但殊不知，美中还有隐患，由于美瞳材质多比较粗糙，可直接影响角膜的氧气代谢，长期配戴，会让眼睛出现干涩、充血、红肿，严重者还会导致角膜炎、角膜溃疡等并发症，造成视力不同程度的下降。

【摘戴与护理】

角膜接触镜的护理包括：清洁、冲洗、消毒和储存等。需认真阅读使用说明并在眼科医生的指导下配戴。角膜接触镜必须定期检查，定期更换镜片、护理液。不正确的护理方法，如不按要求清洗、配戴会给眼睛带来很大隐患。正确方法是摘戴角膜接触镜前，将指甲剪短修圆，用肥皂水洗干净双手，将镜片从镜盒中取出，放在食指肚上，确认镜片正面，双眼注视前面镜子，两手中指将上下眼睑拉开，把镜片放入眼内，确认镜片吸附在角膜上。

八、科学验光配镜的技巧

配镜者都期盼能配一副质优价廉、合格的眼镜，同时还能让近视度数不再增长，视力不再下降。怎么实现呢？下面为大家介绍一些验光配镜时的小技巧。

1. 防治近视陷阱

有些地方在商业利益驱动下，有钱就能在街上租"门脸儿"，开眼镜店，很多验光师根本没有上岗资质。此外，打着防治近视的旗号，很多店面还会售卖增视减度眼镜、眼保仪、防治近视电疗设备、防治近视药品、磁疗棒、增视眼贴、鞋垫等五花八门、毫无科学依据的产品。在此提醒大家，不要轻信广告宣传，这些保健品只是对极少数的假性近视有益处而已。

2. 验光配镜应注意的问题

①准确地验光和标准配镜：一定要选择有资质的大型眼镜公司或眼科专科医院进行验光和配镜。此外，最好选择有资质、有经验的验光师。

②关于角膜接触镜的配戴：配戴角膜接触镜是医疗行为，需保证验配精准，以及镜片质量和医疗安全等。

③关于配眼镜的时间：配镜绝不能图"快""立等可取"，图省时、省事、省钱，却忽视眼镜的验配质量是不可取的。此外，网上眼镜店不可信，因为眼镜不是普通商品。

④关于中小学生配眼镜：中小学生配镜时，最好有家长陪同，以免与验光师沟通有疏漏，影响配镜效果。

3. 配镜时与医生的交流

①视觉要求：因不同文化、职业的需要，对视觉质量的要求也不同，如在工作中看远、看中、看近哪个更多；是否对镜片有额外的要求，如除了矫

正屈光不正外，还要具有防蓝光功能。类似这样的细节都要与医生沟通，方便医生精准配镜。

②经济能力：除听从医生的建议外，还要根据自己的经济实力，选择不同价位的眼镜。无论选择哪种价位，都应将眼镜片的质量放在首位，而不是框架的美观和质量。

③了解自己的眼睛：向医生咨询，除屈光不正外，自己是否还患有其他眼病，如何防治。

④复查及更换眼镜：向专业医生咨询需要多久复查和更换眼镜，角膜接触镜如何戴取、保护等。

附：儿童防治近视科普（对 ☑，错 ☒）

☒ ①孩子近视不让戴眼镜。　　　☑ ⑥戴上近视镜一直戴。

☒ ②靠针灸、按摩治疗近视。　　☑ ⑦假性近视不需配镜。

☒ ③孩子验光配镜不让散瞳。　　☑ ⑧近视定期复查、更换眼镜。

☒ ④手机过度玩，电视随便看。　☑ ⑨防治近视的重点是中小学生。

☒ ⑤户外不运动，挑食不吃菜。　☑ ⑩防控近视家长要先行。

第十五节　眼病与全身性疾病

眼是人体的一部分，它与全身各系统有着密不可分的联系。许多眼病是由全身疾病所引起。在医疗实践中经常遇到眼部病变与全身疾病密切相关的病例，基本涵盖各个学科。

服务于基层的全科医生保障着广大人民群众防病治病的医疗服务，是当地百姓家门口健康的守门人，内外妇儿"全能专家"，但对眼科这个小科来说，大多全科基层医生重视不够，眼病的诊疗还是比较有限。所以，掌握眼底的检查，将有利于对眼与全身病的诊断、预后分析，减少疾病的误诊率。由于视网膜血管是心血管系统的"末端"，又具有可在无损伤状态下窥见的特点，通过眼底检查可以帮助诊断到颅内神经系统、内分泌系统、心血管系统等疾患。特别是常见的高血压性视网膜病变、糖尿病性视网膜病变等会在眼部首先表现出来，临床上将眼底检查作为此类疾病诊断的窗口，便于早发现、早确诊、早治疗。

1.全身性疾病引起的眼部变化

瞳孔异常　除外生理性、药物性、眼局部病变。

瞳孔缩小　颅内疾患，如脑桥出血、鸦片中毒等可引起视路病变，由于光反应传入路径损坏，导致瞳孔麻痹缩小。

瞳孔散大　如急性药物中毒、头颅外伤、高度昏迷、生命垂危的患者，由于视路传出路径损坏，引起两侧麻痹性瞳孔散大。

2.除外眼底本身病变的眼底异常

视乳头水肿　多由于颅内肿瘤、脑外伤及颅内的炎症、脓肿、血肿等引起颅内压升高导致。

视神经萎缩　多见于颅内段炎症、变性、外伤、肿瘤及中毒等。

视乳头视网膜出血、水肿、渗出性病变　多见于恶性高血压、糖尿病、肾脏病、血液病等全身性疾病。

3.除外眼部病变的视野异常

颅内疾患造成视路传出路径损坏，引起视野异常，特别是视交叉不同部位的垂体瘤、鞍旁脑膜瘤及视交叉炎症等的损害，可出现相应部位的视野缺损。

4.除外眼表病变的眼表异常

眼球突出　首先考虑甲状腺相关眼病、眼眶转移瘤等。

双眼眼球内陷　常见于高度脱水、营养不良、恶病质等。

双眼复视　常见于颅脑的外伤、炎症、肿瘤压迫动眼神经核等。

双眼上睑下垂　胸腺肥大、胸腺瘤，可致上睑下垂、肌无力症、眼球运动障碍、复视等。

巩膜黄染（黄疸）　多由于急性黄疸型肝炎及胆管阻塞性疾病。

二、引起眼部病变的全身性疾病

1. 糖尿病

糖尿病病程越长眼部并发症发生率越高，最常见的是"糖网病"。糖尿病患者需要长期监控血糖，定期做眼底检查，检查前通常需要做散瞳，但大多散瞳效果不佳。眼科检查可发现视网膜血管的渗出、出血、微血管等眼底病变，此外，糖尿病还能并发白内障和其他眼病，造成患眼视力减退，甚至致盲。此时要与内分泌科医生会诊制订防治糖尿病方案，严格控制血糖。

"糖网病"患者应做 FFA 检查，根据情况早期进行眼底激光治疗，必要时行玻璃体视网膜手术；糖尿病性白内障患者，根据情况及早行白内障超乳人工晶体植入手术；其他因糖尿病引发的眼部并发症应对症治疗，定期眼科检查，预防致盲。

2. 高血压与动脉硬化

高血压患者应定期进行眼底检查，检查可发现视网膜血管变细、弯曲、扭结、微血管出血、渗出、眼底缺血性改变等，如有这些表现，要进一步检查血压、血糖、血脂、血凝、血流变、FFA 等。医生可以通过眼底检查可直接观察到视网膜血管改变的程度，确定是否为高血压眼底病、眼底动脉硬化，判断其发展的程度及预后情况。

治疗方案主要依据眼底动脉硬化的程度，以控制血压，改善微循环治疗为主。

3. 甲状腺功能亢进

甲状腺功能亢进的眼部表现为：双眼球突出、眼睑退缩、眼睑和结膜充血、水肿、眶压升高、眼压升高、视力下降，严重者可导致暴露性角膜炎。治疗方法为全身抗甲状腺药物治疗、眶内注射糖皮质激素及眼部对症治疗。

4. 酒渣鼻

酒渣鼻患者大多伴有睑板腺阻塞功能不全、眼睑皮脂分泌旺盛、睑缘红肿、眼睑炎症、浅层角膜炎等。自觉局部有异物感、疼痛、烧灼感、视力模糊等。眼科对症治疗方法为眼睑热敷、涂抗生素眼膏或糖皮质激素。

5. 血液病

当全身患有白血病、贫血、血小板减少、红细胞增多症等血液病时，眼部可出现相应变化，如眼底出血、视网膜水肿、渗出等。

贫血表现为睑结膜苍白，视网膜血管中血液颜色较浅，有线状或点状出血，这与血色素低有关。同时伴有视物变远、变小、视力疲劳、视野缺损等症状。临床主要进行病因治疗和眼科对症治疗。

6. 慢性肾病

慢性肾病眼部可出现：眼底出血、棉絮状渗出、视力下降、眼睑水肿等。临床主要进行病因治疗和眼科对症治疗。

7. 脑瘤、脑血管阻塞等颅内疾病

某些颅内疾病可引起视乳头水肿、视野改变、眼肌麻痹、上睑下垂等改变。应查清病因，治疗原发病。

8. 胶原性疾病

全身患有风湿、类风湿、强直性脊柱炎、硬皮病、系统性红斑狼疮等胶原性疾病，眼部可见反复发作的虹膜睫状体炎、慢性后色素膜炎、慢性巩膜炎、眼干燥症等。治疗主要为眼科抗免疫药治疗、对症治疗。

9. 过敏性疾病

过敏可引起过敏性结膜炎，自觉眼痒、水肿、充血等。治疗主要是除去过敏原，眼部或全身使用抗过敏药物。

10. 猪绦虫等寄生虫感染者

玻璃体猪尾蚴病由猪绦虫感染引起，早期自觉眼前有蠕动阴影，晚期可因炎症导致视力下降，甚至失明。眼底检查：玻璃体内有黄白色半透明囊泡。治疗方法为口服驱虫药和局部手术。

11. 颈动脉瘤

颈动脉瘤由于压迫神经，可导致上睑下垂、瞳孔散大、眼球转动受限。治疗主要是根治原发病变。

12. 面神经麻痹

面神经麻痹，眼部可出现闭合不全，重者可致暴露性角膜炎。眼科采用的是对症治疗。

13. 急性传染病

麻疹、风疹、天花、伤寒、白喉、流行性腮腺炎、脊髓灰质炎、流行性脑脊髓膜炎、弓形体病、麻风等疾病可对眼部不同部位产生损害，可引起眼表结膜、角膜及眼外肌麻痹、复视、上睑下垂，以及视网膜、视神经的病变等。

14. 慢性传染病

淋病、梅毒、结核、艾滋病、疟疾等传染病，可引起角膜炎、虹膜炎、视神经萎缩、脉络膜视网膜炎、视力下降、眼肌麻痹等改变。眼科以对症治疗为主。

15. 维生素缺乏症

维生素 A 缺乏，可引起眼干燥、角膜软化、夜盲症等。

维生素 B_1 缺乏，可引起弱视、视神经炎、视神经萎缩等。

维生素 B_2 缺乏，可引起眼睑皮肤炎症、睑缘炎、角膜炎、结膜炎等。

维生素 C 缺乏，可出现眼睑、结膜、视网膜及眼眶出血等。

维生素 D 缺乏，可引起眼球突出、低钙性白内障等。

此外，摄入过量维生素（中毒）也能引起眼部的病理表现。

建议大家合理使用维生素，均衡饮食。

16. 糖皮质激素

患有某些慢性眼病（如慢性色素膜炎、白塞氏综合征等）及全身结缔组织胶原性疾病（如红斑狼疮、强直性脊柱炎、肾病综合征等），可因长期大量使用糖皮质激素（具有抗感染、免疫抑制作用）而导致满月型面容，同时可并发激素性青光眼、激素性白内障等。眼科主要采取对症治疗。

17. 牙齿、口腔、鼻腔（附鼻窦）疾病

五官邻近组织的炎症、肿物向眼眶内蔓延生长，可引起眼睑、结膜、角膜、葡萄膜的炎症及眼球突出等。

建议大家积极治疗原发病，预防眼病的发生，控制眼病的发展，早日恢复眼健康。

18.癔病

本病大多见于青年女性，多因心胸狭小、任性，好幻想、易受暗示影响或精神多遭受过刺激。发病急，多见于双眼，视力双眼黑蒙，自己行走不会碰触障碍物。眼科检查未见器质性改变和异常。用心理暗示治疗，多会有立竿见影的效果。

第十六节　传染性眼病

对传染性眼病患者应进行隔离，不允许到公共游泳区游泳，医务人员在接触患者后必须洗手消毒，以防止交叉感染。之所以对传染性眼病患者如此戒备，是因为传染性眼病，如急性结膜炎（俗称红眼病）、沙眼等，传播速度快，对眼健康危害比较大。

一、急性结膜炎——"红眼病"

急性结膜炎致病的主要途径是接触传染，在流行季节患急性结膜炎后，常常是一人得病，在 1 ～ 2 天内，引起家庭、学校、工厂、客车（旅客）等地广泛的传播，造成大范围的群体性感染。因为患者接触过的水、毛巾、手绢、脸盆、手，以及患者用过的其他用品，如摸过的门把手、电视遥控器、电脑鼠标、写字笔、水龙头手柄、公共汽车扶手等均有传染性。所以消灭传染源，积极有效地切断、控制其传播途径，就能起到预防效果，以免急性结膜炎扩散和大范围流行，严重影响人们的正常生活、工作和学习。所以，做好急性结膜炎的防控意义重大。

1.急性结膜炎自测自防

自测　首先照镜子观察"白眼珠"，是否红肿、脓性分泌物（眼屎）多。扒开下眼睑，是否有充血、点状出血，晨起眼屎是否粘住眼睑不能睁开。其次，是否能自觉眼干涩、肿胀不适，有时伴有耳前淋巴结肿大、压痛。

如果以上观察和感觉都"是"，那么就是患了急性结膜炎。

如果单侧眼睛患病，健侧眼睛也可能被传染。通常发病 3～4 天为高峰期，约 2 周痊愈（眼干涩持续 1～2 周），也有少数患者并发点状角膜炎，影响视力。

自防 除做好自我隔离外，还要注意个人卫生，不要传染给家人和他人。可自助用菊花 20g、黑茶 10g、蒲公英 15g，一起用开水浸泡 15 分钟，当茶饮，每日 2 次连服 3～5 天，药渣要加开水浸泡 15 分钟，放冰箱冷藏，用于眼部冷敷，每日 3 次，有助于预防和治疗急性结膜炎的作用。

2. 治疗

红眼病有自愈倾向，一般不必全身用药，早期冷敷可减轻眼部症状，局部点抗生素或抗病毒眼药治疗。

3. 预防

个人卫生 勤洗手、剪指甲，不用脏手揉眼，不用别人的手帕和毛巾。

集体卫生 提倡流水洗脸，当发现急性结膜炎患者应主动远离，并对患者使用过的面盆、毛巾煮沸消毒。加强对理发店、游泳池的卫生管理，做到一人、一巾、一消毒制度。

此外，社会要加强眼卫生知识的宣传教育，普及预防急性结膜炎的知识。

二、沙眼

中华人民共和国成立前，沙眼在我国曾经广泛流行，是那时我国致盲的主要眼病之一。随着人民生活和医疗水平的提高，以及卫生习惯的改善，沙眼的发病率大大降低。目前，患沙眼的患者已经很少，但还没有彻底消失，特别是在贫困、边远的农村，还有不少沙眼患者。此病与个人卫生习惯、生活条件、环境卫生条件及医疗条件差有密切关系。沙眼病原体附着在沙眼患者的眼分泌物中，患者用过的毛巾、脸盆及洗脸水等，均为传播沙眼的媒介。

沙眼（图 3-6-15）是一种慢性传染性眼病，所以治疗要求长期不间断用药，治愈后仍需加强预防和保健。

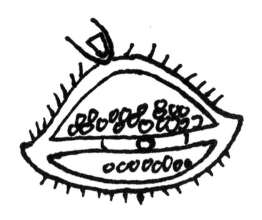

图 3-6-15　沙眼

1. 治疗

局部用药　利福平眼滴眼液、加替沙星凝胶点眼。

全身用药　成人口服阿奇霉素，每日 1 次，每次 2 片，连用 5 天。

手术疗法　沙眼滤泡挤压术。

2. 预防

个人防护　注意眼部卫生，做到分巾、分水洗脸洗手，毛巾用后挂在通风处，不用脏手和衣袖揉眼，搞好个人卫生，预防家庭成员交替传染。

环境防护　改善生活环境，特别是解决水源，保证生活用水卫生。

三、化脓性感染性眼病

化脓性感染性眼病，包括化脓性角膜溃疡、化脓性眼眶蜂窝织炎、眼睑脓肿、泪囊脓肿、眼内炎等。眼部感染性疾病应进行实验室诊断，病灶刮片检查，脓液、分泌物进行细菌培养。有利于细菌感染的快速诊断；药物敏感试验可确定致病菌，有助于医生选用致病菌敏感的抗生素治疗。

化脓性感染性眼病的治疗要严格遵守隔离制度。特别是绿脓杆菌感染，细菌毒力较强的细菌可通过被污染医护人员的手、毛巾、用具及器械等，相互传染。所以，要将患者用过的所有用具，包括食具、眼药、敷料等严格消毒。

183

未经医生许可，患者不能离开隔离室与他人接触，杜绝交叉感染。

四、洗手与消毒的方法

大家都认为洗手是个很简单的小事儿，其实不然，眼健康就要从注重个人卫生——洗手开始，洗手与眼卫生关系密切，因此，无论是眼病患者还是健康人群都应学会正确的洗手方法。正确的洗手方法可以洗去手指上 90% 以上的细菌。

正确的洗手方法是：洗手时间不能低于 2 分钟，用洗手液或肥皂分别将手指、手心、手背、指甲处反复地搓洗，清洗干净后，用干净毛巾擦干，特别是大小便后。眼睛点药前后首先要彻底清洗，消毒双手。每次洗手后，条件许可请使用手消毒液擦洗，效果更好。

以下情况更应勤洗手：

1. 患有传染性眼病（红眼病、沙眼、化脓性泪囊炎、睑腺炎等）、细菌感染性眼病。

2. 眼表开放性损伤，如眼睑、泪器、角结膜裂伤。

3. 眼科手术前后，点眼药前后，戴接触镜前。

4. 自助眼保健前，女性眼部化妆前。

不清洁的手可能会带有多种病原体或异物，用不清洁的手接触眼睛或眼周组织，可引起眼睛的细菌性眼病或病毒性眼病。引起疾病的细菌和病毒，传染性眼病的传播就是因为不重视手的卫生引起。当眼部不适很多人会不自主想用手揉眼，"脏手"抚摸眼部可将细菌带入眼内，使伤口污染或加重感染。为预防眼部感染和交叉感染，应认真学会正确的洗手方法，注意眼部的卫生，减少传染性眼病的传播，这也是眼保健非常重要的一环。

第七章
儿童常见眼病

自己的孩子患有眼病，父母应对孩子所得的眼病要有必要的认识和全面的了解，应该向医生咨询决策和参与治疗。能积极配合医生进行家庭的护理，配合治疗，要有好的依从性确保治疗效果。父母是孩子的监护人，也要成为孩子健康教育者、指导者和参与者。

第一节　家长是孩子的眼科医生

在我国有 5% ~ 10% 的学龄前儿童和 10% 的学龄儿童有视觉问题，视觉不但影响孩子将来的学习和职业的选择，如果不能在视觉发育的关键期发现和纠正，还将导致永久性视力丧失。小儿不同年龄，眼睛有不同的解剖生理特点，儿童眼病与成人眼病相比，有其特殊性。早发现、早诊断、早治疗、早康复是不可忽视的问题。

孩子一出生到学龄期，一般都是在父母的怀抱和身边度过，特别是独生子，更是每位年轻父母的宝贝。儿童由于受年龄、语言能力、理解能力、生活经验等限制，无法正确地发觉及表达自己的眼部和视力问题。而家长往往只注意孩子的身高、体重、营养等外表容易发生的变化，很少关心孩子的视力好坏，加上目前儿童视力筛查还没有普及，很难及早发现儿童视力问题。

身为父母，需悉心观察宝宝的双眼。日常生活中要关注小儿视物时的表现，如看东西是否喜欢凑得很近或歪着头、斜着眼、眯眼？看远处时是否喜欢眯着眼、皱眉头或揉眼睛？是否常被脚下物体绊倒？平时眼睛是否容易流泪？发现异常情况，要及时带孩子到医院进行检查，这是尽早发现视力障碍的关键。3 岁孩子已能配合医师做视力检查，可定期进行眼睛检查。

家长和医师配合，可真正做到对视力障碍早预防、早治疗，确保孩子有一双明亮的眼睛。

第二节　儿童眼睑痉挛

儿童眼睑痉挛主要表现为不自主的眼睑肌肉痉挛（频繁的眨眼），多发生于双眼。少部分儿童除瞬目挤眉，还会伴随有抽嘴、皱额、点头、耸肩、发叹息声等症状。

【原因】

儿童眼睑痉挛大多无眼部器质性病变，多为神经性或习惯性，小部分患儿合并有倒睫、慢性结膜炎、睑缘炎、屈光不正。致病因素多为：

1. 慢性眼表疾病：慢性结膜炎、滤泡性结膜炎、结膜结石、沙眼、倒睑等。

2. 用眼过度、视力疲劳、看电视或玩手机过久。

3. 习惯性：眼部干燥不适，养成频繁瞬目的习惯。

4. 神经因素：当看到周围小朋友有眨眼动作，模仿学习养成的习惯。

【治疗】

积极治疗眼表病，矫正屈光不正。对治疗无效的顽固病例，可用穴位注射法治疗，效果很好。

【生活养护】

患者应多食新鲜蔬菜、水果，少看电视，不玩手机，注意眼卫生和保健。对习惯性眼睑痉挛的孩子，家长应做好心理疏导，鼓励其改掉不良的眨眼习惯，这不仅能代替药物，还能有效减轻或消除症状。

有顽固的病例经多次治疗无明显效果的，可用穴位注射法治疗。

第三节　儿童多发性睑板腺囊肿

多发性睑板腺囊肿（霰粒肿）是由于腺体分泌过盛，分泌物聚集于睑板内，形成的脂肪肉芽性炎症，导致睑板腺慢性炎症阻塞。此病好发于 3 ～ 6 岁儿童，一般不痛、不红、不肿，可上下眼睑或双眼先后或同时发病，眼睑皮肤上可摸到黄豆或绿豆大小的硬结。有 2 个或 2 个以上硬结的，或反复发生的，称为多发性睑板腺囊肿。临床需与睑腺炎相鉴别。

小的睑板腺囊肿可通过热敷自愈，而有一部分睑板腺囊肿通过热敷和使用消炎药物不能消除，需要手术治疗。如不及时正确的治疗，一方面，囊肿向结膜面浸润，表现为结膜面暗红色并伴局部结膜息肉。另一方面，肉芽向皮肤方向发展，久不治愈的话，局部皮肤会受到损害或破溃形成瘢痕，严重者皮肤可遗留痕迹，甚至眼睑外翻或畸形，影响美容。

【手术】

可在局部麻醉下将囊肿刮除，对反复发生囊肿壁厚局部有硬结或已形成瘢痕者应将囊肿壁切除，强的松龙、庆大霉素混合局部注射，局部可不留痕迹，且可减少复发。

睑板腺囊肿患儿家长最关心的话题：

1. 睑板腺囊肿不做手术行不行？

答：小的眼睑肿物可以不做手术，通过按摩、热敷有自愈的可能，如果通过观察，肿物超过绿豆大，就需要手术了。

2. 手术安全吗？

答：手术安全、效果好、无痛苦，此手术是 3 ～ 5 分钟就能做完的眼科小手术，术后立竿见影，肿物消失，一般手术不需缝合，包扎 1 ～ 2 个小时即可。

3. 手术局部麻醉还是全身麻醉，会疼吗？

答：睑板腺囊肿是眼皮上的小手术，不用全身麻醉。手术前固定好头部和四肢，在点眼表面麻醉下顺利完成，所以睑板腺囊肿手术不需要使用全身麻醉。且手术不会疼痛，有的孩子胆子小，术中可能哭几声，家长此时绝不能因心疼孩子而中断手术。建议术前做好孩子的思想工作，使其不要紧张，尽量配合手术。

4. 手术会在眼皮上遗留瘢痕吗？

答：早期的睑板腺囊肿手术要翻转眼睑，在眼睑内面做小切口，术后眼睑外观上不会遗留瘢痕。

5. 手术治愈标准是什么？

答：囊肿消失

6. 术后总复发怎么办？

答：对反复发作的睑板腺囊肿，囊肿内或周边注射曲安奈德 + 庆大霉素，可减少睑板腺囊肿的复发和局部瘢痕。

【预防】

睑板腺囊肿有反复发作的特点，建议家长注意孩子的眼卫生，不要让孩子用手揉眼睛，提高孩子的免疫力，多食新鲜蔬菜，可定期做眼部的局部热敷，注意热敷温度，不要烫伤眼睛。

第四节　先天性泪囊炎

先天性泪囊炎约占新生儿的 5% ～ 6%。主要表现为婴儿出生后不久患眼出现泪溢，或有脓性、水样性分泌物。压迫泪囊部有黏液脓性分泌物自泪点溢出。

发病原因可因为在出生时，鼻泪管下端有一薄膜阻塞，泪水在泪囊内积聚细菌感染；或有先天鼻泪管骨部狭窄或鼻部畸形使泪道阻塞。治疗不当可导致急性泪囊炎、泪囊瘘、角膜感染、慢性结膜炎等。

【治疗】

可行泪道冲洗，泪囊按摩、挤压、泪道探通。

婴幼儿患有泪囊炎，家长应学会用消毒棉签擦去脓性分泌物，轻压泪囊区排出分泌物；点妥布霉素滴眼液（托百士），每日 3 ～ 5 次。对 6 个月以内的婴幼儿，因年龄小，头部不易固定，建议可行保守治疗。对 8 个月以上的小儿经过以上治疗无效，可行泪道冲洗或探通治疗。

第五节　儿童斜视

斜视不但影响患者的视功能、容貌，同时对患者的正常心理发育会产生不良的影响，主要表现有抑郁、自尊心低下、社交焦虑等。斜视还会引起弱视，双眼视力不能协调使用，双眼单视功能无法正常建立，患儿就没有良好的立体视觉。

儿童斜视手术——家长须知

孩子斜视需要手术，要听医生的话，不能心疼孩子年龄小，在眼上动刀不放心。家长不必有过多的担忧，轻度的斜视可采取保守治疗，如有屈光不正应散瞳验光配眼镜或进行眼肌康复训练；同时伴有弱视时，应使用弱视训练等方法综合治疗。

斜视手术是眼科的一项常规手术，主要对附着在眼球表面的眼外肌施行手术，靠拉动眼睛肌肉来进行矫正，不进入眼球内部，不会碰到眼睛的内部结构，所以不会影响视力或眼球。

手术没有多大痛苦，手术过程仅需20多分钟，术后从外表是看不出伤口的。

孩子斜视手术，千万不要忽视术后的康复。术后眼部注意卫生，不吃辛辣刺激的食物，以免引起眼睛发炎。看东西出现轻度的重影或复视，一般在 2 周左右就能好。术后 2 周内要远离电视和手机，以达到更快痊愈的效果。

第六节　先天性青光眼

先天性青光眼是胎儿发育过程中前房角发育异常引起的一类青光眼。6 岁以前发病的称婴幼儿型青光眼。6岁以后，30岁以前发病的称青少年型青光眼。患者约65%为男性，70%为双眼性。

先天性青光眼主要症状为畏光、流泪、眼睑痉挛，这是由于角膜水肿、感觉神经末梢受到刺激所致，或因眼球扩大，下睑睫毛刺激角膜引起。

眼科检查可发现：

1. 角膜改变：大角膜伴角膜水肿呈毛玻璃样混浊。

2. 角膜、眼球不断增大，眼压升高。

3. 房角为开角，房角发育异常。

4. 视神经乳头可见青光眼病理性凹陷改变。

【治疗】

一经确诊应及早手术，早期可行房角切开术或小梁切开术，晚期行小梁切除术。

术后需定期在全身麻醉下复查眼压、眼底，并测量角膜直径及眼球轴长，以便制订用药方案。

第七节　早产儿视网膜病变

早产儿视网膜病变多发生于早产儿和低体重儿，出生后吸氧中毒导致晶状体后纤维增生，是一种视网膜血管增殖性视网膜病变，致盲率高，早产儿患病率高达2%。

【治疗】

根据早产儿视网膜病变的不同程度可以分为5期，不同分期的治疗方法如下：

1期：视网膜血管病理性改变，病变范围以视盘为中心，治疗可保守治疗，观察病变发展情况，如病变有进展再行其他治疗。

2～3期：视网膜表面纤维血管增生，可选择激光或冷冻治疗。

4～5期：视网膜脱离，需做视网膜手术。

【预防】

1. 按照中华医学会眼科分会制订的《早产儿治疗用氧和视网膜病变治疗指南》（用氧时间、浓度及必要的监测手段），对专业卫生人员进行培训，以减少早产儿失明的发生。

2. 为预防本病的发生，早产儿应增加查眼这一项检查。低体重早产儿，应尽量短期给氧，控制用氧时间，以减少本病发生。一旦发生本病则应对症治疗。

第八节　视网膜母细胞瘤

视网膜母细胞瘤是最常见的婴幼儿眼部恶性肿瘤，约占儿童恶性肿瘤的2%，其中25%与遗传因素有关。

【病因】

约40%病例为常染色体显性遗传，60%病例为患者本人的视网膜母细胞发生突变所致。

【诊断】

视网膜母细胞瘤发展的过程分为以下四期：

1. 眼内生长期：早期症状不明显，肿瘤侵犯后极部，则瞳孔区有白色反光（即黑蒙性猫眼）。

2. 眼压增高期：肿瘤不断增大，眼压增高，眼球红痛，眼球膨大则为青光眼期。

3. 眼外扩展期：肿瘤穿破角膜或向眼球后发展，穿入眶内、颅内，眼球外突于睑裂之外。

4. 全身转移期：肿瘤经视神经鞘向颅内转移；经血液循环扩散到骨髓、肝、胰腺、肾；也可经过淋巴管向淋巴结、眼部软组织转移。

【检查】

可通过超声波、X线、CT扫描检查确诊。

【治疗】

1.手术治疗：确诊本病，如肿瘤在球内，则宜早行眼球摘除术。一旦肿瘤侵犯眶内，则行眶内容摘除术。

2.放射治疗：适用于眼球摘除术后，视神经残端经病理检查有肿瘤浸润者。

3.光凝治疗：仅适用于视网膜的局限性小肿瘤。

4.光化学疗法：本方法为近年提出的一种治疗肿瘤的新方法。

5.冷冻疗法：适用于较小的、位于赤道部肿瘤。

第九节　儿童眼外伤

儿童活泼好动，好奇心强，喜欢打闹，自我保护及躲避伤害的能力差，较易发生眼外伤。遇到儿童眼外伤的意外发生，家长应该冷静对待，科学地进行现场急救。

1.争分夺秒，就近就医

有些家长当孩子眼受伤后，一心想着到大医院治疗，在路途中耽误了宝贵的抢救时间，要知道伤后到就诊时间与预后有直接关系。

2.不要惊慌失措，手忙脚乱

儿童眼受伤后家长应冷静对待，不要手忙脚乱、惊慌失措，这样不利于患儿的救治。保持头脑清晰，先要判明受伤的部位、性质和程度，不同的情况给予不同的处理。如酸碱化学烧伤，应尽快清除溅入眼内的化学物质，在受伤现场用清水反复冲洗，然后到就近医院进一步救治。

3.眼内有血液或黑紫色物流出

眼外伤后，当眼内有血块或黑紫色物流出眼外时，可能是眼内容脱出，千万不要将脱出眼外的黑色的眼内容拽出。禁止擦眼或按压，将患儿平卧，减少颠簸和哭闹，尽快就近就医。

家长、监护人和老师，应加强对儿童眼外伤预防知识宣传普及，让孩子不要接触尖锐危险的物品，提高孩子们自我保护能力，降低儿童眼外伤的发生，值得全社会关注。

第十节　儿童眼科术前检查与麻醉

　　小儿就医检查大多不合作，常表现为双眼睑紧闭，大声哭泣，拒绝检查。因为孩子生病不会表述，检查又不合作，家长便不愿带儿童就医。如果遇到病情隐匿，不容易察觉的眼病，检查又没有到位，那么发现时往往已经错过了视觉发育关键期，产生难以逆转的视力低下或致盲。建议年龄幼小的儿童如果不配合检查，家长可以为孩子准备爱吃的食品、玩具，进行安抚。懂事的孩子，家长配合医生给予耐心的解释，多可以配合检查。

　　儿童由于害怕手术，哭闹不配合，头及四肢来回摇动，眼科手术又要求精准，所以，大多需要在全身麻醉下进行。家长对孩子全身麻醉有很多顾虑，如全身麻醉是否会影响孩子的智力，是否安全，有哪些风险等。下面解释家长最关心的全身麻醉问题。

　　1. 在表面麻醉或局部麻醉下固定头部和四肢完成手术

　　适用于眼外很短时间内完成的小手术，如睑腺炎、睑板腺囊肿、眼睑小肿物等，能在 3 ～ 5 分钟完成的手术。也有一些聪明听话的孩子，通过耐心解释，可以在局部麻醉、完全清醒的状态下配合完成手术。减少了全身麻醉前的禁食麻烦和饮食后全身麻醉的风险。

　　2. 儿童全身麻醉的安全性

　　现在的麻醉技术有良好的监护，不良反应少、安全程度高的麻醉方法和药物已经普及，医生多已掌握高超的麻醉技术，儿童全身麻醉是安全的。只要麻醉前按医嘱要求禁食、禁水，全身无禁忌证。全身麻醉就像给孩子打一针镇静剂睡一觉。短效安全的麻醉药品，麻醉效果好，术后在短时间内孩子会完全清醒，恢复正常，不会影响孩子的智力和健康。

　　3. 全身麻醉会增加手术风险吗？

　　有时会的。因为全身麻醉前需要禁食、水 6 ～ 8 小时，这段时间很可能会延误手术最佳时间。特别是角膜穿孔伤急诊手术的患儿，手术时间的延迟可使眼内压升高，眼内容脱出，加重眼外伤病情。同时，伤口长时间暴露会增加感染机会。所以，一些需要紧急手术的眼病，如果选择全身麻醉，反而会增加手术难度和风险。

4.小儿眼科手术麻醉是否有其他选择？

麻醉方式选择是根据病情、手术大小、患儿的年龄、合作程度而定，一般7岁以上儿童争取局部麻醉。能用局部麻醉，尽量不用全身麻醉，因全身麻醉风险性大。像眼睑小手术，局部麻醉+固定法即可完成。

如果是7岁以下儿童，不配合手术或手术时间长、复杂的眼内外手术，那就必须使用全身麻醉了。全身麻醉同时配合点表面麻醉药或局部麻醉，从而保证手术能在无痛的条件下进行。

家长如果已知情同意，需要在麻醉知情同意书上签字。

眼内手术术前应做全身检查，并请麻醉师会诊。眼局部有急性炎症，如泪囊炎、结膜炎、睑腺炎等应治预后手术。

如小儿眼科手术为全身麻醉，家长应认真执行术前禁食医嘱，静脉麻醉术前应禁食6小时（包括清水、饮料、水果等）。有的家长在禁食时间心疼孩子、怕哭闹私自给孩子吃食物。在此必须强调，如不按医嘱执行，在麻醉过程中或在麻醉苏醒期，胃内容物吐出可误吸入呼吸道引起呼吸道阻塞，可造成缺氧，甚至死亡。故家长切记，不可隐瞒术前吃喝的事实，宁可手术延期，也不能用生命安全去冒险，绝不能存在侥幸心理。

第十一节　根据眼部改变判断眼病

"牛眼"——有的婴儿看似有一双水汪汪的大眼睛，实际上可能是大眼球、大角膜（直径大于12 mm）及大瞳孔，俗称"牛眼"或"水眼"，这是先天性青光眼的典型特征。

"猫眼"——有的婴儿瞳孔内部不是正常的黑色反光，而是状如猫瞳孔内的黄白色反光。这很可能是视网膜母细胞瘤的早期症状。此病为婴幼儿常见的恶性肿瘤，发病率占眼内肿瘤之首。

"白矇眼"——即孩子瞳孔呈灰白色反光，状如白障矇目，这就是先天性白内障。

"望天眼"——孩子出生后可出现单侧或双侧上睑下垂，努力睁眼也抬不起来。这在眼病中称为先天性上睑下垂。

"雀目眼"——孩子眼睛的外观完全正常，但在夜间或暗处视物不清楚，犹如鸟雀夜间视物较差的状况，故名雀目眼（夜盲症）。

"斗鸡眼"——是斜视的一种，人们通常又称为"对眼""逗眼"，在斜视中称为内斜。内斜患儿由于外观难看，常被小朋友取笑、嘲弄。长期的心理压力会使儿童产生严重的心理缺陷，造成心理、生理发育受到不同程度的影响。

"蓝眼"——先天虹膜异色症，只影响美容，一般不影响视力。随着年龄增长，蓝色的巩膜颜色会变浅。

"红眼"——球结膜下出血，一般没有刺激症状。

"倒睫"——睑内翻，因睫毛内长，可出现畏光、流泪，患者多不自主地经常用手扒开下睑，随年龄增长大多可自愈。

"流泪眼"——先天性鼻泪管闭塞，新生儿总是眼泪汪汪。

如发现婴幼儿出现上述眼病症状，应该立即送医院诊断和治疗，越早越好。

Part4

第四篇

眼科经典治疗

眼病的治疗单纯服用药物就可以吗？也许可以，也许不可以。轻微的眼病也许可以通过滴眼药水治疗，稍稍重一点的眼病也许需要在门诊进行治疗，严重的眼病也许要进手术室手术来治疗，如白内障、青光眼、视网膜脱离、眼肿瘤等。那"手术"又意味着什么？医生都是用什么来做手术的？这些看似神秘的问题，其实比您想象的要简单。因为随着眼科技术的发展和显微手术器械、设备的迅速更新，眼科手术技术也在日新月异地提高，手术并不意味着"大刀阔斧"，而是向着微创、无痛、无痕、快速的方向发展。

第一章

眼科手术概况

在人最珍贵的眼睛上开刀，患者和家属难免会有各种疑问和顾虑，这是正常的心理，医生非常理解。在手术前患者应有充分的心理准备，医生会认真地解释和交代术中、术后可能发生的并发症和注意事项。术前为您的手术也做了充分的准备和精心设计，作为医者来说，每个患者每例手术都用的"父母心"般高度的责任感，为早日康复、重见光明努力。主刀医生对每例手术都有成千上万例成功的手术经验和技术，有现代化显微手术设备为保障，请不要有紧张的情绪，积极配合，医患协作，才能更快、更好地邂逅光明。

第一节　眼科手术类型

1. 急诊手术

如眼球破裂伤，只有立即急诊手术才有可能挽救眼球和视力，否则会增加感染和失明概率。

2. 非急诊手术

可观察 3 ～ 5 天，控制炎症、眼压，做好充分术前准备，使病情稳定后再手术。

3. 择期手术

可选择最合适的时间做手术。病情不受时间限制，术前可对患者进行全面准备，特别是合并全身疾病，如高血压、高血糖、咳嗽等，应得到良好的控制后再确定手术时间。

4.眼科联合手术

一眼患两种以上眼病，医生需要一次做两种以上眼科手术称联合手术。联合手术可减轻患者痛苦和经济负担。但多种眼科手术一次完成可能会增加一些难度和术后并发症的概率，应根据利弊选择。常见的眼科联合手术有白内障联合翼状胬肉手术、白内障联合青光眼手术、角膜移植手术联合白内障人工晶体植入术、玻璃体切割术联合白内障人工晶体植入手术等。

第二节　住院手术

优点：住院手术术后医护人员可随时随地观查和护理患者，出现并发症时能及时处理，而且，住院可享受医保报销。

一、入院流程——病房护士为您服务

住院患者注意事项：

1.注意病区卫生,配合保洁工作,注意防滑摔伤,被褥叠放整齐,禁止吸烟。

2.贵重物品妥善保管，外出随身携带，以免丢失。

3.安全用电、节约用电，病房用电插座不能使用电饭锅及其他大功率用电设备，以免跳闸影响医院正常用电。

4.要按照医院作息时间及家属探视时间。按时休息，不要喧哗，以免影响其他患者的休息。

5.为防止交叉感染，请自备洗漱用具及简单的生活用品、换洗衣物等。

住院患者及陪护人员在住院期间，请您严格遵守医院的住院须知及有关规章制度。有什么困难和疑问可随时向护士提出,护士们会尽量满足您的需求,请您积极配合在住院期间医疗的全过程，共同营造和谐、舒适、安全、有序的医疗环境。

二、出院流程

1. 办理出院手续

当您的主治医师检查后，认为您的病情稳定，符合出院标准可以出院时，按医嘱领取出院后使用的药物。请您携带住院押金单和出院通知单，到出院结算窗口办理出院手续，医保患者可在指定的医保报销柜台办理。

2. 患者复印病历的程序

出院时如果需要复印住院病历，可带有效的证件在病历管理部按有关要求办理复印病历手续。

出院时医护人员会为您交代出院后的注意事项，请您遵医嘱。根据您的病种不同，出院时会为您随身携带出院后注意事项及健康宣教（如何保养和复查）等内容。

出院后按医嘱定时复查和随访。您可加入医护人员微信群，通过微信随时可向医护人员了解出院后眼病的有关问题，他们会热情地为您答复。

第三节　日间手术

由于现代眼科显微、精准手术普及技术的提高，眼科日间手术的范围日渐增多，大多眼科手术术后不需要卧床。日间手术就是不需要住院、不限制患者活动的手术，术后休息片刻即可离院。患者术后遵医嘱在家自助点药、护理、复查。

大多数眼科手术可通过日间手术完成，不仅可以降低医疗费用，还能减少陪护人员麻烦和开支。手术后患者的休息、生活和平时一样，可减轻其精神负担和思想顾虑，有利于术后恢复，减少老年全身其他并发症的发生。

日间手术前检查、化验和准备与住院手术基本相同，住院病历手续可以简化。其高效率、低成本的特点深受广大眼病手术患者欢迎。但目前的医保政策不住院不予报销。建议根据患者的实际情况，改革医保政策，将日间手术也纳入医保报销范围。

日间手术虽然有很多优点，但以下患者并不适合：

★全身麻醉患者；

★活动不便、交通不便及年迈的老人；

★限制体位和需要静卧的手术；

★严重的眼外伤和复杂的内眼手术；

★术中有严重并发症的患者；

★患者不愿意做日间手术者。

患者日间手术术后离院时，患者的主刀医生和护士会交代回家后的注意事项及自助护理要求。请仔细阅读手术后的健康教育和护理指导手册，按手册指导保养和随诊。

第四节　术前谈话和签字

术前谈话签字是医患之间沟通的桥梁，以彼此尊重、相互信任、坦诚相待、合作共赢为前提，才能沟通顺利、有效。

术前应该先把"丑话"说在前面，我惯用的一句话是"先说好，后不恼"，提前将病情及手术的方法、效果、预后和手术风险，给患者如实交代清楚，绝不是为了让患者难堪，而是提前达成"君子协议"。患者如果不懂、不清楚自己的病情和预后，手术前医生都会交代清楚，患者了解清楚的目的是为了对疾病有客观的认识，做好心理准备，减少术后不必要的疑惑和纠纷。

除交代清楚以上内容外，还要谈对手术及术后的期望值。患者应理性对待自己的病情和手术，医生可提出多种治疗方案（或手术方式）和各种方案的利弊，供患者根据自己的情况参与决策。有不少患者误认为医生是为了躲避医疗风险和责任，以格式合同的形式让患者家属承诺自担风险免除医院责任的一份凭证。其实不然，手术要建立在医患关系之间相互信任和合作的基础之上，医院尊重患者知情同意权，术前签字一是证明医院履行了告知说明义务；二是证明患者行使了知情权和同意权；三是证明患者愿意与医生共同承担医疗风险。

有不少患者术前拒绝签字而耽误诊疗时机。其实大多手术风险是很低的，出现风险时，医生也有应对治疗的方法。如果您对哪里不了解，可以反复向医生咨询，完全了解后再签字，不要因为治疗前拒绝签字，失去治疗时机。这就像开车上路就有发生车祸的风险。传统观念认为"久走冰滩，还没有不摔跤的"，其实医疗和这些道理是一样的，有些风险不好预测。希望您理解疾病和医生。

一、术前手术医生常思考的事情

手术医生对每一例手术都精益求精，具有高度责任感。身为手术医生，手术过程中他们也有非常关心的问题，如：

1. 手术效果，术眼眼部条件，手术复杂和疑难的程度。

2. 术中及术后可能发生哪些并发症。

3. 患者和家属的心理状态，如术中有意外的情况，还需再次与家属交谈，意见统一后需再次签字后完成手术。手术的全过程患者的依从性怎样。

4. 患者的经济状况能否承担。

5. 术后保养和护理能否坚持配合，能否定期复查。

6. 患者出院后手术的满意度。

二、术前患者常思考的事情

1. 手术的安全和效果。

2. 是否由有经验的医生主刀。

3. 医疗费用能否承担得起。

4. 手术需要多长时间、术中是否疼痛等。

5. 是否用的是我购买的材料：如进口非球面折叠人工晶体、进口义眼台、进口青光眼眼阀、进口玻璃酸钠、内眼手术灌注液、进口缝线、人工鼻泪管、制备羊膜、抗新生血管药等。

三、医生会帮助您了解以下几个问题

1. 手术的优缺点及可选择的手术方法。

2. 术中、术后常见并发症。

3. 术后护理、用药方法和术后恢复时间。

4. 原有眼疾病和全身性疾病对手术的影响。

5. 视力恢复的可能性，强调术后验光配镜的重要性。

6. 手术用耗材，如进口人工晶体、进口羟基磷灰石眼台、进口青光眼阀，以及耗材种类（进口、国产）、优缺点、价格等。

7. 手术所需大概时间和费用等。

第五节　患者术前准备

手术前的护理和准备工作，大多由眼科护士来完成，护士与患者接触密切，在整个术前准备和护理环节中都离不开护士，护士具有丰富的眼病护理知识和经验，所以，我们的患者和陪护人员应尊重护士，在住院期间对病情有疑问的地方可向他们求教，他们会耐心地为您解答、服务。希望医患协作，营造良好的医疗环境，战胜病魔，早日康复。

1. 术前心理护理

术前要有充分的心理准备，了解自己的病情和手术，可能发生的并发症和预期效果，能正确地对待。对自己病情还没有彻底了解清楚的可向医护人员咨询。

对手术的期望值及手术可能出现的并发症，应有心理准备，面对现实。不少患者害怕眼科手术，如心理紧张、压抑、悲观、失望，医护人员应进行心理疏导，消除不必要的顾虑，以积极的心理迎接手术。

2. 手术前生活指导

术前一夜洗澡、洗头，注意个人卫生，休息好，紧张、焦虑、失眠者可服用安定。进手术室前不要化妆，取下接触镜、助听器，贵重物品不要带入手术室。

术前吃清淡、易消化的食物，不要吸烟、饮酒，不要食用辛辣、油腻及刺激性食物。

3. 术前全身准备

术前做全身检查，如心电图、血压、血糖、肝功能、血常规、血液凝固时间测定及传染病等化验检查。对全身患有高血压、糖尿病等全身性疾病的手术患者，待全身性疾病得到控制后手术或请内科医生会诊，在麻醉医生、心电监护下手术，以保证安全。

4. 术前眼部准备

手术前常规洗眼。内眼术前点抗生素眼药水 2 ～ 3 天，冲洗泪道。眼表的炎性疾病，必须先治预后再手术。

5. 准备完毕等候手术

按以上完善术前准备，护士会向您交代手术室的环境、手术时间、麻醉方法及手术开始的时间和等候的位置等。戴手腕标识、涂眼别标记。术前半小时用碘伏和生理盐水冲洗眼睑皮肤和结膜囊（冲洗后再不能用手摸眼），穿病号手术衣，戴一次性口罩和帽子，穿专用鞋套。在手术等候区等候手术通知。

6. 眼科手术麻醉的选择

眼部神经丰富，对刺激十分敏感，而眼科手术操作精细，在患者清醒的状态下，术中要保持头部和眼球固定不动，因此，满意的麻醉是眼科手术顺利进行的前提与保障。眼科手术常用的有局部浸润麻醉（多用于球后麻醉、神经阻滞麻醉）和表面麻醉，对极少数不能配合手术的成年、小儿患者和相对痛苦大、手术时间长（如开眶手术等）的手术可选用全身麻醉。总之可根据不同的手术和情况选择最佳的麻醉方法。

第六节 术后自我护理

术后护理包括：

注意眼部卫生 视网膜玻璃体术后注意眼部卫生，避免用手揉擦眼。不要猛低头、弯腰和剧烈运动。术后护理体位严格按医嘱执行，以保证手术效果。

注意眼睛变化 术后次日常规观察视力变化，眼部有无炎症反应、前房的变化、伤口愈合情况等。

眼部冷敷与热敷是眼病常见的辅助治疗方法。自助眼部冷敷与热敷有别，应用得当可改善症状、减轻痛苦、缩短病程，有利于眼病康复。否则会加重病情，带来不利的一面。无论是冷敷还是热敷，这种物理治疗仅仅是辅助手段，使用前最好请医生查清病情，指导操作，以免延误病情。

一、冷敷

急性红眼病、眼睑受伤后肿胀、电光性眼炎、球结膜下出血或急性结膜炎早期充血肿胀较显著、眼皮手术后 24 小时内使用冷敷，可快速消肿、止痛、减轻局部充血和疼痛，以使局部血管收缩，血流量下降，减低血管壁反流性及组织敏感性，减少充血及肿胀，并有止痛、消肿、防止炎症扩散的作用。

【禁忌证】角膜溃疡和虹膜睫状体炎患者忌用。

二、热敷

用于眼干燥症、睑腺炎、化脓性炎症早期、眼球非化脓性炎症和非新鲜前房出血、结膜出血及眼科手术后康复期等，均可使用热敷治疗。热敷具有促使局部充血、血管扩张、加快血液循环、加强局部营养和药物吸收的作用，还有消炎、消肿及减轻疼痛、改善症状、放松眼部肌肉、缓解视力疲劳等作用，为眼科常用的疗法之一。

【禁忌证】有出血性倾向、急性闭角型青光眼、急性结膜炎及眼睑皮肤湿疹者不宜热敷。

三、先冷敷后热敷

结膜下出血应先冷敷，可促进小血管收缩，预防再出血，出血 48 小时后改为热敷，目的是活血化瘀，加快积血吸收。

术后饮食方面，传统观念认为患了眼病和眼科手术后要忌口，如不能吃鱼、肉等。其实眼科手术后只需忌姜、蒜、辣椒、胡椒、韭菜等辛辣刺激性食物，忌海鲜、烧烤食物，忌烟和酒，其他食物均不忌。因为这些食物会引起眼部充血，刺激加重，炎症复发或加重。建议生活中多吃有利于眼睛康复的新鲜水果、蔬菜、奶、蛋、豆制品。

第七节　严重全身性疾病患者的眼科手术

手术前，患者应听从手术室护士的安排，仰卧于手术床上，双臂置于身体两侧，身体放松、不能乱动，手术时两眼向前注视或向下看。双手不能上举到头面部（因手术区域都是消过毒的），避免污染手术野。只有患者配合手术，手术才能顺利完成。

在手术中，患者可能会因为精神紧张，在铺无菌手术单、消毒孔巾和防漏贴膜时呼吸不畅。患者可张口呼吸，若术中想咳嗽、打喷嚏，应提早告诉医生，以便及时采取防护措施，防止发生手术意外。术中应配合医生转动眼球的位置。

一、严重全身性疾病

1. 冠状动脉支架植入、脑梗死、脑出血康复期、慢性肾衰（透析者）、血液系统疾病、胶原性疾病、恶性肿瘤及严重的高血压、糖尿病等。
2. 严重肺气肿、脊柱畸形等手术时不能平卧的特殊体位者。

3.聋哑、智力障碍、儿童、85岁以上老人。

4.眼睛手术条件差，如独眼、高眼压、角膜营养不良（角膜内皮细胞少）、玻璃体切割手术后（水眼）、青光眼术后、眼底有病变、二期人工晶体植入、视力仅有光感、光定位、色觉不准、视觉电生理检查有异常等。

对于以上这些风险大的手术，医生会严格选择手术适应证，并在术前向所有家属交代清楚，并留给患者和家属一定的决策时间，意见统一后再施行手术。患者应了解自己的病情、理解医生，特别是有风险的手术，要有共担风险的心理准备。

对患有严重全身性疾病需要进行眼科手术的患者，为不放弃手术治疗，减少因此而带来的全身性疾病的风险，术前应对患者全身性疾病有所了解并做好控制，保证全身性疾病情况稳定和安全下手术，这样可减少术后并发症，提高治愈率。

二、手术医生的对策

1.尽量控制病情或请有关科室的医生会诊，保证术者能耐受手术。

2.术前做好思想解释工作，消除紧张心理，练习平卧位。

3.麻醉充分，无痛觉，减少术后并发症。

4.安排手术操作熟练的医生完成，尽量缩短手术时间。

5.患者臀高头低位，医生站立进行手术。

6.手术在心电监护下，吸氧、舌下含硝酸甘油，麻醉师在场监护下完成手术。

第二章

眼科手术室的手术

在本章内容中，我并没有介绍具体的手术操作方法和手术时间的选择，因为那是手术医生的事儿。这里重点介绍患者和患者家属应了解的手术相关内容：患者是否适合做手术，手术过程中患者需要做什么，手术结束后患者和家属如何护理，手术成功的标准是什么……希望这些内容能让您放下心中的芥蒂，放心地接受手术治疗。

第一节 青光眼手术

青光眼手术的原理是将眼内的堵塞房水的渠道疏通，将过多的房水引流到球结膜下，使眼压稳定在正常状态。

手术方式包括：

1.选择最多的是青光眼小梁切除手术。

2.顽固性、难治性青光眼，用青光眼小梁切除手术术后并发症多、成功率低。对预后较差的青光眼可选用青光眼阀植入手术。

3.老年虹膜萎缩的晚期青光眼可考虑巩膜下虹膜嵌顿手术。

4.对没有光感、疼痛剧烈的青光眼（绝对期青光眼），为减少患者的痛苦可用睫状体冷冻手术。

一、青光眼小梁切除手术

患者在手术前应有充分的心理准备，不能有过高的期望值，青光眼是终身的疾病，不像白内障复明手术效果一样术后可立即恢复视力，青光眼手术后眼压正常就是手术成功了。

下面介绍的是大家最关心的术后效果和安全等问题：

术后视力问题　青光眼手术是控制眼压，防止病情的发展。即使眼压控制，对于损坏的视功能（视神经萎缩）和视野要获得视改善，可能性都比较小。对眼压较高、病程比较久的晚期青光眼，神经损坏严重，一般术后视力不能提高或提高不明显。如果同时合并白内障的话，术后白内障发展加快，还可引起视力进一步下降。

术后眼压问题　手术后眼压能否一次性控制正常？手术的成功率不是100%。因每个人的年龄、体质、病情及病程不同，会使手术后的效果有所差异。青光眼滤过手术，术后可能造成通道滤过泡瘢痕粘连堵塞，一定时间内眼压会反弹。

手术安全性　青光眼手术和其他眼内手术一样，术中或术后会出现并发症，可能会出现前房出血、高眼压、低眼压、浅前房及炎症反应等。医生会在术前做好充分的准备工作，术后也会严密地观察，发现问题及时处理，也有极少患者术后再手术，通道粘连堵塞眼压再次升高。患者和家属要有再次手术的心理准备，应有正常的心态积极配合治疗。

滤过泡问题　有些青光眼患者术后会问，做完手术后眼球上有个小泡正常吗？如图4-2-1，其实这是青光眼手术的滤过泡，是正常的。是医生在眼部建立一条新的眼外引流途径，将房水从前房引流到结膜及筋膜囊之下，形成一个局限性的滤泡，这就叫成功的青光眼术后滤过泡。如果没有这个泡，手术失败了眼压又会高起来了。所以，不用担心。

青光眼手术效果好不好，与以下因素有关：

年龄因素　年龄与手术效果有密切关系，60岁以上老年人术后效果好于青少年，这是因为年轻人由于筋膜囊较厚、术后炎症反应重、伤口愈合快、纤维瘢痕化更旺盛、滤过泡不易形成。

术者经验　术者的手术经验和熟练程度与效果也有一定的关系。术中尽量减少组织过多的干预损伤，使用抗代谢药物，如5-氟尿嘧啶、丝裂霉素，可选用可调节缝线，术后可根据病情灵活掌握拆线时机。

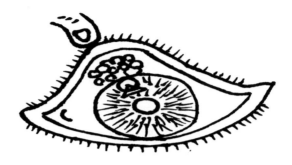

图 4-2-1　青光眼术后滤泡

手术时机　选择最佳手术时机，尽量控制眼压和色素膜炎症反应，睫状充血消退后手术，可减少眼内出血、术后不良反应，确保手术效果。

青光眼类型　青光眼的类型不一样，术后效果也不一样，如新生血管性、难治性青光眼、继发性青光眼，无晶体眼青光眼、二次手术的青光眼和晚期青光眼（近绝对期）手术成功率低。

二、青光眼阀植入

青光眼阀如同水泵固定在球结膜囊内，抽水管植入前房，通过阀门将过多的房水引流到眼球筋膜的结膜下，使眼压维持正常状态。

青光眼阀植入手术适用于多次青光眼手术失败者。新生血管性青光眼可提前 2 周，在玻璃体或前房内注射抗新生血管药物后再行青光眼阀植入，这样可减少术中、术后前房出血，以免因前房出血堵塞引流管，导致手术失败。

三、睫状体冷冻手术

睫状体冷冻手术是通过冰冻破坏睫状体上皮细胞，使房水分泌减少，减少房水生成，达到降低眼压的目的。用于治疗无视力的晚期青光眼、绝对期青光眼、新生血管性青光眼、难治性青光眼、无光感且眼压高、疼痛难忍的青光眼患者。

青光眼术中，患者要如何配合呢？

手术时按手术室护士的指示安静地平卧在手术台上，全身肌肉放松，双手自然地放在身体的两边，头部固定，不要用力闭眼和睁眼，双眼注视手术显微镜。表面麻醉加局部麻醉一般术中没有痛觉，按医生的指令转动眼球。

手术治愈标准：术后眼压正常

第二节　斜视手术

斜视手术是将支配眼球运动的眼外肌，通过斜视矫正手术使眼位恢复正常，获得良好的双眼视功能和美容效果（彩插10）。

一、术前准备

术前应做详细的眼科检查和全身检查，如有急需优先治疗的疾病要及时处理，择期斜视手术，术前应充分做好准备。局部麻醉手术时因牵拉眼肌时可能会有轻微的疼痛或恶心症状，最好取得患者的配合。如果患者高度紧张，难以配合也可以术前半小时给予镇静剂，减少精神紧张。

二、斜视手术，患者最关心的话题

1.怎样的手术方法才能将眼位矫正？

答：就像荡秋千的绳子，如果一条绳子过长或过短，都会让蹬板歪斜，而两根绳子一样长的时候，蹬板也就平衡了。斜视手术也是这个道理，它不伤眼球，只是将眼肌调控平衡，眼位自然也就正了。

2.手术有痛苦吗？

答：斜视手术因牵拉眼肌，术中可能会出现轻微的疼痛和恶心的感觉，是正常现象，此时张嘴呼吸，一般可以忍受。

3.斜视手术效果怎样？手术后眼还会斜吗？

答：斜视手术大约有 90% 以上的患者可一次矫正正常。也有少部分术后过矫、欠矫现象。还有少数斜视患者，因术眼视力太差或顽固性视网膜对应，术后几个月术眼又发生眼位偏斜、复视现象，通过术后视觉训练或配镜矫正屈光不正可避免。

手术治愈标准：眼位正，无复视。

第三节　玻璃体视网膜手术

玻璃体视网膜手术相当于在一个生鸡蛋的相应位置，分别开三个小孔：一个是照明孔；一个是灌注孔；另一个是为了玻璃体切割，器械进入眼内治疗的通道，叫眼内激光孔。手术过程是将有病变的玻璃体切割，使视网膜复位，激光封闭，拨去表层视网膜渗出机化膜，解除条索牵垃，气液交换，充填硅油，如图 4-2-2 所示。

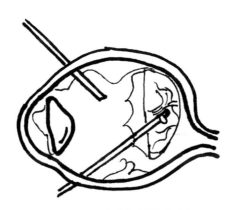

图 4-2-2　玻璃体视网膜手术

一、适合此手术的患者

★玻璃体积血，经保守治疗视力不提高者。

★糖尿病视网膜病变（视力在 0.05 以下）有玻璃体积血，条索牵拉导致视网膜脱离、裂孔（黄斑裂孔）。

★严重的眼球破裂、穿孔伤、玻璃体积血、条索引发的眼内炎。

为了加深大家对玻璃体视网膜手术的认识，下面我用比喻的方式进行简单介绍：

玻璃体混浊　就像一个生鸡蛋，蛋清内撒入胡椒面一样（渗出或出血）遮挡了视线，视力下降。因玻璃体无血管，新陈代谢缓慢，对渗出和出血的吸收是有限的，大多需要做玻璃体切割手术。

黄斑裂孔　犹如一个年久的搪瓷盆，磕碰的搪瓷脱落生锈（黄斑区病变）局部未及时修补、开孔漏水，最后就不能使用了，黄斑裂孔的道理是完全一样的，只能手术或激光封闭裂孔。

糖尿病视网膜病变　就像多年使用的水壶，里层水垢沉积，锈斑累累，最后裂口、漏水（新生血管出血、渗出病变）不能使用。高血糖破坏了您的眼底血管，就像铮亮如新的水管变旧生锈开始漏水，只有通过手术进行修补。

视网膜脱离　如同墙皮由于受潮或水浸泡（病变）后较易起皮、起泡、脱落。如果不进行及时的治疗，脱离越来越重，最后视力会完全丧失，眼球就像久放的葡萄凉干一样慢慢瘪掉，眼球萎缩。

二、患者对于手术最多的顾虑

1. 视网膜脱离术后视网膜还会再脱离吗？

因为有病变的视网膜的结构改变，所以术后还有再次脱离的可能。如果术后再次脱离，眼部条件允许，可再次手术。目前来看，术中封闭好裂孔，术后护理好，大多数患者是可以治愈的。

2. 术中球内充填硅油多长时间才能取？硅油不取行吗？

对于复杂的玻璃体视网膜手术，术中眼球内充填硅油，术后什么时候取出，是根据硅油乳化的程度及视网膜复位情况而定，一般术后 3 ～ 6 个月硅油取出。对于没有光感、眼压正常、填充后没有不良反应的患者硅油可以不取。

专家谈眼病

3.手术后视力能恢复吗?

手术只是将玻璃体病变切除,使视网膜复位,术后视力能否提高,主要取决于视网膜的功能。对于严重眼球破裂伤,无光感的患者,能保眼球就不错了,视力恢复可能性不大,期望值不能过高。

4.玻璃体视网膜术后如何护理?

生活养护 食用新鲜蔬菜和水果,保持大便通畅。按医嘱保持特殊的头位,避免剧烈运动,注意眼部卫生,不用脏手揉眼。

定期复查 对术中有硅油充填的患者还要准备二次手术(取油)。

希望患者有战胜疾病的信心、不要气馁、不要放弃。

手术治愈标准:视网膜复位。

第四节 玻璃体内注射

血管内皮细胞生长因子(VEGF)是新生血管形成过程中的关键因子,抗新生血管的药物能抑制血管内皮生长因子的活性,从而抑制异常眼部新生血管的形成,使新生血管萎缩。同时,它还可以通过降低血管的通透性,减少血管渗漏和水肿,从而减少新生血管因子对视网膜黄斑正常结构的破坏。

近年来由于广泛应用玻璃体内注射抗新生血管药物对湿性黄斑变性、黄斑区水肿、视网膜新生血管进行治疗,已成为新的眼科治疗手段之一。该药医保可报销,治疗效果不错,多数患者注射后1周视力可有不同程度的提高,OCT检查黄斑水肿明显改善,每1个月注射1次,严重病例可注射3～5次。

眼内炎,如玻璃体化脓性感染可用万古霉素玻璃体内注射治疗。

患者对于玻璃体内注射最关心的话题是安全问题。希望患者和家属放心,医生会严格掌握玻璃体内注射的适应证。如果医生操作不当,手术时消毒不严,注射后会引发眼内炎,其后果不堪设想,会导致患眼失明,甚至要摘除眼球。

其实,玻璃体腔内注射操作的医生,除具有一定专业资质和副高以上职称外,手术地点还要有三级眼科医院资质的条件,手术医生要在高度无菌空气流层净化的手术环境内完成。所以，对于手术安全，患者不用过于担心，好好配合医生，注射时按内眼手术的准备和要求，术前点抗生素眼药水3天，反复3次艾尔碘冲洗结膜囊、贴贴膜、铺无菌手术孔巾、严格无菌操作，按要求做到"一眼、一包、一针"。术后1周的严密观察。除以上严格的无菌操作，还有其他一些患者因自身因素会引起感染，但发生率很低，但也不能完全避免。只要早发现、早治疗、早预防，就能保障治疗万无一失。

为了确保眼内注射的安全性，必须按内眼手术前的准备，建议办理住院手续，需要3天的住院观察及术后4天的复查，目的是避免发生并发症，提早发现，及时处理，以防后患。

【术后护理】

注意眼部卫生，注射后如出现眼部疼痛或不适、眼红加重、畏光和视力下降等症状及时就诊。术后2周做视力、OCT检查以对比治疗效果。

手术治愈标准：没有炎症或其他并发症。

第五节　眼部肿瘤手术

眼部肿瘤，患者首先要了解自己的病情，根据眼眶CT和有关检查确诊，需要手术摘除的肿瘤，医生会向患者和家属介绍手术当中和术后可能出现的问题，患者和家属同意后要在手术知情同意书上签字。

一、眼部肿瘤

眼睑　眼睑基底细胞癌、鳞状细胞癌、恶性黑色素瘤、睑板腺癌等，这些均属恶性肿瘤。

眼眶　血管瘤、皮样囊肿、泪腺混合瘤、眼眶假瘤等，这些均属良性肿瘤。

视网膜　视网膜母细胞瘤（恶性）。

脉络膜　脉络膜黑色素瘤（恶性）。

视神经　视神经胶质瘤、视神经脑膜瘤（恶性）。

二、关于眼部肿瘤切除手术，患者最关心的话题

1. 手术疼不疼？

答：不疼，但手术局部浸润麻醉加神经阻滞麻醉，术中难免会有些胀疼。

2. 肿瘤是恶性还是良性的？

答：术后将摘除肿瘤送病理切片检查以确定其性质，如良性肿瘤预后较好，术后复发率低。恶性肿瘤的细胞很小不可能通过肉眼或放大镜看清手术是否切除干净，术后肿瘤细胞可以通过邻近组织的转移或通过淋巴和血液转移，只有通过组织病理切片才能查得精准。恶性肿瘤术后根据病情可能还需要做化疗、放疗，并有复发和肿瘤转移的可能。

3. 眼眶手术有哪些并发症？

答：术中可能因肿瘤位置深，干扰到视神经，将会对视力造成影响，严重者可以造成失明。手术可能导致上睑下垂、复视、眉弓部麻木感，大多1～2个月可恢复正常。

4. 手术是否能彻底不复发？

答：医生的心和患者是一样的，每例手术都不愿意复发转移，都想将肿瘤彻底切除干净。而恶性肿瘤的生长方式是浸润性生长，肿瘤细胞肉眼无法看到，手术不能完全保证彻底切除干净。如术后有复发，根据具体情况确定是否需要再次手术。

5. 眼眶手术对美容的影响

目前，皮肤缝合使用美容缝针皮内缝合法，术后瘢痕不明显，过2个夏天瘢痕会消失，一般不会影响美容。

手术治愈标准：肿瘤切除。

第六节　角膜移植手术

角膜移植手术是将病变角膜切除，移植人的透明角膜来改善视力。其适应证为：

★角膜中央白斑，严重影响视力者。

★严重的、无法控制的角膜感染病灶及大泡性角膜炎等。

★角膜穿孔、角膜血染、角膜瘘、圆锥角膜，保守治疗不能控制病变发展者。

角膜移植手术患者最关心的话题，主要是角膜移植手术能否成功。

随着显微手术的应用、不断改进的手术方法及完善的术后护理、抗排斥反应药物（环孢素）的应用，手术成功率不断地提高。但也有不成功的病例，就像植树的成活率是一样的，不能保证100%成活，这与土质（患者）、苗质（角膜植片）、养护（术后护理）及气候条件（排斥反应）等因素有关。这样一解释，大家就明白多了吧？手术的成功率与以上客观因素有着密切关系，所以，大家要理性看待手术成功率。幸运的是角膜不含血管，具有免疫赦免的特性，术后排斥反应与肝、肾等器官移植相比较，还是很低，手术成功率还是比较高的。

手术治愈标准：去除角膜病灶，角膜透明视力提高。

第七节　角膜屈光手术

角膜屈光手术是目前为矫正近视和散光最理想、安全的手术方法之一。术前需要精准测量眼睛的生理结构和屈光参数，手术医生将患者的基本信息和手术数据输入电脑，结合患者的年龄、工作和生活要求，手术医生会给出最合适的手术方法和个体化手术方案，确保手术质量。

角膜屈光手术是成熟、安全、效果确切的手术。近视矫正术相当于给角膜戴上了眼镜，患者可恢复正常视力。年龄在18周岁以上，近视度数相对稳定，经检查为适合群体均可手术。术后第 2 天就可以正常地工作和学习。

角膜屈光手术患者最关心的话题如下：

1. 适合做激光手术吗？

答：最适合的年龄在 18 周岁以上，50 周岁以下，近视度数在 100° ～ 1500°，散光在 600° 以下，适合做激光矫正手术。

2. 激光近视手术安全吗？

答：国内外已经开展该手术近 30 年，到目前为止治疗过的患者，都比较满意。美国国家食品药品管理局（FDA）经过长期严格审查，已通过激光角膜屈光手术，并证实此手术的安全有效性。目前研究认为，激光本身对眼球内部组织没有任何伤害。

3. 飞秒激光术后视力反弹吗？

答：激光矫治屈光不正手术部位在角膜基质层，激光脉冲准确地使细胞之间的分子链断裂，减成一个带蒂的角膜瓣，然后对角膜进行气化切削，改变了角膜的曲率，因为角膜基质层是不能再生的组织，所以治疗后角膜曲率不会再发生改变。但是，有少部分人在术后数年会出现一个"小度数"的近视，这是因为少部分人仍会存在近视的进展，与眼轴的增长和晶体屈光力的改变有关，这是近视激光手术不能阻止的。

4. 手术后会患老视吗？

答：眼睛老视是一种生理现象，每个人到 47 岁以后都会逐渐发生老化现象，出现老视不会影响患者的远视力，手术不会直接引起老视。

5. 如果第 1 次治疗效果不理想，还可以再次手术吗？

答：角膜屈光手术是在计算机精密控制下完成的手术，精确性高，由于少数的患者因个体差异，术后可能出现欠矫或过矫的现象，完全可以通过再次手术治疗，至达到理想的效果。

【术前准备】

1. 配戴接触镜者应停戴 1 周后做术前检查，2 周后手术。术前 1 ～ 3 天点消炎眼药。

2. 戴软性球镜者，停戴 1 周以上。

3.戴软性散光镜者及硬镜者停戴 3 周以上。

4.戴角膜塑形镜者停戴 3 个月以上。

【术中配合】

患者仰卧在治疗台上，身体和头部不能乱动，手不能上抬到眼部。医生会在患者的眼部放置一个开睑器，患者双眼向正前方注视仪器上的红色指示灯，手术不会有疼痛。

【术后养护】

1.术后休息 10 分钟左右即可回家休息。

2.术后眼部会有轻微磨、痛、流泪等不适症状，通常可耐受，4～6 小时缓解。

3.术后外出需戴防辐射平光保护眼镜。

4.术后避免脏水进入眼内，避免眼部化妆，术后 6 个月内不宜游泳，1 年内不要做潜水运动。

5.术后 1 个月内忌食辛辣食物，禁烟酒。注意不要碰撞眼睛，请遵医嘱点眼药水。

6.术后第 1 天、第 3 天、第 7 天、1 个月、3 个月、4 个月、1 年、5 年需要做眼科常规复查。

手术治愈标准：术后视力正常。

第八节　泪囊鼻腔吻合手术

泪囊鼻腔吻合手术是去除泪囊与鼻腔的骨壁，使泪囊与鼻腔黏膜相吻合，将泪囊内分泌物和泪液由泪囊直接引流到中鼻道。手术成功可治愈慢性泪囊炎，同时还可以恢复导泪功能。多用于治疗慢性泪囊炎长期流泪、内眦部有脓液压出，且血液凝固化验正常者。

泪囊鼻腔吻合手术患者最关心的话题如下：

1.手术效果好吗？术后还会流泪吗？

答：开通泪囊与鼻腔新的通道，可一次性治愈多年的眼内眦流脓、流泪问题，本手术是最理想而且效果好的方法之一。但和其他眼科手术相同，有少数患者由于多种因素可导致通畅的通道由于瘢痕而粘连，有再次阻塞新道的可能，而未能治愈。也有少数因年龄因素，泪囊的功能障碍还可能遗留轻度的流泪现象。

2. 手术疼不疼？伤口影响美容吗？

答：鼻泪道吻合手术在眼科手术中疼痛稍大一些，因手术凿除或咬去一小块泪骨有振动和疼痛感，但大多数患者可以耐受。切开鼻黏膜有能耐受的疼痛和出血，可用表面麻醉剂和肾上腺素棉球压迫止血，患者可顺利完成手术。

【术前准备】

术前用庆大霉素将泪囊分泌物冲洗干净。心里放松不要紧张，积极配合手术。

【术后护理】

术后 5 小时内冷敷。第 2 天换药，够 48 小时可取出鼻腔引流条，用庆大霉素 + 地塞米松注射液冲洗泪道。术后不要受凉感冒，不要擤鼻。术后第 6 日拆皮肤缝线。

手术治愈标准：泪道通畅。

第九节　翼状胬肉手术

翼状胬肉手术在眼科手术例数中也排在前列，特别是我国北方地区高发。由于我国北方地区风沙大、天气干旱、日照强，翼状胬肉是最常见的眼病。翼状胬肉从眼角往黑眼珠上生长，轻者经常眼红、畏光、干涩不适，还会影响美容。严重者，翼状胬肉长到黑眼珠可遮挡瞳孔影响视力。所以患了该病应该及早手术，一般点眼是无效的，劳累时加重，手术可一举两得。

翼状胬肉手术虽是眼科"小手术"，但术后复发问题不能忽视。原来的单纯胬肉切除手术方法，术后复发率在 40% 左右，术后复发往往 1 ～ 2 个月又长到原来的程度；伤口还有结膜息肉的占 20%；还有少数患者胬肉术后复发长得更快、更凶猛或睑球粘连、眼球外转困难、散光、角膜炎症溃疡等并发症。

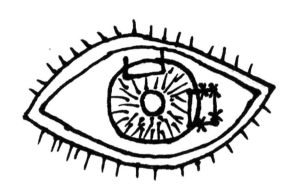

图 4-2-3　胬肉切除角膜缘干细胞移植术

为了减少术后复发和并发症的发生，现在施行的新技术——胬肉切除角膜缘干细胞移植术（图 4-2-3），手术切除胬肉后，将带有角膜缘的干细胞的结膜组织移植到结膜缺损区，就像桥梁一样遮挡胬肉长不到黑眼珠上。术后配戴绷带式角膜接触镜。术后反应轻、创面平坦、充血炎症反应轻、伤口对合严密、无睑球粘连和结膜息肉的发生。复发率低，仅为 3% 左右，但也不能完全保证术后不复发。

【术前准备】

术前点 3 天消炎药水。

【术中配合】

同普通眼外手术。

【手术时机】

翼状胬肉手术最好选择农闲或假期，因为术后不能劳累并要有充分的时间保养，此外还要选择天气凉爽的季节，如冬秋季空气湿润、温度适宜、风沙小、日光照射少，对减少术后复发有益。

翼状胬肉术后复发的因素很多。如果术后不注意保养、不注意眼部卫生、不按医嘱点药、常劳累不能保证休息时间，会增大复发可能性。

【术后养护】

1.术后配戴加膜防护眼镜，尽量少在风沙地、紫外线强时外出活动，不能劳累，少看手机。

2.术后按医嘱点药，保养 1～3 个月。

3.多食富含维生素的新鲜蔬菜。

手术治愈标准：胬肉没有再复发。

第十节　眼科激光治疗

眼科激光治疗效果快、方法简单，具有不可替代的、独到的治疗效果。目前临床常用类型有：

泪道激光　激光切割功能，可用于疏通泪道。

Q 开关 Nd:YAG 激光　具有爆破、切开功能，可用于白内障术后(后发障)、青光眼虹膜根切治疗。

二氧化碳激光　具有切割、碳化功能，可用于皮肤黏膜眼表的治疗。

532 眼底氩激光　它犹如一把止血钳、铆钉，可用于治疗"糖网病"、眼底静脉阻塞、视网膜裂孔、视网膜病变及视网膜脱离等眼底病。

准分子（飞秒）激光　主要用于治疗屈光不正。

其中，临床最常做的 YAG 激光治疗白内障术后（后发障）、青光眼虹膜根切手术，患者怎样配合呢？

患者取坐位，治疗前要散瞳、点表面麻醉药，因为激光治疗时有炫目感，伴轻微疼痛，但可耐受。在治疗前，摆好舒适的体位，特别是老年患者，全视网膜光凝，需要打几百个左右的光凝点，时间比较长，患者容易疲劳。在治疗激光发出"啪啪"的声音，请不要恐惧，不要转动眼睛，头不要前后移动，眼球向前方注视。如果累了，或要咳嗽，请及时告诉医生，术中可片刻休息后再行治疗。

【术后护理】

1.激光治疗后24小时测量一次眼压，如眼压高要即时使用降压药物治疗。如治疗时间过长可点消炎眼药。

2.视网膜裂孔激光治疗后，为了裂口愈合，不能做剧烈运动。

3.眼底出血患者，卧床时应取头高位。

4.继续复查（必要时补充光凝），如有视力下降、眼疼等问题应及时复诊。

5.虹膜激光切孔及激光光凝术后48小时内，可能出现眼压增高现象，通过降压治疗一般2～3天可恢复正常。

6.激光治疗有可能会导致角膜、虹膜、晶状、黄斑灼伤，但发生率比较低，即使发生，大多可通过治疗很快恢复。

手术室在很多人的心中是一个陌生而又神秘的地方，手术室的一扇门仿佛隔着两个世界。其实上，手术室内并没有大家想象中的那么可怕和冰冷。

手术室内有完善的空气净化系统，将室温一直维持在相对恒定的温度和湿度，为手术提供最适宜的环境，同时也保证手术在无菌状态下顺利进行。在这样一个封闭的空间，眼科手术的医生会在手术显微镜下，用最专业的技能和责任心为每位患者驱走黑暗和病魔，尽最大的努力为患者带来光明。

作为患者，进到手术室要放松心情，消除焦虑和恐惧，不要有任何心理负担。手术是在良好的麻醉下进行，绝不会有疼痛。手术的全过程要听从医护人员的指令和安排，有不适和疑问可以随时与医生或护士沟通，他们都会耐心地解答和解决，保证大家能够安心、安全、顺利地完成手术。

第三章

眼科门诊的小手术

眼科门诊小手术就是在眼科门诊能完成的小手术，特点是随做随走，如睑板腺囊肿、眼睑脓肿、翼状胬肉、睑内翻等眼病的手术就属于眼科门诊的小手术。

眼睛是心灵的窗户，眼科医生的工作就像保洁员，要擦净玻璃让玻璃保持干净，让大众看清世界。我们又是修理工，要定期养护、维修这一双"照明"系统——眼睛，点燃光明之光，使灯光更明亮。

第一节　内睑腺炎切开排脓

手术切开引流排出眼睑脓肿，加快炎症消退。

【适应证】

1.化脓性内睑腺炎，睑结膜面有脓点出现者。

2.结膜切口需与睑缘垂直，切口不宜过长，以免影响美容。

3.由于局部化脓性炎症，所以麻药不易吸收扩散，术中可能有轻微疼痛。

【护理】

1.术后24小时之后眼部热敷，不可用力挤压排脓，脓肿尚未形成不宜切开，以防炎症扩散。术后滴抗生素眼药水、涂抗生素眼膏，覆盖眼垫，根据情况换药2～3次。

2.注意眼部卫生，对反复发作者可服用清热泻火解毒的中药，预防再次发生。

第二节　睑板腺囊肿切开刮除术

手术刮除睑板腺囊肿。手术只需 3 ～ 5 分钟，术中无痛苦，术后点抗生素 2 ～ 3 天。对复发性、多发性、病程长、局部有硬结者，可在术后囊周注射庆大霉素、曲安奈德混合液 0.3 ml，可减少复发和局部瘢痕。

【适应证】

睑板腺囊肿超过 2 mm、2 周保守治疗不能吸收者。

【护理】

术毕压迫 3 ～ 5 分钟以免出血，涂典必殊眼膏，包扎 1 ～ 3 小时，术后不需要换药。术后 24 小时之后局部热敷 3 ～ 5 天。

第三节　睑板腺结石取出术

翻开眼睑，手术剔除睑板腺结石。

【适应证】

慢性睑板腺功能障碍、多发性睑板腺囊肿、睑板腺管阻塞、慢性睑缘炎，以及睑板腺开口结石露出睑缘，有明显刺激症状和不适感。

【护理】

热敷清洁法，本方法属于物理治疗。首先，患者要自行眼睑按摩，方法是以拇指触下睑，食指触上睑，沿垂直睑缘的方向挤压眼皮，可挤出分泌物。注意勿压迫眼球；其次，眼部热敷，方法是用热水蒸汽熏蒸或热毛巾敷上下眼皮，慎防被烫伤；最后，清洁眼睑，方法是用棉签蘸取婴儿沐浴露稀释液以 1 ：5 的比例与生理盐水混合，也可用温热的老砖茶浸泡液清洁睑缘和睫毛，清除分泌物，滴抗生素眼药水，涂托布霉素地塞米松眼膏于睑缘。此法每日晨起做 1 次，症状重者可晚上加做 1 次，需要长期坚持，1 ～ 2 个月可见治疗效果。

第四节　结膜结石取出术

手术剔除结膜结石。

【适应证】

结膜结石暴露在结膜下，睑板内有明显刺激性或炎症反应者。

【护理】

1. 在治疗时请不要紧张，放松心情，自然睁眼，并注视被治疗眼睑的相反方向。

2. 在表面麻醉下，治疗时一般有少量的出血或轻微的疼痛，治疗后点消炎眼膏，闭眼休息3～5分钟，一般不需要包扎。

第五节　泪点扩大手术

使用泪点扩张器扩大泪小点。

【适应证】

1. 泪小点闭塞、瘢痕、外伤、粘连、狭窄、产生溢泪症状者。

2. 泪点息肉影响排泪功能。

【护理】

1. 在扩张接近泪小点时勿用力过猛，以免造成泪小管损伤或形成假道。

2. 泪小管内留置的硅胶管2周后取出。

3. 眼部点消炎药，注意眼部卫生。

第六节　电解倒睫

将直流电的电极插入毛囊根部，破坏毛囊使其不再生长。

【适应证】

少数散在的，不伴有睑内翻的倒睫，可用电解法。其原理为借直流电电解组织的水和盐，产生氢氧化钠腐蚀毛囊根部，并释放出氢离子。睫毛脱落后局部形成瘢痕。

【护理】

电解的主要目的在于破坏睫毛的毛囊，如果毛囊未被破坏，则电解过的睫毛不易拔出，故应再做一次电解。若强行拔出则容易将睫毛中段拔断而使倒睫再生。

第七节　角膜溃疡烧灼清创法

用碘伏等药物烧灼角膜溃疡面，并清除坏死组织。使其表面溃烂坏死的组织脱落，溃疡面中的细菌被杀灭。此外，药物尚可刺激正常细胞的再生。

【适应证】

某些顽固性角膜溃疡。

【护理】

若角膜溃疡面有水液，可使药液弥散伤及正常角膜，故在烧灼前应擦干泪液，可用无菌干棉签将溃疡面泪水吸干后再涂药。

第八节　角膜异物取出术

点表面麻醉药，挑出角膜异物。

【适应证】

各种角膜异物。

【护理】

取角膜异物前点表面麻醉药，一般不会疼痛，眼球向正前方注视，不要转动眼球，以免划伤角膜。异物取出后，按医嘱滴消炎眼药水并涂眼膏，以眼垫遮盖。注意眼部卫生，不要用脏手揉眼。如有感染（表现为疼痛加重、畏光、流泪、视力下降、眼红肿等症状）需要结膜下注射抗生素、散瞳、热敷治疗。所以，取角膜异物后必须复诊，以便发现感染及时治疗。

第九节　结膜瓣遮盖术

用正常的结膜遮盖角膜病变区域，有利于角膜病变的修复。

【适应证】

结膜瓣遮盖手术可用于角膜穿孔、角膜瘘、角膜软化、边缘性角膜变薄而又不具备角膜移植条件者。

【护理】

双眼包扎，注意眼部卫生，配合使用修复角膜的药物。

第十节　沙眼挤压术

用机械的方式挤压、刮除沙眼滤泡。

【适应证】

适应于沙眼滤泡。

【护理】

注意个人卫生，遵医嘱，坚持点药。

第十一节　眼睑、泪囊脓肿切开引流手术

眼睑、泪囊脓肿切开排脓引流。

【适应证】

眼睑脓肿、睑缘疖、眼睑血肿及泪囊脓肿有波动感，自行不能吸收者。

【护理】

1.掌握脓肿切开时机，对急性炎症脓肿未形成前禁忌切开，以免炎症扩散，加重炎症反应。

2.在手术过程中禁忌挤压，以免炎症扩散。

3.术后每日换药 1 次，更换引流条，待切口愈合。滴抗生素眼药水及涂眼膏加眼垫遮盖。术后 24 小时后，可做热敷加快炎症的消退，减少疼痛。

第十二节　前房穿刺术

前房穿刺术是在"黑眼珠"——角膜的边缘做 2 mm 的切口，排除前房的积血、积脓，并可以更新房水。此手术有利于控制炎症、降低眼压并减少房水中细菌毒素及化学物质对眼内的损坏。

【适应证】

1.前房积脓、积血及晶体皮质充满前房，尤其伴有继发青光眼者。

2.视网膜中央动脉阻塞，做前房穿刺突然降低眼压，可激发视网膜动脉扩张，有利于血管疏通。

3.严重的眼球化学烧伤，通过前房穿刺冲洗，可减少化学物质向球内渗透损伤。

4.为抽取房水做细菌学或细胞学检查等。

【护理】

注意眼部卫生，均衡饮食，积极配合医生治疗。

第十三节　前房内注射

将药物直接注入前房。

【适应证】

1. 虹膜睫状体炎，其他给药途径无效者，前房注射可选用阿托品或曲胺松纳。

2. 将前房渗出物吸出后，向前房内注射药物以提高疗效。

【护理】

同内眼手术护理。

第十四节　泪点塞植入术

将人工泪点塞直接塞入下泪小管内，犹如人工堵塞下水道，目的是减少泪液流失。

【适应证】

眼干燥症。

【护理】

1. 注意眼部卫生，不用脏手揉眼。

2. 配戴防护镜。

3. 点加替沙星凝胶。

第十五节　人工鼻泪管支架插管术

人工鼻泪管经鼻腔插入泪囊（图 4-3-1）。

【适应证】

鼻泪道狭窄、鼻泪道阻塞、慢性泪囊炎及鼻腔泪囊吻合术后再阻塞。

【护理】

术后注意眼部卫生，不要擤鼻，冲洗泪道、坚持点药。

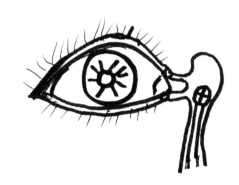

图 4-3-1　人工鼻泪管

第四章
门诊处置

眼科门诊处置大多治疗简单，一般没有多大痛苦，在治疗前医护人员会为您交代清楚治疗的目的、如何配合、注意事项、如何保养等。但在治疗中，一定不要紧张，要配合医护人员，以达到满意的治疗效果。

第一节　换药

【目的】

眼科各种手术后及开放性眼外伤等均需要换药，其目的是为了让患眼休息，避免外界刺激，防止感染，以利于病变修复和伤口愈合。此外，换药目的还有清除分泌物、局部用药、病情观察和更换无菌敷料。

【注意事项】

小心去除敷料，对有分泌物粘住眼睑和伤口，特别是植皮术后换药，先用生理盐水湿润后缓慢取下纱布，以免将皮片拉起，引起痛疼或导致出血等。再用 2% 的碘伏或 75% 的酒精棉球消毒眼睑皮肤后，用笔灯或裂隙灯观察眼部的情况，决定点什么药，是否需要包扎。

第二节　拆线

【目的】

术后伤口已愈合，拆除缝线，减少缝线对局部的刺激反应，利于伤口彻底愈合。

【注意事项】

1. 一般拆线不会疼痛，拆线前需要先用 75% 的酒精棉签擦洗眼睑及周围的皮肤，注意勿使酒精进入眼内。

2. 术后拆线时间：结膜拆线一般在术后 5 ～ 7 天，上睑下垂拆线在术后 10 ～ 14 天，植皮拆线在术后 10 天。过早拆线可影响伤口愈合，球结膜缝线如无刺激症状，可让其自行脱落。进口 10/0 角膜缝线，线结在角膜层内，如果刺激不重，可在术后 3 ～ 5 周后拆除。根据情况也可分期、分批拆线。拆线后伤口可加盖无菌敷料 1 ～ 2 天，以防感染。

第三节　结膜囊冲洗法

【目的】

1. 结膜囊内有分泌物，冲洗结膜囊可排除结膜内的分泌物，有清洁作用，还有利于药物的吸收。

2. 用于酸碱化学伤的冲洗，有中和稀释作用。

【注意事项】

1. 患者取仰卧或坐位，头靠椅枕，略向患侧歪头，让患者手托受水器，让洗眼一侧的面部紧贴。洗眼壶嘴不能触及眼睑、睫毛，以免污染眼壶。

2. 患角膜溃疡，在需要冲洗时切勿加压眼球，以免球内容脱出。穿孔性眼外伤禁忌冲洗。

第四节　泪道冲洗

【目的】

1.泪道或内眼手术前，冲洗泪道是为了清除泪道和泪囊内积存的分泌物。

2.流泪或溢泪时，检查泪道是否狭窄或阻塞。

3.探通泪道后，冲洗治疗泪道阻塞，冲出泪囊内脓性分泌物。泪道通畅，液体可从鼻腔、咽部流出。

【注意事项】

1.对不合作的儿童患者，冲洗时应充分固定好头部，以保证安全。

2.泪道冲洗记录是否通畅，有无泪道狭窄反流。冲洗液全部反流，有黏液或脓性分泌物冲出，说明患有鼻泪道阻塞或慢性泪囊炎；冲洗液由原泪点反流，说明泪小管阻塞。进入咽部的冲洗液可直接咽下。

第五节　泪道探通

【目的】

用于治疗泪道狭窄、阻塞。方法是泪道探通插管、冲洗。

【注意事项】

1.有积液、脓液不能探通泪道，以免感染或扩散炎症。

2.在探通时有轻微的疼痛是正常现象，请大家尽力配合。

3.探通后，冲洗泪道疼痛加重时，可及时告诉护士，以检查药液是否漏入皮下。

第六节　眼部热敷和冷敷

一、眼部热敷

【目的】

热敷的目的是促进眼部血管扩张，促进血液循环，加强局部营养，有抗震作用，还可以消炎、消肿、减轻疼痛，是眼科治疗的常用疗法之一。

热敷的方法是将没用过的白色毛巾，放入热水中（水温约60℃），拧出多余的水分，放置于眼部，3～5分钟更换一次，每次敷15～20分钟。

【注意事项】

掌握合适温度，不要烫伤皮肤。如有传染性眼病，毛巾使用后应煮沸消毒，以免交叉传染。

二、眼部冷敷

【目的】

冷敷的目的是收缩局部血管，具有减少局部充血及肿胀，并有止痛作用。

冷敷的方法是取冰块，或将雪糕、冰棍捣碎装入塑料袋内，也可将凉开水放在冰箱（柜）内，通过冰镇将水温降至0～8℃后装入塑料袋内，直接冷敷在眼部。儿童用冷毛巾直接在眼部冷敷，不用冰块。每次敷20分钟左右，每日2～3次。

【注意事项】

患有局部营养不良性眼病或角膜溃疡忌用。

第七节　眼部包扎

手术后或眼外伤通常需要一个消毒眼垫（6.5 cm × 5.5 cm，8层）覆盖患眼。

纱布块外用眼罩固定，眼罩穿线固定在双耳，松紧适当，也可用胶布固定纱垫于前额，与颧部平行。

【目的】

保护性遮盖，通常用眼罩纱布块包扎法，以预防感染，吸收水分及分泌物，固定眼睑减少运动，减少刺激和避免创伤。

一、加压绷带包扎法

【目的】

压迫止血、减少水肿，可用于手术或眼外伤。分单眼、双眼加压绷带包扎法。用于防止一眼运动时影响另一术眼跟随运动，眼外用加压绷带包扎，对眼球施加一定压力可更好地固定眼睑，具有防止术后出血、水肿的作用。

根据加压程度不同，所适应的手术类型也不同。

轻度加压　适用于一般内眼手术。

中度加压　用于植皮手术，能使皮瓣紧贴创面，清除死腔，利于植皮成活。

重度加压　用于眼眶手术及眼球摘除后，可防止术后出血、水肿，死腔形成，并可固定敷料防止感染。

【注意事项】

加压包扎的松紧度以能插入一支铅笔杆为宜，如果眼部有疼痛不适或包扎加压过紧应及时告诉护士，医生会给您及时检查并调整松紧，到合适状态。

二、眼盾固定

眼盾的作用是固定敷料和保护眼球，特别适用于眼科手术后或眼球破裂伤后，避免外界或本人在睡眠中无意中触摸或预防眼外伤。

眼盾由有孔铝罩或硬塑料制成，呈椭圆形贝壳状，上有许多通气小孔。用线通过眼绷带加压包扎并通过小孔挂在患者耳部，或用两条胶布平行固定于眶缘部。

第八节　眼部湿房

【目的】

　　眼睑全缺损或不能闭合，如面神经麻痹导致角膜干燥，引发暴露性角膜炎；也可用于眼睑手术后，如上睑下垂矫正术后，目的是预防暴露性角膜炎的发生。

　　方法是选用废胶片，制作成形如封闭漏斗状固定在眼眶皮肤上，或用保鲜膜直接覆盖在眼部。在固定前结膜囊内涂抗生素眼膏或眼用凝胶，形成外界空气与眼部隔绝的空间，使汗腺分泌的水蒸气凝集在内面形成"湿房"，湿房内皮肤可不受风沙阳光的刺激，利用潮湿水气缓慢保持角膜不变干燥。

【注意事项】

　　注意观察湿房有无漏气，角膜是否干燥，定期涂眼膏。

第九节　结膜下注射

　　结膜下注射具有用药量少、效果确切、作用迅速等优点，是眼科最常见的给药方法之一。方法是将药物，如抗生素、皮质类固醇、散瞳药和自身血清等，注射到结膜与巩膜之间的疏松间隙内，使药物直接作用于眼部，促进药物由巩膜渗透到眼内，使药物在眼内的浓度增高，作用时间延长。

【目的】

　　主要用于眼前部病变的治疗。

【注意事项】

　　1.注射前先消除患者顾虑并取得配合。患者仰卧位，用开睑器或拉钩分开眼睑，注射时头部及眼睛均不要转动，以防刺伤角膜及眼球。不能固视者，可用固定镊固定眼球后，再进行注射。

　　2.注射时结膜有轻微的疼痛和刺激是正常现象，注射后闭眼休息 3～5

分钟，如结膜下注射刺伤血管引起结膜下出血，一般可在注射后 3～5 天吸收。

3. 晚间可用新毛巾热敷，以减少结膜水肿，加快药液的吸收。

第十节　球后注射

【目的】

药物注射到球后，使药物在球后软组织内直接发生作用，主要用于：

1. 内眼手术时麻醉，保证手术过程中患者不疼、不眨眼，手术能顺利完成。

2. 治疗眼后节疾患的给药途径。

3. 止痛，如绝对期青光眼注射止疼药物。

【注意事项】

1. 放松心情不要紧张。

2. 注射时听从医护人员的指令，按指定方向转动眼球。

3. 注射后如出现球后出血、眼睑肿胀、眼球突出、皮下淤血、眶内压增高等，应用绷带加压包扎。注射完，用消毒棉球或纱布压迫眼睑 5～8 分钟，以防球后出血。注射 3 小时后，可以做眼部热敷，以加快吸收。

第十一节　眼球筋膜下注射法

【目的】

将药液注射于眼球筋膜下，适用于眼球后段病变的用药治疗方法之一。

【注意事项】

同球后注射。

第十二节　半球后注射

半球后注射又称球旁、球侧注射，本方法为球结膜下注射给药法的补充，是眼后段疾病的最佳给药途径。当结膜下注射次数多，或球结膜肿胀，药物不能吸收、无法注射时，可以用此种方法将药液直接注射到眼球周围的筋膜下，适用于较深部的眼内炎症，如色素膜炎、眼内炎等。

【注意事项】

同球后注射。

第十三节　颞浅动脉旁皮下注射（太阳穴注射）

【目的】

治疗眼部疾病，提高眼局部药物浓度和疗效。常用药物有复方樟柳碱（灵光），山莨菪碱等。

【注意事项】

1. 嘱患者取坐位或仰卧位，头偏向健侧。

2. 缓慢注入药物出现皮块隆起即可，注射部位肿胀可做热敷。

3. 注射完毕拔针，用无菌棉签压迫 5 分钟，避免药物外漏，防止出血。

第十四节　眼部封闭疗法

【目的】

眼部封闭疗法可阻断病灶对大脑皮层的刺激，改善病变部位的营养、代谢和自觉症状，解痉止痛、加快治愈。可治疗眼睑痉挛、眼轮匝肌抽搐、眶上神经痛、绝对期青光眼、过敏性眼病、癔症性黑蒙等。

【类型】

球后封闭 1% 普鲁卡因 2 ml 做球后注射，根据情况可每 2 ～ 3 日一次。

眶周围封闭 0.5% 普鲁卡因溶液 3 ～ 5 ml，每 2 ～ 3 日一次。眶上神经痛者，注射于鼻侧眶上缘内，深 1 ～ 1.5 cm；眼轮匝肌抽搐和眼睑痉挛者，注射于颞侧眶缘外 1cm。

穴位注射 0.5% 普鲁卡因 2 ～ 5 ml 加 $VitB_{12}$ 50 μg、$VitB_1$ 5 mg，皮肤 75% 酒精消毒后，按穴位注射：太阳穴注射 1.5 ml，攒竹穴注射 0.5 ml，风池穴注射 1.5 ml，可根据情况每 2 ～ 3 天注射一次。

【注意事项】

普鲁卡因过敏者禁用。

第十五节　义眼安装技术

眼球或内容物摘除后，一般 2 ～ 3 周可配戴义眼片，也可根据术后炎症反应和结膜水肿情况决定。

配戴义眼前洗净双手，用 0.5% 安尔碘冲洗结膜囊，根据健眼角膜的颜色、大小选择义眼片，将义眼片清洗消毒后，扒开上睑，将义眼片放入上穹窿结膜囊。然后扒开下睑，将义眼下端按入结膜内。

【注意事项】

1. 义眼安装后，分泌物增多，需点抗生素眼药水，生活中注意眼部的卫生。

2. 义眼片因大小或颜色不合适可更换，正常以 5 ～ 10 年更换新眼片为宜。

3. 安装义眼前后，均应清洗、消毒双手。

4. 义眼不能用酒精浸泡和消毒。

5. 定期复查，如眼窝变浅，下眼睑松弛，义眼易滑脱，应及时更换义眼或进行眼窝成形术。

第十六节　眼部雾化

眼部雾化治疗原理是用雾化装置将药物分散成气溶胶（微小的雾滴或微粒），使其悬浮于气体中，使药物直接到达眼表起到治疗作用。

【目的】

治疗眼干燥症、眼疲劳、慢性结膜炎等眼病。

【注意事项】

角结膜水肿慎用。

第十七节　自助眼球按摩压迫法

方法是用双手食指轻轻地对眼球做上下交替的按摩动作。术后每日按摩 2 次，每次 3 分钟（30 ～ 40 次），术后坚持按摩 3 ～ 6 个月。按摩时注意不要用力过猛，力度要适中，以免导致前房出血或虹膜脱出。

【目的】

1. 手术前降低眼内压。

2. 预防青光眼术后滤过泡缩小或粘连。

【注意事项】

1. 青光眼滤过性手术术后可做眼球按摩，可预防术后滤泡缩小或粘连。保持手术通道通畅，维持眼压正常。

2. 对于无前房、低眼压者，禁止按摩，需到眼科请医生检查。

第五章

眼科常用药物

诊断、预防和治疗眼病都离不开药物。无论是全身用药还是局部用药，最终目的是为了使药物到达眼部起作用，方能产生治疗作用。由于药物的作用常受到多方面因素影响，临床用药时除应熟悉常用药物固有的药理作用外，还必须了解影响药物治疗的各种因素，才能做到合理用药，在临床治疗中发挥更好的疗效。随着现代科学技术的迅猛发展，越来越多的新药创新开发和使用为眼科临床药理学的发展奠定了基础。

第一节　中西医结合治疗眼病的优势

中西医可互相配合、互相补充，眼病诊疗完全可以走中西医结合的道路。中医是一门实践医学，注重主观经验，特别是中医眼科，仅凭四诊并不能全面认识疾病的本质，因其缺乏客观的依据，所以在一定程度上存在局限性及在病因学上的盲区。西医眼科检查技术能为临床医生诊断病情提供客观指标，有利于正确的诊治。眼科可选用西医的检查，具有客观性和必要性，可防止和纠正临床医生主观臆断，避免出现漏诊和误诊。

中草药治疗具有"简、便、验、廉"的特点，且疗效好、不良反应少，是我国宝贵的文化遗产。中医眼科多年的传统经验方剂，又结合现代眼科技术，对于每味中药进行药品含量及有效成分的分析。通过望、闻、问、切结合眼与脏腑经络的整体观念，进行辨证论治，再与现代眼科技术相结合，形成了完整的中西医结合眼科诊疗体系。

特别是较易复发、久治不愈的眼病。单纯用西药效果不佳，甚至有不良反应的，可配合选用中药治疗，多能收到良好的效果。中草药不良反应少，在祖国医学的宝库中，还有很多宝贵的治疗理念和方剂值得探索和挖掘。中医与西医有机地结合，使中医药的神奇效果逐渐显现，特别是对眼科常见病、慢性病及疑难性眼病，有独特的疗效。

一、中药在眼科治疗中的作用

1.具有协同作用，增强疗效

如含有黄连、黄柏的抗感染、抗病毒方剂的应用对治疗慢性眼部的炎症，具有提高疗效显著，且无不良反应、过敏反应的优势。

2.减少禁忌证，扩大适应证范围，缩短疗程

如活血化瘀中药（三七、红花、赤芍等）治疗视网膜血管疾病，可促进血液循环，在改善组织缺血、缺氧的症状方面，起到标本兼治的目的。

3.使用中药可以互相取长补短

中西药联用可发挥独特疗效和各自优势，目的是协同增效、优势互补、降低不良反应，提高疗效。

西医诊断同时联合使用中草药或中成药，可治疗多种眼病，目前临床已收到良好的效果，已被广大眼病患者所接受。

中医眼科门诊与西医眼科门诊的诊疗程序是一样的，从望、闻、问、切开始，配合使用西医眼科的检查手段，如眼前段、眼后段及特殊的眼科检查。

二、中医诊疗特点

1.君臣佐使，构思方剂，辨证施治。祖国传统医学注重整体调理，治疗用药着眼全局。

2.用药以使用中草药为主，选用传统的中药方剂，如活血化瘀药用于治疗眼底血栓性疾病，可促进视网膜及黄斑区出血、水肿和渗出的吸收。

具有抗感染、抗病毒作用的中药，治疗眼部慢性亚急性炎症效果好。人体使用西药抗生素可产生抗药性和过敏反应，甚至增加耐药菌，使用中药能减少西药抗生素的使用，从而让西药抗生素的使用更加合理。

中药方剂中的药物均经过中药成分的分析和细菌敏感试验，确认具有抗感染、清热解毒、抗细菌、抗病毒的作用。

第二节　眼科常用中药

我们在多年的眼科临床工作中对一些顽固易复发的慢性眼病，用西医的诊断＋中草药治疗并用，走中西医结合道路，收到了独特的治疗效果，深受广大眼病患者好评。

临床上，眼科感染性疾患多属热毒病症，用板蓝根、黄连、蒲公英等中药一起水煎口服具有清热解毒的功效，联合西药使用，可标本兼治，让眼病更快痊愈。

具有明目作用的中药，如枸杞子、女贞子、菊花等一起水煎口服，能补肝明目、平衡阴阳，对视力疲劳、恢复视力有明显的效果。

具有止血明目类作用的中药，如三七、仙鹤草、藕节等水煎口服，具有明显止血、化瘀消肿、调理气血的效果，对各种外伤和眼底出血性病变具有加快吸收，改善微循环，快速止血的作用。

一、中草药

经过多年眼科经验的积累，发现以下四种中药方剂的治疗效果满意，无不良反应。现介绍如下，供参考使用。

1.清热解毒方

【功效】

清热解毒泻肝火，具有抗感染、抗病毒作用。

【处方】

金银花 15 g、龙胆草 5 g、黄连 5 g、黄芩 10 g、菊花 10 g、鱼腥草 15 g、连翘 10 g、大青叶 10 g、栀子 5 g、蒲公英 15 g、紫花地丁 10 g、黄柏 10 g。

【适应证】

睑腺炎、急性结膜炎、睑缘炎、泪囊炎、角膜炎等眼病。对于急性化脓性感染最好配合西药治疗。

【用法】

随症加减，煎好装入密封塑料袋冷冻保存，每日 2 次，每次 1 袋（150 ml），服用时用开水加温即可服用。

2. 活血化瘀方

【功效】

活血化瘀，具有改善眼部微循环的作用。

【处方】

桃仁 5 g、三七 3 g、红花 3 g、当归 9 g、川芎 5 g、丹参 10 g、丹皮 5 g、苏木 5 g、乳香 3 g、没药 3 g、水蛭 2 g。

【适应证】

玻璃体积血、视网膜血管栓塞、结膜下出血、眼球钝挫伤、眼眶血肿、眼肌麻痹、糖尿病视网膜病变等眼病。

【用法】

随症加减，煎好装入密封塑料袋冷冻保存，每日 2 次，每次 1 袋（150 ml），服用时用开水加温即可服用。

注：此方可影响血液凝固，女性使用可引起月经量多和周期延长。月经期和出血早期者慎用。

3. 化瘀止血方

【处方】

仙鹤草 10 g、大蓟 10 g、小蓟 10 g、地榆炭 6 g、三七 3 g、茜草 6 g、侧柏叶 6 g、槐花 6 g、血余炭 6 g、藕节 6 g。

【适应证】

早期前房出血、玻璃体积血、视网膜眼底出血等各类出血性眼病。

【用法】

随症加减，煎好装入密封塑料袋冷冻保存，每日2次，每次1袋（150 ml），服用时用开水加温即可服用。

4. 补肝肾明目方

【处方】

熟地9 g、枸杞子10 g、桑葚子10 g、菟丝子10 g、楮实子6 g、女贞子10 g、覆盆子5 g、沙苑子6 g、白蒺藜6 g、决明子10 g、山萸肉10 g、葵盘提取液。

【治疗】

眼干燥症、弱视、黄斑变性、夜盲症、视神经萎缩、中心性视网膜炎、上睑下垂、眼肌麻痹、初发白内障等眼病。

【用法】

随症加减，煎好装入密封塑料袋冷冻保存，每日2次，每次1袋（150 ml），服用时用开水加温即可服用。

二、水煎剂服用和保管法

中草药可由医疗机构代煎，但不能过久保存，应将煎好的中药放入冰箱中冷藏保存。服用时用开水加温后服用。

三、自煎中药方法

1. 煎药使用砂锅、瓦罐或不锈钢锅。

2. 煎药最好用纯净水。

3. 先用开水浸泡半小时，对矿石、种子类坚硬的中草药，应先用小锤击碎再入水煎，效果更好。

4. 加水1000 ml，用大火煮沸后，改为文火煎煮20分钟，第2遍、第3

遍各煎 15 分钟。1 剂药可煎 3 次。

【注意事项】

服用中药时建议不吃任何补品、保健品,如深海鱼油、蛋白粉等。不吃辛辣、有刺激性的食物。不吃高脂、高糖食物,忌烟酒。

四、眼科常用中成药及中药制剂

不同功效的眼科常用中成药见表 4-5-1 所列,眼科不同用药方式的中药制剂见表 4-5-2 所列。

表 4-5-1　眼科常用中成药

功效	中成药
清热解毒泻火	黄连羊肝丸、三黄片、栀子金花丸、龙胆泻肝丸、芎菊上清丸等
补肝明目	明目地黄丸、复明片、磁朱丸、障眼明片、六味地黄丸等
活血化瘀	云南白药、三七片、化瘀明目胶囊等

表 4-5-2　不同用药方式的中药制剂

口服药	外用药	注射剂
障眼明片、拨云退翳丸、石斛夜光丸、龙胆泻肝丸、明目蒺藜丸、明目地黄丸、杞菊地黄丸、消朦片、金花明目丸、益脉康胶囊、复明片、复方血栓通胶囊、丹红化瘀口服液等	消朦眼膏、四味珍层冰硼滴眼液(珍视明)、熊胆滴眼液、清明滴眼液、黄芩素滴眼液、黄连滴眼液、千里光滴眼液、槟榔碱滴眼液、葛根素滴眼液、泼云散(粉剂)眼药、八宝眼药(眼膏)等	葛根素、川芎嗪、灯盏花素、复方丹参、血栓通注射液等

第三节　中医眼科特色疗法

传承我国中医药国粹和优良文化,共享健康和谐环境。简便验方的中草药治疗眼病，让广大群众更加了解中医、认识中医、受惠中医，一根针、一把草可以治疗许多眼病。充分发掘中医药潜力，发掘传统医学的特色优势、互补互用。

我家从爷爷、奶奶那一代人开始从事中医眼科，我的父亲张朝阳今年89岁，看了一辈子眼睛，治愈了无数个眼病患者。而且他的医德好，曾把自己的皮肤移植给蒙古族军属老大娘，他的事迹在鄂尔多斯黄河两岸，传为佳话，成为当地人永恒的记忆。

我父亲虽然人已年迈，但思维敏捷，还经常给我们讲他和他的父辈们的中医眼科行医经历，不忘初心，牢记使命。他还经常翻阅《中医中药大辞典》《本草纲目》，订阅了《中西医结合眼科》杂志等，让我们认真学习《新中医药法》，并把一辈子使用的眼科传统经验方传授给我们。他老人家非常鼓励和支持我们使用中草药治疗眼病。确实效果好，深受广大眼病患者欢迎。

我们一定要继承中医眼科，使用传统的中草药水煎剂，但水煎剂熬制不方便。为了发扬和传承中医眼科，父辈们鼓励我们要继承和创新，开发中药制剂剂型改进为水丸剂、胶囊剂及口服液等新剂型。我院与内蒙古医科大学协作研究开发中药方剂的检验质量标准，依托高校药学科研优势，开发创新眼科传统中药制剂。中医眼科薪火相传，更好地服务于广大眼病患者，这是他老人家毕生最大的夙愿。

中医治疗眼病多通过刺激穴位结合心理疏导，现代研究表明，其可提高人体细胞活性，增强人体免疫功能，改善眼部症状。具有操作简单、费用低廉、疗效明显，有利于眼病康复的优点。

临床发现，中医治疗眼睑痉挛、眼眶疼痛、眼肌疼痛、调节疲劳、癔症性黑蒙等，疗效显著。

一、中医眼科针灸治疗

针灸治疗眼病，操作简单、费用低、无不良反应。它以经络辨证为原理，提高机体的疼痛阈和对疼痛的耐受阈，有良好的止痛效果。还可以疏通经络、改善微循环，增强抗病能力，有助于修复损伤的神经。也可以用于防病保健。

【适应证】

眼眶神经痛、调节疲劳、癔病性黑蒙、眼睑痉挛、上睑下垂、眼肌麻痹等。

【常用穴位】

睛明、攒竹、丝竹空、瞳子髎、阳白、鱼腰、四白、承泣、球后、上明穴。常与眼周围穴位配用的远端穴位有尺泽、列缺、内关、神门、合谷、曲池、外关、肩中俞、三阴交、太冲、足三里、光明、肝俞、昆仑、气海。

二、耳尖放血疗法

耳尖放血疗法也是祖国医学治疗眼病的传统方法。多用于治疗睑腺炎、结膜炎等。缓解急性炎症有明显效果。操作方法为：取血糖仪的采血针，在耳尖部用碘伏消毒后迅速刺入耳尖部皮肤 1.5 ～ 3.0 mm，放出少量血液，同时配合抗生素眼水滴眼。

三、按摩眼周穴位

以眼睛为中心压眼球、推眼睑，轻度按揉压迫眼眶上的穴位，舒筋活络，促进眼周的血液循环。

操作方法：用食指指腹按揉眼眶上的攒竹穴（眉毛内侧边缘凹陷处）、瞳子髎穴（眼外眦旁，眼眶外侧缘处）、球后穴（眼眶下缘外 1/4 与内 3/4 交界处），每个穴位按揉 60 秒，连续做 3 次。这 3 个穴位都有明目、改善眼疲劳、改善局部血液循环的作用，同时还能恢复眼睛的生理调节功能，提高视力。

第四节　现代滴眼剂

滴眼剂是眼科广泛使用的剂型，常用的有眼药水、眼膏、眼用凝胶等，常用于治疗结膜、角膜、巩膜和虹膜睫状体的病变（表 4-5-3）。它的缺点是最终进入眼组织的量很少，生物利用度低，欲提高滴眼剂的眼内渗透性，必须要考虑以下方面的问题，以便提高治疗效果。

1. 药物本身的属性直接影响药物在眼内的渗透性。

2. 药物的溶解度。

3. 药物的浓度。

4. 一日滴眼的次数。

5. 药物的剂型及辅助剂等。

市售的眼药品种繁多，自购眼药已成为"家常便饭"，最常用的是缓解视疲劳、眼干燥症的眼药水。其功效不同，大家需要掌握其适应证后选择应用。切记治疗眼病不能完全依赖眼药水，还应配合做好眼保健，综合性地治疗。

去巩膜上血丝的眼药水 治标不治本，盐酸萘甲唑啉（视必佳）具有收缩眼表血管的作用，可减轻眼部充血，长期使用可造成瞳孔散大，结膜血管变粗大，会产生依赖的风险，中老年人可诱发青光眼急性发作，全身可致血压升高，加重心血管疾病的风险。

带来清凉感的眼药水 可改善症状，如珍珠明目液、熊胆眼药水，点眼后有清凉感，可暂时缓解眼干燥症，长期点眼没有其他治疗效果。最安全的眼药水还是无防腐剂、单只小包装眼药水。

眼药水一般每天滴 2 ～ 4 次，每次 1 ～ 2 滴（40 ～ 60 μl），滴完后闭眼休息 5 ～ 10 分钟。眼药水滴多了，不仅眼药水中的防腐剂会对角膜结膜造成损害，有些眼药水还会沿着鼻泪管进入鼻腔，通过全身吸收中毒。

眼药膏，需挤入结膜囊 1cm，用药后闭目休息即可。

表 4-5-3　常用滴眼剂

治疗类型	常用滴眼剂	用途
表面麻醉药类	0.5% 盐酸丙美卡因滴眼液（爱尔凯因）、0.5% 丁卡因滴眼剂	用于浅表眼科手术（如超乳白内障手术）或眼科检查，主要麻醉结膜和角膜面，一般点眼 10 秒钟后开始起到麻醉效果

治疗类型	常用滴眼剂	用途
消炎抗菌类	滴眼用利福平、盐酸林可霉素滴眼液、妥布霉素滴眼液、硫酸庆大霉素滴眼液、氧氟沙星滴眼液、氯霉素滴眼液、盐酸环丙沙星滴眼液、盐酸洛美沙星滴眼液、红霉素眼膏、妥布霉素地塞米松滴眼液（典必舒）、0.5%盐酸莫西沙星滴眼液、四环素可的松眼膏、氧氟沙星眼膏、盐酸洛美沙星眼用凝胶等	用于眼睑、泪器、结膜、角膜、虹膜、睫状体的细菌感染性炎症的治疗及眼外伤、眼科手术前和手术后感染的预防和治疗
抗病毒类	碘苷滴眼液、阿昔洛韦滴眼液、利巴韦林滴眼液、酞丁安滴眼液、盐酸羟苄唑滴眼液、重组人干扰素 a1b 滴眼液等	用于病毒性结膜炎、角膜炎等眼部病毒感染性眼病的治疗
抗真菌类	氟康唑滴眼液、那他霉素滴眼液（那特真）等	用于真菌性角膜炎的治疗
激素类	醋酸泼尼松龙滴眼液（百力特）、氟米龙滴眼液、醋酸可的松滴眼液、妥布霉素地塞米松滴眼液等	用于眼前节慢性炎症性疾病，如虹膜炎、巩膜炎等的治疗
抗过敏类	色甘酸钠滴眼液、马来酸非尼拉敏盐酸萘甲唑啉滴眼液（那素达）、洛度沙胺滴眼液（阿乐迈）、富马酸依美斯汀滴眼液（埃美丁）、盐酸奥洛他定滴眼液等	用于过敏性结膜炎等过敏性眼病的治疗
滋润类	右旋糖酐羟丙甲纤维素滴眼液（泪然）、硫酸软骨素滴眼液、重组牛碱性成纤维细胞生长因子滴眼液（贝复舒）、复方氯化钠滴眼液（替若）、羧甲纤维素（潇莱威）、玻璃酸钠滴眼液、卡波姆眼用凝胶等	用于干眼症的治疗，具有营养角膜，持久角膜润滑的作用
散瞳、睫状肌麻痹类	硫酸阿托品眼用凝胶、复方托品酰胺滴眼剂、去氧肾上腺素滴眼剂（新福林滴眼液）等	用于散瞳检查，治疗色素膜炎
降眼压类	硝酸毛果芸香碱滴眼液、盐酸地匹福林滴眼液、噻吗洛尔、盐酸倍他洛尔滴眼液（贝特舒）、盐酸卡替洛尔滴眼液（美开朗）、盐酸可乐定滴眼液、葛根素滴眼液、布林佐胺滴眼液（派立明）、曲伏前列素滴眼液（苏为坦）等	用于治疗青光眼

续表

治疗类型	常用滴眼剂	用途
防治白内障、玻璃体混浊类	吡诺克辛滴眼液、吡诺克辛钠滴眼液（白内停）、苄达赖氨酸滴眼液、氨肽碘滴眼液等	用于防治白内障、玻璃体混浊
修复角膜类	小牛血去蛋白提取物眼用凝胶、重组牛碱性成纤维细胞生长因子眼用凝胶（贝复舒）等	治疗角膜溃疡、外伤等，可快速角膜修复，改善角膜营养
眼保健类	四味珍层冰硼滴眼液（珍视明）、珍珠明目滴眼液、七叶洋地黄双苷滴眼液等	缓解眼疲劳
防治假性近视类	夏天无滴眼液、0.05% 阿托品、地巴唑滴眼液、托吡卡胺滴眼液等	防治儿童假性近视

第五节　眼科局部和全身用药

要合理、正确地选用眼药水，最好经过眼科医生诊断后，依据处方购买和使用，不要滥用眼药。

眼科全身用药（口服或注射），药物通过吸收直接进入血液，然后通过血—眼屏障渗透到眼内，血液中的药物浓度高，自然进入眼内的药物量就多。此外，还要注意药物的不良反应、药物的相互作用，特别是两种以上药物同时使用或先后序贯使用药物之间的相互影响（相加作用、增强作用、拮抗作用），应该综合分析、正确合理用药。

一、局部眼科诊断用药

2% 荧光素钠　角膜染色剂，用于诊断角膜的病变。

0.3% 荧光素钠　用于视网膜血管荧光造影。

玻璃酸钠、甲基纤维素　用于三面镜、前房角检查，可保护角膜，也可用于内眼手术等。

吲哚菁绿 用于脉络膜血管造影（ICGA）。

二、全身眼科用药

1. 激素类药物：泼尼松、地塞米松、甲基强的松龙、曲安奈德等。

2. 抗感染类药物：青霉素类、丁胺卡那、洛美沙星、阿奇霉素、万古霉素、庆大霉素、红霉素、左氧氟沙星、莫西沙星等。

3. 抗真菌类药物：制霉菌素、两性霉素 B、克霉唑等。

4. 抗病毒类：病毒唑、疱疹净、阿糖腺苷、无环鸟苷、羟苄唑、聚肌胞等。

5. 维生素类药物：VitAD、VitB$_1$、VitB$_2$、VitB$_6$、VitB$_{12}$、VitE、VitPP（烟酸）、VitP 芦丁、VitC 等。

6. 血管扩张剂：山莨菪碱、烟酸、地巴唑、芦丁、盐酸氟桂嗪胶囊、长效硝酸甘油、银杏叶滴丸、速效救心丸、樟柳碱注射液（灵光）、心痛定等。

7. 改善微循环类药：复方樟柳碱、脉络宁、葛根素、川芎嗪、血栓通（三七提取）、复方丹参、毛冬青、灯盏花素、胰激肽释放酶（TPK）、羟苯磺酸钙胶囊、羟苯磺酸钙胶囊等。

8. 抗血小板药、抗血液凝固类药：阿司匹林、硫酸氢氯吡格雷（波立维）、肝素、蝮蛇抗栓酶、尿激酶（UK）、双嘧啶胺醇（潘生丁）、降纤酶等。

9. 帮助玻璃体、眼底出血吸收类药物：普罗碘铵注射液、眼氨肽滴眼液、碘化钾、卵磷脂络合碘片、透明质酸酶等。

10. 抑制血管内皮细胞增殖和抗新生血管类药：康柏西普眼用注射液、雷珠单抗，玻璃体腔内注射，每次 0.05 ml，可以治疗老年性湿性黄斑变性。其中康柏西普眼用注射液是我国自主研发，具有自主知识产权的生物创新药，具有多靶点、有效时间长的特点，可减少重复治疗次数，降低了治疗成本和风险。

11. 抗血管硬化剂、降血脂类药：烟酸肌醇脂、吉非罗齐、安妥明等。

12. 营养、恢复神经类药：甲钴胺片（弥可保）、胞二磷胆碱、鼠神经生长因子等。

13. 免疫抑制剂：环磷酰胺、丝裂霉素、氟尿嘧啶、赛替派、硫唑嘌呤片（依木兰）等。

14. 降血压类药：卡托普利、降压灵、利血平、尼群地平等。

15. 酶及生物制剂：辅酶 A(CoA)、三磷酸腺苷（ATP）、氢溴酸加兰他敏、细胞色素 C、肌苷等。

16. 止血类：维生素 K、安络血、止血敏、6- 安基乙酸等。

17. 高渗降眼压类药：甘露醇、乙酰唑胺（醋氮酰胺）、甘油、异山梨醇等。

第六节　滴眼液的正确使用方法

点眼药治疗眼病是眼科最常用的给药方法，是简单、无痛苦、最方便的用药途径。但要想收到事半功倍的效果，使用眼药时应注意以下几点：

一、滴眼药前后的注意事项

观察有效期　先观察眼药有效期，滴眼液超过保质期后，不仅起不到治疗和保健作用，眼药水还有污染眼部的可能。如果眼药水打开过久，一是水分蒸发导致药物浓度增加，会增加眼部的刺激性。二是眼药水中防腐剂增多，会对角膜造成严重损害。

确定药名　滴眼药前必须看清药物名称，老年患者可戴老视镜以识别清楚，以防误滴。生活中曾有患者将牙痛水、脚气水误点入眼内，造成严重伤害的案例。也有误将阿托品眼药水点入眼内导致瞳孔放大，诱发青光眼的案例。

使用期限　大剂量包装眼药水打开后，冬天可使用 2 周；夏天使用 1 周为宜。由于大多包装含防腐剂，最好选用小支单日剂量的眼药水，使用方便，药水不易污染。

正确滴法　如图 4-5-1，点眼前首先应洗净双手，医务人员应消毒、清洗手部以免交叉感染。然后用消毒棉签，清洗干净患眼的分泌物。如一只眼要滴 2 种以上药物，则两药给药要间隔 10 ～ 20 分钟，以免降低药效。

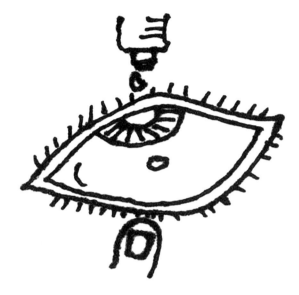

图 4-5-1　点眼药方法

别人帮忙　眼药水应让他人给滴，自己为自己点药不仅容易让眼药瓶口接触眼部，眼药水易污染，还有碰伤角膜的可能。

先溶后滴　水溶液可直接滴眼，混悬液剂须摇匀后使用。如白内停、利福平等眼药水盒中的片剂不是口服的，而是要加入"药水"——溶媒中充分溶解后再滴眼，否则滴的只是缓冲溶媒。这样的先溶后滴式眼药水是为了提高药物的稳定性，增加疗效。

药水与眼膏使用顺序　若眼药水和眼药膏（凝胶）同时使用，应先用眼药水，休息片刻后再点眼药膏。眼药膏在眼内存留时间和药效均较长，故应在夜间休息、睡前或包扎前点用。而白天点眼膏会遮挡视线，且眼球转动会将眼膏排出眼外，直接影响治疗效果。

小心药源性眼病　抗生素眼药不能乱滴，长期滴用抗生素眼药一方面可导致药源性结膜炎，另一方面也容易产生耐药性。点用抗生素眼药水 5 天无效要换药或找医生咨询，具体治疗方案要请专科医生帮忙制订。

眼药保存 眼药宜存放在密闭、凉暗、避光处。因为温度、光线、时间是影响药效的三大因素，可加速药物分解，使其失效。

二、自购滴眼液的注意事项

一些眼科小病不愿看医生，很多人常常自诊自治，到药店自购眼药使用，要想买对用对，需要大家做到：

先读"适应证" 明明白白用药，细读"注意事项"踏踏实实用药，"慎用"和"禁用"千万要遵守，超"适应证"用药风险大。

有针对性选购 选购滴眼液要有针对性，最好对自己的眼病有准确的了解。否则，应求治眼科医生，让医生做出准确诊断，再去选药用药，才能保证用药正确有效。

三、根据自觉症状正确选购眼药

1. 眼部疼痛，有黄白色分泌物，考虑细菌感染可选用抗生素滴眼液，如氧氟沙星、妥布霉素滴眼液等。

2. 如分泌物是水样分泌物，考虑病毒感染，应选用抗病毒滴眼液，如羟苄唑、病毒灵、疱疹净等。

3. 眼干燥症可选用人工泪液，如玻璃酸钠、维生素 A 棕榈酸酯眼用凝胶等。

4. 轻度近视可选用托吡卡胺滴眼液、四味珍层冰硼滴眼液、七叶洋地黄双苷滴眼液等。

5. 白内障可选用法可林滴眼液、牛磺酸滴眼液、吡诺克辛钠滴眼液等。

四、慢性眼病患者忘记点药怎么办？

1. 每天在固定的时间点药，慢慢养成习惯，把点药当成日常生活，如吃饭、洗脸、刷牙一样，而不是额外的负担。

2.尽量保持有规律的生活，无规律很容易忘记点药，而且无规律的点药对治疗不利，特别是青光眼患者更要按时点药，才能保持眼压的稳定和治疗效果。

3.充分利用各种提醒用药的资源，手机设定闹钟或请家人或者同伴监督和提醒自己，一定按时点药。

4.外出旅游、出差等一定记住随身携带药品，并防潮湿、高温、日晒，妥善保存。

第七节　药源性眼病

一、眼药使用禁忌证

1.对磺胺类过敏者，不能用磺胺醋酰钠滴眼液。

2.喹诺酮类眼药水婴幼儿禁用，其可使婴幼儿关节软骨受损，使骨生成受阻，妊娠、哺乳期及18岁以下未成年人也应避免局部或全身使用，以免影响骨骼发育。

3.青光眼患者禁用硝酸甘油。

4.心脏病、哮喘病患者禁用马来酸噻吗洛尔滴眼，因过量可导致心律不齐、心功能紊乱诱发哮喘发作。

5.糖皮质激素，如可的松、地塞米松、氟米龙、典必殊等眼药在眼科临床很常用。但应严格掌握适应证，遵医嘱使用，否则可造成严重后果，如角膜溃疡患者使用可导致溃疡穿孔，长期使用可引发激素性青光眼、白内障的可能。

二、治疗心血管病的药物对眼睛的影响

降血压药物　可致视力模糊、复视、弱视、球结膜充血。

抗心律失常药　可致视力障碍、畏光、复视。

治疗慢性心功能不全药物 可致视物模糊、色视症。

治疗心绞痛药 可致眼压升高（青光眼发作）。

降血脂药 可致视物模糊、眼内出血、高眼压等。

以上药物可在病情平稳或医生指导下减量服用或停用，不良反应会减轻或消失。可引起药源性眼病的药物如表4-5-4所示。

表4-5-4　药源性眼病与相关药物一览表

药源性眼病	导致药源性眼病的药物
上睑下垂	苯巴比妥、胍乙啶、苯妥英钠、长春新碱
近视	毛果芸香碱、甲硫酸新斯的明
远视	苯海拉明、马来酸氯苯那敏片（扑尔敏）、阿托品
复视	苯妥英钠、卡马西平、吲哚美辛肠溶片（消炎痛）、长春新碱
结膜炎	可卡因、洋地黄
角膜混浊	可卡因、疱疹净，长期点用含防腐剂的眼药水，长期服用氯丙嗪、维生素D
青光眼	全身或局部使用糖皮质激素，如可的松、地塞米松、泼尼松
白内障	氯丙嗪、白消安、卡马西平片、三氟拉嗪，长期使用糖皮质激素、毛果芸香碱
视神经萎缩	长期大剂量使用氯霉素、异烟肼
眼球震颤	巴比妥类、卡马西平、苯妥英钠
上斜视	甲氧氯普胺（胃复安）、奋乃静、三氯拉嗪
色觉障碍	氯喹、抗癫痫药、洋地黄、"伟哥"等
眼球突出	长期大剂量使用维生素A

由于治疗需要，患者很难完全避免上述的药物使用。遵医嘱用药并定期眼科检查是趋利避害的有效措施。熟悉一些可损害眼睛的药物是安全用药的

有力保障。

三、保健品

目前,市场上琳琅繁目的眼保健品,如"草木配方"护眼液、各种中药眼贴、艾灸治疗仪、眼保健仪、近视眼治疗仪等,网络商品交易量很高。也有从国外代购眼药水, 这些产品价格昂贵,并不适合所有患者,最好不要在没确诊眼病问题之前随意尝试,轻者无效,重者会使症状加剧,可能使情况变得更糟。在此建议广大眼病患者,必须擦亮眼睛,识别五花八门的眼保健品,不要花冤枉钱。如果一定要吃,最好在医生的指导下用药。

四、"网红"滴眼液、洗眼液

由于"网红""进口"的滴眼液、洗眼液包装精美,广告诱人,标签上面常常写着添加了某种维生素和植物精华,能保护角膜、消炎灭菌、缓解疲劳、减轻红血丝等,滴眼后 5 分钟内红血丝消失,看东西清晰,闪电般地解决眼睛干涩和充血问题。宣传导向年轻女性,尤其是戴接触镜、美瞳及使用电子产品、经常化妆的人群。这些滴眼液滴眼后确实清凉舒适,深受年轻女性的青睐,而且会越来越依赖,使用也越来越频繁。殊不知,眼药水和洗眼液内含有防腐剂、血管收缩剂、缩瞳剂、抗过敏等 20 多种成分,只能暂时缓解症状,长期使用可产生依赖性,还会引起眼结膜血管扩张、反应性充血,并有反跳现象,会使泪液分泌减少,破坏角膜表层黏蛋白,还会导致眼睛自我防御系统破坏。如果使用了含有抗生素的滴眼液,还可以破坏眼睛菌群,导致细菌产生耐药性,甚至会诱发青光眼的危险,所以,建议不要盲目使用。如果有超过 3 天不能缓解的眼部不适,要去眼科就诊,不能擅自自治和等待。

此外,眼睛内根本没有杂质,不需要清洗,泪液本身含有天然成分,如溶菌酶及矿物质,既能滋养眼睛,也能清洁杀菌。如需冲洗,其实生理盐水是最好的一种洗眼液。

第八节　家庭常备药物

很多家庭中都备有小药箱，主要为了应急和方便治疗一些常见小伤病或慢性病。药箱中需要准备哪些药，哪些药又该即时淘汰？我来帮您好好整理一下，如表 4-5-5 所示：

1. 老年人应备硝酸甘油、速效救心丸。

2. 经常用手机者可备治疗眼干燥症的眼药。

3. 儿童眼保健，应备四味珍层冰硼滴眼液或七叶洋地黄双苷滴眼液等。

管好家庭药箱常用药品登记表，登记药物名称、规格数量、适应证、用法与用量、有效期、注意事项、存放注意等，即时清除过期药。

表 4-5-5　家庭药箱常备药物

解热镇痛类	阿司匹林、去痛片、布洛芬缓释胶囊（片）
治疗感冒类	新康泰克、速效感冒胶囊
治疗胃痉挛	多潘立酮片（吗丁啉）、山莨菪碱
通便类	开塞露、酚酞片（果导片）
抗过敏类	马来酸氯苯那敏片（扑尔敏）、盐酸苯海拉明片、醋酸泼尼松片
眼药类	妥布霉素滴眼液（托百士）、氧氟沙星滴眼液、色甘酸钠滴眼液
外用消炎药	碘伏、75% 酒精、84 消毒液
卫生材料类	创可贴、纱布块、棉签、冰袋、手电筒、眼科剪、眼科镊、绷带等

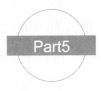

Part5

第五篇

全方位眼睛保健

当眼睛健康时，我们要么忽略它的存在，要么就想办法让它成为美丽的一部分。而防护意识往往很淡薄，有时甚至还会怪罪它"怎么没看清？"眼睛作为身体的一部分，其实我们对它了解得还不够多，也不知道如何进行科学眼保健，更不知道在驾驶车辆时为什么速度越快视野越小。

不同职业、不同年龄和不同性别对眼睛的使用习惯不同，眼睛面临的潜在威胁也不同，易患的眼病也是千差万别。那么您该如何选择护眼方法？蓝光眼镜真的万能吗？本篇文章一定会有您想要的答案。

第一章

不同人群的眼睛保健

医生通过健康的知识传播，提高全民爱眼护眼的意识，帮助患者理解和认识自身疾病，树立科学的眼病防治观念。知识传播方式不同，可以是医护人员的口头讲授，可以是阅读指导，也可以通过实物、教具、图片演示……，目的是使患者获得眼科知识和简单实用技能，在日常生活中能做好自我保健、自我观察、自我治疗、自我护理、自我预防、自我急救、自我监护、自我管理。

第一节　中老年人眼保健

随着年龄的增加，眼部组织结构和功能逐渐退化，许多眼科疾病也会随之而来。故在老龄化的今天，老年人眼保健显得格外重要。下面介绍有关老年人眼保健的有关知识。

1. 均衡饮食（少盐少糖），多食新鲜蔬菜和水果。起居生活要有规律，不要过于劳累，注意休息，保持充足的睡眠，适当运动，控制吸烟，禁止酗酒。

2. 养成良好的用眼卫生习惯，看书报戴合适的老视镜。在强光野外活动时，戴遮阳帽、防紫外线眼镜，保护眼睛。

3. 注意全身疾病的防控，如糖尿病、高血压、高血脂、动脉硬化等全身性疾病，可有效减少眼部疾病的发生。

4. 定期眼科检查，发现眼病及时就医，并遵医嘱按时复查。

5. 对有眼病患者，应多学习眼病知识，阅读与本人眼病有关的图书，做好医嘱记录和眼病康复笔记。不要迷恋保健品和虚假广告，应该科学防治。

老视的自我保健

老视虽然是老年人必然发展的趋势，但如果注意眼的卫生，注意保护视力，仍然可以延缓老视的发生。怎样推迟老视呢？可以通过各种眼保健方法推迟老视，同时还能防止上睑下垂，改善眼肌调节，减轻眼肌痉挛、淤血，保持其气血通畅。

冷水洗眼　每天早晨洗脸时，用毛巾浸泡在冷水中，然后稍稍拧干冷敷双眼，擦洗脸部及眼周围肌肉，洗完后用双手轻轻搓揉眼部 20～40 次。

经常眨眼　利用一开一闭的眨眼方式来振奋眼肌，闭眼时停留时间略长一点。同时用双手轻柔眼睑，以增加眼球的湿润度。

热敷眼部　每晚临睡前，用 45～50℃ 的热湿毛巾覆盖在额头和双眼部位，热敷 3～5 分钟。

合理膳食　多食富含维生素、优质蛋白质的食物，如瘦肉、鱼、蛋、牛奶及新鲜水果、蔬菜等。经常吃黑豆和黑芝麻可使视力减缓衰退。

按摩眼睛　两手食指弯曲，从内眼角横揉至外眼角，再从外眼角横揉至内眼角，用力适中，横揉 100～150 次，再用食指指腹按双侧太阳穴 70 次。每日晨、晚各做 1 遍，不仅可推迟老视，还可以预防白内障等慢性眼疾。

常做眼保健操　每天可做 1～2 次，每节可做 20～30 下，按摩手法要轻缓，至局部有麻胀感为止。

视力也是一种有限的资源，应正确合理用眼，爱护眼睛，让光明陪伴一生。

第二节　儿童眼保健

家长都希望孩子有一双明亮的眼睛，让孩子看清五彩缤纷的大千世界。但在门诊，我们经常会遇到一些孩子差一点或已经失去了"看"的能力。作为医生，看到这样的"小病号"很心痛。排除先天性因素，眼睛在孩子不同的成长阶段有着不同的潜在"威胁"，孩子对眼睛的保护知识几乎为零，作为孩子的监护人，家长必须担负起保护孩子眼睛的责任，学习更多的眼睛保健知识。

一、学龄前眼保健

教儿童学会看视力表，每年检查 2 次视力，并观察眼位，如发现斜视应及早诊治；如有远视应尽早配镜矫正，以预防或矫治弱视。这时期的儿童好奇心、模仿性强，活泼好动，应教育孩子勿玩耍小刀、剪子、锥子、削尖的铅笔等尖锐物品，防止刺伤眼球引起眼外伤，禁止玩耍爆竹、发令枪、气枪等危险物品。

二、学龄期眼保健

要教育孩子在看书写字时，保持良好的姿势，不躺在床上看书，不在太阳直射下或光线昏暗处看书，看书 45 分钟后应休息一会，起立远眺，放松调节，保护视力，预防近视。从小养成良好的用眼习惯，并定期检查视力，发现视力下降时及时检查，需戴眼镜时及时配戴。

第三节　女性眼保健

女性特殊时期及不同的年龄段，眼病的发病也有所不同。

1. 儿童期

女孩先天好做手工活，但捏弄小剪、小刀、缝线针这些危险的物品较易发生眼外伤。家长和保育员应加强看管，以免发生意外。

2. 女性月经期

月经来潮时，机体抵抗力下降，眼干燥症、结膜炎、青光眼、急性结膜炎、虹膜炎好发，症状易加重，病情易反复。而且易发生视力疲劳、视力模糊、黑眼圈、球结膜水肿（或出血）、眼睑水肿、视野缩小、暗适应能力下降等症状。

因此，经期不要劳累，注意保暖，不要过度用眼、戴接触镜，多食新鲜蔬菜。有眼病及时就诊。

3. 青年期

女性多从事精细活，对眼睛视力要求较高，故近视发生率高。应鼓励女孩打球、放风筝、远眺，少吃些甜食，可多吃含钙食品、坚果类、牛奶等食物。

4. 孕期

妊娠期高血压可引起视网膜水肿、渗出、出血、视网膜脱离及视乳头水肿等，最终引起视力下降。怀孕后，女性体内因黄体酮分泌量增加及电解质不平衡，易引起角膜水肿、晶状体内水分增加。孕期发生的屈光不正，可在产后 1 周恢复正常。屈光不正如需配镜，应在分娩后 1 个月配镜，并确保屈光度数的稳定和准确。

5. 分娩期

由于分娩导致血压升高，可导致结膜或视网膜出血、水肿，引起视力下降，分娩用力过度也有可能引起视网膜脱离。

6. 哺乳期

哺乳期可能由于内分泌失调，常会患有视神经乳头炎、视神经萎缩、视网膜黄斑区病变。哺乳期妇女如有视物不清、变形，很可能发生了视神经炎，应及时到医院眼科查眼底，及早治疗。

7. 更年期

更年期女性近视力模糊，应配戴老视镜。眼部视物昏花、头晕目眩、眼睛干涩、视物变形等可给予口服谷维素片、叶黄素。适量服用枸杞子、豆制品、奶制品，多食用新鲜蔬菜。

8. 老年期

老年女性易患眼病有老年性白内障、青光眼、老年黄斑变性、眼底动脉硬化等，应定期查眼睛，发现眼病及时治疗，还有一些女性朋友易患溢泪症，常见于泪道阻塞、慢性泪囊炎、慢性结膜炎、睑裂斑、眼睑黄色瘤、过敏性结膜炎等。

节约用眼、少看手机、电视，多吃新鲜蔬菜及含有维生素的水果，注意营养补充，可多吃豆制品、奶制品等，也可以口服叶黄素。

第四节　农牧民眼保健

农民在田间地头劳作或在夏秋收农忙时节是眼病高发时期。牧民在野外放牧，长期遭受风沙和阳光紫外线的影响，容易引发许多眼表病，如翼状胬肉、白内障、眼外伤等。

农业眼外伤也是农牧民好发眼病，因为他们经常接触葵花杆、玉米杆或树枝，被植物划伤眼睛的概率很高，较易引起角膜霉菌感染，数月难以治愈，甚至可致盲。农牧民朋友在生产劳动时应加以注意，建议不要用脏手揉眼，也不要冲洗，以防加重感染，应立即到医院诊治。

农民田间使用农药除草剂，眼部要佩戴防护眼镜，如果伤及眼睛应立即用清水冲洗，不要使用肥皂、洗面奶等，立即到医院就诊。

农牧民户外活动较多，在强烈的阳光下，需要额外注意我们看不见的眼部杀手——紫外线。

太阳光中强烈的紫外线，可通过眼球的透明介质（晶状体）直达视网膜（黄斑）。日积月累的紫外线照射引起眼部的损害不容忽视。强紫外线长时间照射可引发白内障和黄斑变性，还可引起翼状胬肉、睑裂斑等眼表病。特别是高海拔，低纬度地区，紫外线照射强度更大，皮肤晒黑了，眼病高发了。所以，更不能裸眼正视（太阳）强光，它有直接灼伤黄斑的危害（亮瞎眼）。

【防护】

夏天日照强烈，外出一定要做好眼睛的防晒工作。如佩戴防晒眼镜、遮阳伞、避光帽，它们有阻隔遮紫外线的作用，可减少紫外线辐射，特别是儿童及老人更应佩戴。儿童由于瞳孔大、透光率高、户外玩耍多，是高危人群。老年人由于积累的紫外线照射时间长，老年性白内障，黄斑变性高发，是特别需要保护的人群。除了要戴眼镜进行防护，生活中还需多补充新鲜蔬菜、水果及含叶黄素多的食物，它们有抗氧化和增加维生素C的作用，可有效对抗光化学反应产生的自由基，有助于暴晒损伤的恢复。

第五节　工人眼保健

加强劳动防护设备，做好个人安全防护；改善生产环境和劳动条件；学习眼外伤的防护知识，提高工人爱眼护眼意识的教育；电焊工应使用专用电焊头盔，近距离精细工作要有良好的照明；工间休息时要向远眺望10～20分钟，或做眼保健操和体操，以减少视力疲劳；定期健康体检和眼科检查，注意营养均衡，锻炼身体，增强体质。

第六节　电脑办公人员眼保健

从事电脑工作的职员，眼部保健应做到：

1. 办公室的环境

夏天，空调一方面为我们送来了舒适的冷风，会加强眼表泪液的蒸发。另一方面又带走了眼睛的水分，加重眼干燥症和视力疲劳的发生。建议不能长期使用空调，更不能直吹面部。

2. 电脑办公

长时间使用电脑，近距离用眼，对眼睛的伤害比较大。事实证明，即使戴蓝光防护眼镜也不能完全替代眼睛休息15分钟对眼睛的保护。此外，还要注意电脑与眼的位置、距离（图5-1-1）及电脑屏的颜色和字号。

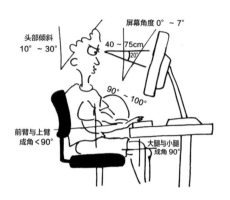

图 5-1-1　电脑办公正确姿势

3.饮用菊花枸杞茶，方法是用菊花、枸杞各 5 克，开水直接冲泡当茶饮。

4.眼部热敷或雾化。

5.多运动，均衡饮食。

6.不能过度用眼，每天坚持做眼保健操，休息时向远方眺望。45 岁以上的人，近距离用眼，应配戴合适的老视眼镜。

第七节　"低头族"眼保健

现代社会中手机、电视、Pad 等电子产品几乎成为了生活的必需品，在公共场所，随处可见"低头族"（图 5-1-2），看视频、玩游戏、刷微博、微信……殊不知这些小小的屏幕不断地侵袭着我们的眼睛。

有 3 岁的小孩玩微信、游戏玩得特溜，天天不离手机或 pad。中小学生夜间在被窝里通宵达旦玩手机或 pad。成年人平均每天差不多每 10 分钟就看一次手机。根据调查，95% 以上的人都有不良的用眼习惯，其中在交通工具上使用手机或 pad 的约占 80%，不正确姿势（躺着或趴着）看手机或 Pad，以及在黑暗环境中或强光下使用手机或 Pad 的人数也不少。

如果大家认为互联网是年轻人的专利，那你们可能错了。近些年老年人也成倍地加入了网络文化的"大军"，他们像年轻人一样，不管走路、坐车、吃饭还是休息都在低头看手机，在网络的世界里消磨时间，成为他们的精神寄托，有的痴迷者半夜不睡，挑灯夜战只为追剧、看电影、发朋友圈、看电子书等。

殊不知，持续长时间看手机不仅可导致近视眼度数增加或假性近视，因为眨眼次数减少，泪膜破裂时间也会缩短，还容易患结膜干燥症。对于老年"低头族"的眼睛健康带来的隐患更是巨大，我见到5位七旬老翁因长时间玩手机，引发双眼急性青光眼发作，还与不少老年朋友在暗光下长期使用手机，引发视力疲劳，加重老视、眼干燥症、眼睑痉挛、黄斑变性、白内障，不能不引起社会的关注。

此外，手机或平板电脑这类电子产品，显示屏中还存在一个"隐形杀手"——高能蓝光，它会损害视网膜和黄斑。其主要症状有眼睛酸涩、视力疲劳、模糊、背颈部肌肉酸痛或僵硬不适，轻者可导致工作效率下降，重者可导致视力减退及关节病变。

您相信吗？连续看手机30分钟可致视物模糊、有虚影，休息20分钟视力才能恢复正常。从小到老看手机，眼睛很累，眼健康亮红灯，眼科医生就更忙了。

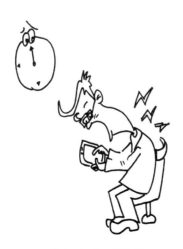

图 5-1-2　低头族

【预防】

1. 眼睛离屏幕远一点，屏幕与眼睛平行或低于 20° 为宜，手机屏背景颜色最好调成浅绿色或蓝色，把字调大些。减少灯光的反射和闪耀。屏幕经常清洁无尘。

2. 不要长时间持续使用手机，使用半小时应该休息 15 分钟。要向远方的蓝色天空眺望，做眼保健操、眼部雾化、热敷，放松眼部肌肉，缓解视力疲劳和眼干燥症。多眨眼保持眼部湿润，防止角膜干燥，对有屈光不正的眼病到眼科咨询，验光后配戴矫正眼镜。

3. 室内应有一定的照明，使用空气雾化机；多参加文体活动和户外运动。

4. 定期做眼科检查，多吃新鲜水果和蔬菜，多饮用枸杞菊花茶。

5. 风筝疗法：调养身心，保持好的心态，自控手机使用时间和频次，增加兴趣爱好，培养良好的情绪，多关注自己的身体，抬头看看蓝天，低头综合征就少了。

6. 减少和摆脱手机的控制，用眼时间"碎片化"，减少连续用眼的时间。手机要看，先浏览一下，分主次，有用的、重要的看，不重要的不看，不上网看电影、玩游戏，这些是最伤眼的。

7. 多参加健康有益的文体活动，将精力从网络中抽离出来。全社会更要发扬亲情孝道，关爱帮助"银发低头族"老年朋友，在科学用眼的网络生活中享受灿烂的夕阳红。

第八节　驾驶员的眼保健

随着社会进步和人民生活水平的提高，进入小康社会的今天，家用汽车已普及，基本达到家家有车，人人都是驾驶员，都是道路交通的参与者。车多路窄交通拥挤，新手驾驶者成倍增加，交通安全已成为社会问题。安全驾驶与视觉问题密切相关，应引起交通参与者高度重视，遵守交通法规，从我做起，防止交通意外和事故发生，望驾驶员予以注意，严格执行交通法规，做"中国好司机"，树立安全健康驾驶意识及。

驾驶员如何做好眼保健等问题介绍如下：

一、驾车与视觉息息相关

1. 车速越快，视野越小

经科学测试，如图 5-1-3 所示，每小时 100 km 行驶，驾驶员的视野缩小到 40°；每小时 150 km 行驶，驾驶员视野缩小至 20°。车速越快，视野超小，对距离和速度感知越下降，所以在高速行驶时，驾驶员很难看清公路两旁的行人和车辆。

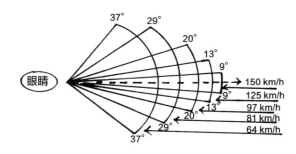

图 5-1-3　驾车视野

2. 车速越快，视力越弱

当车速为 60 km/ 小时（视力 0.6），驾驶员能看清前方 240 m 的交通标志；当车速提高到 80 km/ 小时（视力 0.4），前方 150 m 的交通标志都看不清。所以，超速行驶可给行车安全带来隐患，易发生交通事故。

3. 远光灯可造成对方盲目行驶

经测试，在夜间行车会车时，对方在 50 m 内使用远光大灯照射，一方面，司机可在几秒钟内，因强光漂白了视网膜，导致一过性视力障碍（瞬间致盲），表现为眼前白色闪光，在短期（2 ～ 4 秒钟）内看不清周围和对方的行人和车辆，甚至盲目行驶（同闭眼开车）。另一方面，强光对驾驶员眼睛的干扰，会使判断力下降，误判对向车辆的车速和距离，对对方的车宽及车后情况的判断力下降而采取错误的操作，这种情况较易引发交通事故。提醒驾驶员朋友应文明驾驶，严格按交通法规使用远光灯。

4. 夜间行车危险系数增加

一方面，夜间灯光的照明与周围环境相差大，不易看清周围情况，易引起观察失误。另一方面，眼睛对黑色、蓝色物体不易辨认，加上对方来车灯光的干扰等，视力减弱更加明显。如果车辆在明亮的道路行驶，突然进入黑暗的路段，眼睛会出现短时间"失明"现象，需要一个明暗适应过程，正常人需要几秒钟才能适应，少数人（夜盲症）患者可达 15 秒左右才能适应。

总之，由于夜间驾驶受远方的灯光干扰、夜间光线暗、远视力差、视野小、辨别能力下降等因素的影响，司机会集中精力、目不转睛、瞬目减少，造成视力疲劳程度是白天的 3 倍，所以夜间开长途车 1 小时，应该休息 15 分钟，以减少视力疲劳。

如果驾驶员患有高度近视、远视、弱视、散光、眼底有病变时，夜视力下降更明显。

5. 疲劳驾驶

疲劳驾驶是交通安全的"祸首"，疲劳状态的驾驶员身体处于亚健康状态，因睡眠不足，长期的夜间行驶，视物单调、睫状肌无法得到正常调节和收缩，再加外环境，如道路、光线、风沙、灰尘及汽车挡风玻璃的影响等，易引起视力疲劳。表现为双眼胀疼、发红、干涩、眨眼频繁、视物模糊、分辨不清方位，导致视力疲劳综合征。

6. 驾驶员是眼干燥症高危人群

驾驶员长期注视远方，收集外界天气、道路交通信息变化，引起瞬目间隔期暴露的眼表面积增大、瞬目频率减少，导致泪液蒸发加速而引起眼睛干涩。特别是在行车时开空调或开窗更容易导致眼睛干涩。

避免长时间连续驾驶，注意休息、佩戴防护眼镜，并以适当的药物治疗。这对于缓解或避免驾驶时眼睛干涩、视觉疲劳，改善视觉质量具有重要意义，从而保证安全驾驶。

7. 酒驾对视觉的影响

"开车不饮酒，饮酒不开车"。酒驾严重影响交通安全，酒后开车，驾驶人的视野会缩小，如果血液中酒精含量超过 0.08% 可引起视觉障碍、运动反射神经迟钝（触觉迟钝）、判断能力和操作能力降低，对光和声音刺激的反应时间延长，无法正确判断距离和速度，且容易疲劳。在酒精的作用下，80% 的人会犯困打瞌睡，极易引起交通事故。

二、与视觉有关的不宜驾驶情况

1. 驾驶员在做眼科散瞳检查时，由于瞳孔散大，视力下降，判断能力下降，可有眩光，如果一定要开车，请找代驾。

2. 驾驶员因眼科治疗或手术包扎眼睛，单眼开车没有立体视觉，不能辨别物体和车辆的距离和深度立体视觉距离，导致判断失误，而引发交通事故，如果一定要开车，请找代驾。

3. 患有复视（眼肌麻痹）等眼病不能驾驶。

4. 汽车驾驶员体检视力未达标者：①重症沙眼，或有并发症；②高度屈光不正；③夜盲症；④眼球震颤；⑤其他眼病导致视力下降。

5. 长途疲劳驾驶可导致视力疲劳、视力下降、视敏度下降，易引发交通意外。白天行车 2 小时必须休息 20 分钟，不能疲劳驾车。夜间应有充分睡眠，眼睛才亮，视力才好，开车才安全。

三、驾驶员视力标准

双眼视力　视力或矫正视力在 0.8 以上，按照中国交通法规，驾驶员应定期体检。

视野　水平视野 150°，视野小于 30° 不能从事驾驶行业工作。

辨色　正常无色盲（无红绿色盲）。

四、驾驶员护目七法

驾驶员安全行车，眼保健特别重要。特别是持 A/B 驾驶证跑长途客车、跑运输、跑夜车的司机朋友们，一定要注意眼健康，不能疲劳驾驶。我们的眼睛和身体一样需要休息，特别是夜间长途行车，长时间开车特别伤眼。司机朋友要注意休息、补充营养、做好眼保健、科学用眼、呵护视力，才能保证行车安全。为了本人和他人的安全，希望每一位司机朋友人人都有一双健康明亮的眼睛。好视力才能开好车、更安全，"多拉、快跑、奔小康"。

下面介绍专门为驾驶员设计的眼睛保健法——护目七法：

敷眼　经常用热毛巾敷眼，有条件可用热眼罩或蒸汽雾化熏浴双眼。促进眼部的血液循环。

养眼　多吃富含维生素的新鲜水果和蔬菜，以及富含矿物质的食物，如奶制品、动物肝、瘦肉。

动目　适当运转眼，锻炼眼球的活力，使眼球更加灵活、敏锐。

按目　经常用双手按摩双眼周围的穴位，促进眼部血液循环。

眺目　中途停车休息时，向远方绿色田野瞭望。

护目　不要用沾上油污、灰尘的毛巾和脏手揉眼，不要和别人共用毛巾、眼镜等，注意眼部卫生。

治目　如患了眼病，应注意休息外，还要及时地治疗，不要盲目自治，以免加重病情。

安全驾驶是对自己和他人平安幸福及生命的守护，也是体现驾驶员素质修养、文明道德的象征，折射出的是包容的传统美德。遵守交通法规，安全驾驶，呵护视觉，做中国好司机。

第九节　特殊环境人群的眼保健

高原环境　居住在高原地区，长期从事野外劳动、驾驶、航海、航空、地质勘探、测量等，需长时间暴露于强紫外线环境中的人们，或从事电焊等工作者，都应该佩戴吸收紫外线的防护镜，以减少紫外线辐射对角膜、晶状体或视网膜的损伤，重点预防白内障、翼状胬肉、黄斑病变。

金属加工环境　从事车、磨钳等金属印刷和其他冷加工操作时，需要佩戴强硬度又不会破裂的树脂镜片，或夹层钢化玻璃制作的防护镜，以预防眼外伤的发生。

放射线环境　接触熔炉（炼钢、冶炼生产）或经常接触 X 线和激光仪的工作人员，要佩戴能反射或吸收这些辐射线的防护眼镜，同时要定期进行眼科检查，以防辐射性白内障。

化学环境　在强酸、强碱，或腐蚀性气体、液体或固体环境中工作的人员，应按工业安全操作规程封闭式操作，戴上保护眼睛的个人防护装置，并在现场准备急救冲洗、稀释、中和作用的器材，并需定期检查是否能正常使用，以便有效地自救、互救，做好第一线急救工作，减少致伤的程度和后遗症。

有危险物品环境　生产、运输、使用爆炸性物品，如雷管炸药、爆竹生产的人员，应严格按国家有关爆炸品的管理和操作，以减少意外的发生。

除了一些特殊环境中需要额外注意眼睛的防护外，外出旅游属于"最熟悉的陌生环境"，也容易突发眼疾和意外，大家应做如下防护：

1.玻璃体视网膜手术后 1 个月内，不要坐飞机，因为机舱内空气压力，不利于伤口愈合，会增加术后的并发症。

2.高度近视或眼底原有病变，应避免剧烈运动，如坐过山车、跳水等刺激性娱乐，易导致视网膜脱离或黄斑裂孔。

3.旅途劳累，如果再连续玩手机，用眼过度，可导致眼干燥症，视力疲劳。中老年人还易引起急性青光眼。

4.过敏体质者到异地，特别是热带地区旅游，可因花粉导致过敏性结膜炎，要提前做好预防工作，备抗过敏眼药。

5.高血压、糖尿病患者因外出饮食不节，血糖、血压控制不利，还可能造成眼部血管出血，"糖网病"加重。

第十节　顽固易发眼病的保健

在眼科临床中经常遇到顽固易复发的眼病，多因劳累或季节变化，病情反复加重，造成有些患者失去治疗的信心。眼科医护人员除做好患者的思想解释工作，以增加患者的治疗信心外，还要帮助他们查明病情复发的原因，对症治疗，减少复发。

疑难、易复发、不易治疗的眼病包括：慢性结膜炎、慢性睑缘炎、病毒性角膜炎、巩膜炎、中心性视网膜炎、甲状腺相关眼病、角膜血管翳、糖尿病视网膜病变、复发性玻璃体积血、慢性色素膜炎、春季卡他性结膜炎、眼干燥症、眼睑痉挛等。

以上这些眼病，在日常保健上的共同点为：

1.定期复查、复诊，听从眼科医生的建议合理正确用药，不能自作主张。

2.学习眼科知识，如有问题及时向眼科医生咨询，在生活中争取成为自己的眼科医生和护士。

3.避免过于劳累，多食用新鲜蔬菜、水果，保持心情舒畅，抱有治愈和战胜疾病的信心。

4.季节性眼病应在季节变化前检查或预防用药，同时治疗全身性疾病，特别是胶原性疾病与眼病有密切关系者。

5.白内障患者，出门要佩戴防护眼镜，戴遮阳帽，护好眼；老视者，老视镜 3 年一换；青光眼患者，要做好终身护理的准备。

研究表明，天气、季节的变化对人眼的生理功能和某些眼疾都有影响。如人的视觉功能对低气压和缺氧十分敏感。当人们从平原地区到高原地区，色觉、中央视觉、周围视觉、暗适应及眼内压都会有所改变，视觉运动反应会迅速减慢，视野变窄，并且随着海拔的增高，其程度明显加重。

夏秋季节　高温、高湿天气，为细菌、病毒滋生提供了充分的条件，极易导致急性结膜炎的发生。我国南方地区春夏之交，紫外线过强易致眼病复发和加重。

北方的冬季　青光眼多发生在冬季的最冷月份，且一般冷空气经过时易诱发。研究表明，若一天的气温温差大，则眼压可能出现较大的波动。因为日气温骤变影响体温调节中枢，自主神经干扰血压而使眼压波动，进而发病。建议在寒冷、高温的恶劣天气里尽量减少外出，以减少对眼部的影响。

此外，雪野茫茫，银装素裹，人们在雪中呆久了，容易患上雪盲症，即雪光性眼炎。该症形成的主要原因是太阳光中的紫外线由雪地反射到人眼的角膜上，引起角膜损伤，症状为畏光、流泪、异物感。

第十一节　有益眼睛的运动和保健操

眼睛保健，无论是儿童还是老年，无论是农牧民还是室内工作人员，用眼护眼都要注意以下几点：

1. 走路、坐车时看书或看报更容易伤眼，这是因为在运动状态下眼睛的睫状肌要不停地调节，极易处于眼疲劳，甚至出现晕车现象。我们认为，学习再怕耽误也应避免在车上看书报。

2. 尽量控制每天用眼时间不要超过 6 小时。

3. 有条件尽可能选择用听书替代阅读，以减轻眼睛和视力的负荷。

4. 办公室、教室光线要合适，减少眼疲劳。

5. 多进行户外活动，使眼睛得到休息。注意生产、工作环境，保护眼睛，预防传染性、过敏性眼病，以及眼干燥症和眼外伤，常在户外活动建议佩戴防紫外线防护眼镜。

运动中，我认为坚持打球对视力有益。经常参加乒乓球、羽毛球运动的人会眼明手快，因球速度飞快，这就要求球员的眼睛紧紧追着高速飞行的球体，眼部的肌肉不断地收缩和放松，大大提高了眼球组织的血液供应，从而改善眼部睫状肌功能。长期锻炼也能提高自身的视觉敏感度，有助于保护视力，同时也锻炼了腰背、腹部的肌肉，达到减肥、降血糖、提神醒脑等作用。

我本人特别酷爱乒乓球运动，我经常将打乒乓球的益处告诉我的周围的人们，我球友的小孩患有弱视，在我的带动下也开始打球，一连坚持 3 年，弱视眼的视力提高了，身体也锻炼好了，同时球技也提高了。在全市中学生乒乓球比赛中获得第三名，真是一举多得。

除了运动，眼保健操是大家很熟悉的护眼运动。眼保健操是通过对眼睛周围的穴位（鱼腰、晴明、四白、太阳）有规律、有节奏地按摩，并加以眼球运动。整套动作不仅使疲劳的眼肌得到休息，有助于改善眼部血液循环，从而缓解视疲劳，预防近视作用，还能促进左脑和右脑之间的互动，使大脑清醒，让人精力充沛，增强记忆力，提高记忆准确性。整套动作操作简单，时间不长，舒适性和可操作性强。眼保健操做完后眼部舒适，心情舒畅，适于紧张学习阶段的中小学生和经常使用电脑工作的人员。

在做操时注意力要集中，按摩的穴位要准确，手法要轻微，不要用力过猛，同时要注意平时的眼部卫生，要持之以恒，坚持做一定会有眼保健作用的。

很多人的工作时间是在电脑前度过的，这种长时间、近距离用眼极易引发视疲劳。很多人认为，视疲劳只是眼睛累了，只要休息一下就好了。殊不知，视疲劳有可能是众多眼部和全身疾病的重要表象。若长期得不到改善，会引起视力下降、近视与老视发生年龄提前。大家不妨尝试"斗鸡眼"训练，以有效缓解视疲劳。

"斗鸡眼"训练　先举起食指置于正前方，慢慢靠近鼻子，停在两眼中央，让眼睛成为"斗鸡眼"，维持 10 ～ 20 秒钟不动，然后食指慢慢远离，再慢慢靠近。眼睛随着食指，一下变成"斗鸡眼"，一下恢复正常，来回约 10 次。

这套动作的原理即远近调节，让睫状肌一下看远，一下看近，能有效训练内直肌和睫状肌，长期坚持训练会有一定的保健效果，同时要注意眼卫生。

说了很多眼睛保健，其实就是要大家做到未病先防，最简单的方法如下：

1. 创造缓解眼疲劳的生活环境和习惯。

2. 身体好眼睛才好，精力充沛眼睛更好。

3. 高质量睡眠有助于眼健康。

4. 休息、远眺减轻眼负担。

5. 按摩保健缓解视疲劳。

6. 眼部热敷改善眼部微循环。

第二章

眼科筛查与体检

眼病筛查是通过组织人员，对视功能有严重威胁的、指定的眼病进行筛查，如青光眼、白内障、"糖网病"、老年黄斑变性及低视力等。筛查方法简单、快捷、准确，且价廉、无创伤，可被大范围人群所接受，对防盲治盲有重大意义。

眼科体检是全身体检中的一项重要内容，是针对所有人眼部健康状态的检查，目的是提早发现眼睛亚健康或疾病，及早预防和治疗。

第一节 孩子的眼病筛查

儿童眼病筛查主要是对不同年龄段、危害比较大、致盲率比较高的、特定的儿童眼病的检查，其目的是对儿童眼病早发现、早诊断、早干预。视力筛查是为了发现儿童有高度危险的视觉问题，通过视力筛查和风险评估，发现儿童的眼病。视力筛查可能发现眼病早期和可治疗阶段的一些征兆。而眼部检查需要对眼病做出明确的诊断。

1. 对学龄前儿童进行视力筛查

筛查的目的是为了在有效治疗期间发现弱视。在目前条件下，发现弱视最有效的方法是视力筛查。因此，从新生儿到4岁，是儿童视力筛查的黄金时期。视觉系统的可塑性在6～8岁以后迅速下降，故早期治疗弱视效果良好，晚期治疗效果很差，提倡对儿童进行早期视力筛查。

2. 视力筛查内容

视力筛查是为了在没有症状的受检者中，发现视力问题，以及了解受检者是否存在发生视力问题的危险。然后，将有视力问题或有发生视力问题危险的受检者转给眼科医生，进行全面眼科检查。

3.照相机视力筛查的作用

新生儿数字化广域眼底图像系统和视力筛查仪，对新生儿先天性眼底病变的快速精确诊断、治疗和预后评估有重要作用。因新生儿难以配合，照相机视力筛查仪就像照相机一样，只需要在新生儿眼睛上方"拍一下照"即可查清眼底健康状况，操作方法简单、易行，解决了婴儿和儿童的视力筛查面临的困难。

4.进行弱视筛查的意义

我国已对早产儿视网膜病变制订筛查标准。对小儿斜、弱视、先天性青光眼、先天性白内障等疾病早期筛查和防治，是降低儿童致盲率的正确途径。这些儿童眼病是一种严重妨碍幼儿视力、视功能发育的眼病，是儿童发育期的常见病、多发病，其本质是双眼视觉发育紊乱，不仅单眼或双眼矫正视力低于正常，而且没有完善的立体视觉。如不及时发现和治疗，患眼的视力便会永久低下，影响孩子一辈子的生活、学习和工作。

不同年龄阶段的孩子，筛查内容和方法如下：

一、婴幼儿眼病筛查

3岁以内的婴幼儿，属于空档人群，他们不能准确表达自己是否哪里出现了问题，又没有专门的机构组织进行眼保健筛查，全凭家长在生活中留心发现异常，但是非专业人士对眼部疾病早期发现难度大，还是需要依靠专业医生进行鉴别比较稳妥。

视力筛查是采用与婴儿和儿童年龄相适应的简单技术，分别对新生儿、3个月、6个月、1岁、3岁和5岁的婴幼儿和儿童进行视力检查，以达到筛查儿童眼病的目的。

新生儿眼病筛查意义重大，刚出生的新生儿眼病未及时发现、诊断和治疗，不仅影响眼球发育，甚至会造成视力严重丧失。新生儿眼病筛查是在新生儿群体中快速、简便、无创的检查手段。对新生儿眼病做出早期诊断，可以避免出现不可逆的损害，保障正常眼球和视功能发育。这需要家长、社区、妇幼保健机构共同协作来完成。

新生儿常见眼病有结膜炎、新生儿泪囊炎、眼睑血管瘤、先天性眼睑缺损、先天性白内障、永存原始玻璃体增生症或其他先天性眼病。早产儿易患早产儿视网膜病变、弱视、斜视和屈光不正等眼病。所以，眼病筛查不能忽视，特别是早产儿、低体重儿、多胎儿、巨大儿、有眼病家族史的婴幼儿。筛查时间大多安排在婴儿出生后的1周内。

婴幼儿眼病筛查项目包括：

1. 对光刺激反应，通过有无光感，简易判断新生儿的视力情况。

2. 使用手持裂隙灯对眼眶、眼睑、结膜、泪器、角膜、虹膜、瞳孔、晶状体进行全面检查，指测眼压检查并做记录。

3. 对疑有眼底病，可做照相机眼底筛查仪检查，如果没有照相机眼底筛查仪，可用直接或间接眼底镜检查，或使用手持眼底照相机做眼底照相。

二、学龄前儿童眼病筛查

学龄前儿童常见眼病有近视、远视、斜视、弱视等，在入学前对孩子眼睛和视力检查意义重大。发现有眼病及早诊治，对视力不好的儿童查明原因后通知幼儿园和家长，建议他们带孩子到眼科医院进一步确诊和治疗。

学龄前儿童眼病筛查中，需要做的检查项目有：

1. 视力检查

可选用"E"字视力表或动物手型视力表，幼儿园大班的儿童大多配合检查。眼科检查是使用手持裂隙灯做眼外检查，查看眼睑、结膜、角膜、虹膜、晶状体、瞳孔有无异常。

2. 眼底检查

需要在暗室内进行，主要针对视力不好、矫正视力不提高的孩子，需先做散瞳眼底检查。

3. 验光检查

对视力不好的儿童，为了解眼的屈光状态需做手持电脑验光仪检查。

因斜视未矫正屈光不正、形觉剥夺等均可引起弱视，故积极眼病筛查有助于早期发现弱视和其他儿童视力异常，有助于早期治疗。

第二节　老年人的眼病筛查

青光眼和"糖网病"是公共卫生问题也是老年人较常见的眼病，对视觉的危害性大，而且致盲率高。为了让更多的人享受"视觉"带来的美好生活，需要社会、家庭、医患双方共同提升防盲治盲的意识，呼吁老年人积极参与眼病筛查。

1. 青光眼筛查

青光眼导致的失明是不可治愈的，在普通人群中进行青光眼筛查，有利于青光眼早发现、早诊断、早治疗，减少青光眼致盲意义重大。同时还能向大众普及青光眼防治知识，对于青光眼患者来说保存视力的益处是不可估量的。

检查内容及方法包括视力、眼压及眼底检查。对高度怀疑青光眼的患者，需再做视野检查。

2. "糖网病"筛查

检查内容包括血糖、视力、眼底检查，对高度怀疑"糖网病"的患者，需要进一步做 FFA 检查。

第三节　眼科健康体检

近年来，随着人们生活水平提升，同时也越来越重视健康，对于健康体检这个名词，已家喻户晓。眼科体检是全身体检中的一项重要内容，是针对所有人的眼部健康状态检查，目的是提早发现眼睛亚健康或疾病，及早预防和治疗。有一些人自幼视力不佳，没做过健康体检，更谈不上眼睛的体检，以至于眼病发展到很严重的程度才被发现。

【体检内容】

1. 视力检查：远视力、近视力、自配镜视力、矫正视力。

2. 裂隙灯显微镜检查：眼前、眼后段检查。

3. 电脑验光、眼压检查。

4. 眼底检查。

眼睛有异常症状，如视力下降、眼痛、眼干、流泪、畏光、复视、视物模糊、眼前有黑影等，通常提示亚健康状态或病理状态。体检者应主动告知医生，以便医生决定是否应做进一步检查。

第四节　居民眼科健康档案

居民眼科健康档案（表5-2-1）是社区卫生的一项基础工作。根据社区居民健康档案，能为基层公共卫生机构有针对性地促进眼病防治提供依据，在检查中发现有需要及时治疗眼病，要建议及时到眼科医院诊治。

居民眼科健康档案由本人妥善保管，将每次就医门诊、住院病历、所有的检查单、化验单及用过的药记录在附页上。以便再次就诊时供参考，对自己眼病康复、医生诊治具有很大的帮助。

有些人不注意将自己的病情资料加以积累并妥善保管，总是看一次病换一本病历卡，检查报告单、化验单看完病后就东扔西丢，下次要用再也找不到了。个人健康档案是自我保健不可缺少的医学资料，它记录了每个人疾病的发生、发展、治疗、转归的过程。通过比较近几年来所检查的资料和数据，您可以发现自己健康状况的变化、疾病的发展趋向、治疗效果等。有利于下一步保健、医疗措施的决策。如青光眼患者可了解眼压、视野的变化，使患者对自己的病情变化做到心中有数。有的患者对某种药物曾发生过敏反应，这时记入个人健康档案，就可以提醒患者以后避免再用这种药物。带着个人健康档案去医院看病，给医生诊治疾病也会带来很大的方便，医生看到有些检查近期已做过，就可避免重复检查。这不仅为患者节约医疗开支，还减少了患者因检查所带来的麻烦和痛苦。

表 5-2-1 居民眼科健康档案

姓名		性别		年龄		时间		
社区名称						详细地址		
电话		手机				文化程度		
生活状态和自理情况：						血压		
						血糖		
						血脂		
职业			药物过敏			视力	左：	
							右：	
眼压			屈光状态					

既往病史：

现在健康状态：

眼病史：

\ 第三章 /

自助眼科检查

照镜子观察是自主检查，方法是通过镜子观看自己的眼部表现，发现自己是否患有眼病。自我检查后怀疑眼睛"不正常"时，应及时就医检查和治疗，也可以从本章内容中自学一些护眼小验方，利用眼保健和食疗养护眼睛。

第一节 自我检查方法

一、照镜子自我观察

在光亮的环境下，可面对镜子观察自己的眼睛，首先观察外表：有没有黑眼圈，眼睑有无红肿、下垂、内翻、外翻、眼球外观有无突出（怀疑甲状腺功能亢进、眶内肿瘤等）或内陷；瞳孔大小或双眼是否对称（青光眼或外伤可引起瞳孔散大）；眼位是否正常（异常，怀疑斜视）；流泪、有黏液脓性分泌物溢出（考虑慢性泪囊炎）。然后扒开眼睑观察"白眼珠"有无出血（出血，怀疑结膜下出血）、黄染（怀疑黄疸）。最后翻开眼睑观察有无充血、滤泡、分泌物（如果有，怀疑沙眼或滤泡性结膜炎等）等。早上起床照镜子，如发现自己的双眼有无痛性的"肿眼泡"，要当心肾脏出现了问题。自测眼睛有无异常或疾病，以便早防早治。

二、自我感觉眼病症状

眼部疼痛性质和严重性不同，患的眼病也不一样。如浅表的疼痛和异物感，考虑是角膜炎或角膜上皮损伤等；疼痛位于眼球深部，可能是急性青光眼、虹膜炎、眼内炎等；如眼部骚痒、干燥、烧灼感和异物感，考虑眼疲劳、过敏性结膜炎、眼干燥症等。

根据眼部症状，怀疑的眼部疾病为：

1. 视力模糊，常见于屈光不正、屈光间质混浊、视网膜及视神经病变等。

2. 视物变形，常见于黄斑及视神经病变。

3. 视野缺损，常见于青光眼及视觉传导通路的异常。

4. 色盲，检查法是：让眼健康的人拿出不同颜色的蜡笔、毛线团等，自己通过辨色，即可判断有无色盲。

三、自我识别早期老年性白内障

老年朋友当出现以下的症状时，可怀疑患了早期白内障，应及时到医院检查，进一步确诊。

1. 无痛性、进行性视力下降。

2. 老视度数减少或不老视了。

3. 自觉眼前有固定黑影，通过黑影能看到物体轮廓。

4. 在明亮处或强光下，视力下降明显。

5. 出现单眼复视，晚间可以看到 2 ~ 3 个月亮。

四、黄斑区病变自查法

用手遮住左眼，用右眼看远方物体，再遮住右眼，用左眼看远方物体，双眼对比看到的物体是否清晰，就可以查出哪个眼视力不好了。

还有眼科门诊常用的阿姆斯勒方格检查表，专用于检测黄斑区病变，方法简单易行，家里没有这个表格时还可自己观看直线、方格状的物体，比如门窗、地板砖等，也可以在一张白纸上画出方格。自我检测方法是：

1. 把方格表放在距离视平线 30 cm 处，即我们平时阅读看报的距离，光线要明亮、平均。如有近视或老视，需佩戴原有的眼镜进行测试。

2.用手（或者眼罩）遮住一只眼，另一只眼凝视方格表中心点。双眼交替单眼观察有无物体变形、缩小、黑影等变化，如有异常应及时就医。

五、眼压自助检查法

青光眼或眼压高的患者，如交通不方便或夜晚不能到医院检查时，可学一招眼压自己测量法。方法如下：

双眼闭合，用自己的右手（食指和中指指尖）触摸或按压眼球，了解自己眼球的硬度，判断眼压是否正常。可用双眼对比法或与正常人眼球不同的硬度对比，可粗略地判断眼压是否正常，如图 5-3-1 所示。青光眼患者必须学会这一招，以便随时随地对自己的眼压有所了解。眼球越硬，眼压越高，反之，眼球越软，眼压越低。患者通过自己多次的感受和体验，很快掌握自己眼压大概的情况。

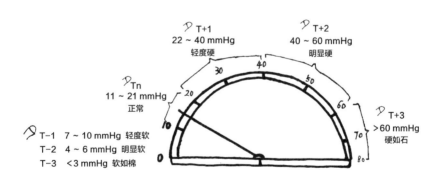

图 5-3-1　自助指测眼压数据

六、自助眼底检查法

自助眼底检查法（图 5-3-2）是张旭永主任经过多年临床经验总结出来的，他利用视网膜内视法，即通过眼底镜的小聚光灯泡压迫在眼外下睑皮肤，相当于巩膜面赤道处，患者可以看到自己眼底的全景。当然，患者应首先了解一下正常眼底的状态，才知道自己眼底的具体病变及严重程度，如眼底出血、视网膜脱离、玻璃体混浊等病变。

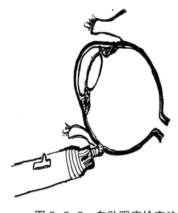

图 5-3-2　自助眼底检查法

七、自测视野

分别遮盖一只眼，另一只眼向正前方看，观察周围的余光，能看到的范围。自测视野区有无缺损（偏盲）、视野（管状）缩小、黑影等，视野有变化，考虑患有青光眼、视神经或颅内的疾病，视野如有异常一定要及时到医院就诊。

八、自测屈光度

1.看东西的时候要眯眼，远视力看不清，近视力看得清，考虑是近视。

2.近距离看不清，远视力正常，年龄在 45 岁以上，考虑是老视。

3.自制散光表检测法：制作线条均匀、颜色一致、24 个方向间隔均匀 15°，自检哪条线条不清证明有散光。

4.老视的自测：近距离看东西自觉眼睛酸胀，看近的、小的物体不自主头向后仰，远点才能看清书报。"花不花四十八"民间普遍认为 48 岁是戴老视镜的门槛，事实上，很多人在 48 岁以前就已经戴老视镜了。

第二节　眼病自诊误区

俗话说"久病成医"，真能成"医"吗？患者自学的眼科常识只能对一些简单的眼病和眼保健有一些行之有效的方法，遇到眼部不适或常见眼病，也能自购眼药治疗。但不能过度自信，因为患者对眼病知识的掌握是有限的。眼病是复杂的，发展过程千变万化，治疗上也存在风险和隐患，不少眼科医生都不能 100% 治愈，单凭患病经验就自诊自治，容易导致病情延误或者在治疗上南辕北辙。

无论自己有多么丰富的患病经验，患了眼病后决不能自作主张，一定要请眼科医生诊治，多听听他们的意见和建议，以免延误治疗。如老年性白内障在老年人中发病率在 60% ～ 80%，有不少中老年人视力模糊，自我诊断后认为患有白内障。其实不然，还有许多的眼病，如青光眼、眼底病变等均可导致视力模糊，甚至失明。还有，千万别把"黑眼珠"上长肉（翼状胬肉）、"黑眼珠"发白（角膜白斑）误诊为白内障。白内障是瞳孔区后面的晶状体混浊、变白，视力下降。翼状胬肉和角膜白斑，是"黑眼珠"的眼表层混浊，从而影响视力，较易误诊。

老年性白内障可以通过手术复明，但也有不少晚期眼病，无法通过手术复明，大家绝不能等白内障成熟之后才手术，这个旧观念延误治疗。眼科医生提醒广大老年朋友：随着年龄增大，机体功能衰退，还有许多全身性疾病，如糖尿病，可能加快白内障的发展。

第三节　快捷护眼小验方

视力疲劳、眼干燥症怎样保护眼睛？自己动手坚持简单易行的眼保健方法，对眼睛益处多多，下面介绍几种有效的护眼方法。

眼部热敷法　每天 2 次，温开水热敷眼部。

眼部保湿法　可选用便捷充电式冷喷雾化保湿补水仪，使用不受时间、地点的限制，还具有面部和眼部美容的效果。

雾化水配方：①冰镇纯净水加玻璃酸钠眼药水10滴；②冰镇纯净水加视必佳眼药水5滴；③冰镇纯净水加绿茶水50 ml；④冰镇纯净水加新鲜牛奶10滴。

黄瓜片外敷　改善黑眼圈。

中药护眼法　取枸杞、草决明各15 g，菊花5 g。沸水冲泡当茶饮，具有滋补肝肾、清肝明目的功效，方法简单，需坚持使用。

因地制宜眼保健　每年春天采集嫩柳树芽，夏季采挖蒲公英，晾干备用。柳树芽和蒲公英各半，泡茶当茶饮，或者泡水洗眼，或者将干净的毛巾浸泡在药水中，稍稍拧干进行局部热敷。这些方法能清热泻火，可预防和治疗眼表炎症性疾病，如睑腺炎、结膜炎、眼干燥症、眼疲劳症等。

我的护眼保健秘诀　当我用眼过多导致眼干涩、视力疲劳时，使用新鲜泡制的红茶（云南普洱、湖北砖茶、安化黑茶均可），茶叶用开水浸泡20分钟，用无菌的棉签或洗干净的手指，蘸茶水涂抹双眼上下眼睑和睫毛区，瞬时自觉双眼明朗、清爽、舒润，消除了眼部干涩和疲劳。随后再用双手在太阳穴、睛明穴处分别按摩30次。

第四节　护眼茶饮

本节介绍几种简单易行的养眼护眼茶饮，适应人群包括：

电脑办公人员　经常在空调房里对着电脑工作。

爱美族　为了漂亮而自行选择戴接触镜或美瞳。

加班族　长期加班，睡眠不足。

骑车族　长途骑电动车、摩托车或者单车。

嗜酒族　饮酒成瘾的人。

司机　路途劳累及天气影响。

老年人　眼功能退化，与年龄相关的眼病随之增加。

一、养眼护眼茶饮

金银花菊花茶　干杭白菊 12 朵，金银花 40 条左右，加入沸水中冲泡 5 分钟即可饮用。

枸杞子红枣茶　枸杞 10 g，红枣 10 颗，放入热水中煮 5 分钟，再放入冰糖 1 勺，煮至融化即可当茶饮（糖尿病患者除外）。

决明菊花山楂茶　决明子（略捣碎）10 g、菊花 5 g、山楂 15 g，以沸水冲泡，加盖焖约 30 分钟即可。

二、治疗眼病偏方

夜盲症　猪肝 100 g，鹌鹑 1 只，煮熟连汤带肝、肉一次服用，每日 2 次，连服 2 周。

结膜炎　苦菜 50 g，蒲公英 50 g，水煎 2 次，一煎口服，2 煎冷藏洗眼，连用 1 周。

此外，平时多食用黑豆、黑芝麻、桑葚子、黑枸杞、红枣、黑米、腰果、葡萄干，熬汤、煮粥均可。也可以多食用富含多种维生素、花青素、叶黄素及玉米黄素的食物，如动物肝、鱼类、奶蛋类、豆制品、绿叶蔬菜等。总之，多吃蔬菜、水果、高蛋白食物等有益眼健康。

第四章

防盲治盲正在进行

WHO 在《2008 年世界卫生报告》中指出初级卫生保健的重要，现在更重要。20 世纪末，制订了防盲的世界卫生"农村白内障筛查，建立防盲信息体系"项目，到 2020 全球战略目标。在城市的社区和乡镇村中有 40% 的法定盲可以通过恰当的眼保健来预防和减轻。据统计：可致盲眼病约占 50%，如白内障、沙眼、早期青光眼、角膜白斑、老年湿性黄斑变性。约 30% 的盲是可以预防的，如青光眼、糖尿病视网膜病变等。约 20% 不可治盲，如先天性盲、视神经萎缩及无光感的眼病患者。

眼科疾病具有群防群治的优势，建议大家和各个组织机构能行动起来，做好防盲治盲工作意义深远。

第一节　防盲治盲工作现状

世界上有数以万计的盲人，不仅他们本人深受其苦，而且给家庭和社会也带来了巨大负担。人们设法帮助不可治盲的群体能自理生活，解决部分痛苦，为盲人提供就业机会，如使用手杖、导盲犬，发明盲文等都是帮助盲人可以外出行走和阅读文字资料，现代新技术也为盲人研发人工视觉等产品。所做的一切都是让盲人更好地融入社会，感受美好的生活。

防盲治盲工作对公共卫生的影响是明显的，通过有效的眼保健和眼病治疗，可以保存视力。通过复明手术使老年眼病患者脱盲脱残，提高其生活质量和身体功能，使他们对生活满意，精神健康，家庭生活和社会活动能力得到改善。通过减少因视力障碍导致老人摔跤，可延长寿命，只因它是引发老年人死亡率最高的因素。

防盲治盲工作是政府民生工程，是民生所向，是造福盲人的事业，折射着世间的大爱。老年朋友心情快乐，可延长老年人的寿命，减少社会和家庭的负担。

医者对盲的理解——防盲治盲是眼科医生的职责，任重而道远。

防盲的意义——有视力，美妙的大千世界尽收眼底，生活是可爱的、充满阳光的，人更加自信，更加热爱生活。

健康中国光明行动——让爱心点亮眼睛的光明，让爱心传递延续光明，支持角膜捐献事宜，将光明留给人间，共同缔造光明的未来。

"视觉2020，享有看见的权利"的行动目标——在2020年全球根治可避免盲。

第二节　盲者的感受和期盼

1992年WHO提出了盲和低视力的定义是通过手术、药物等治疗和标准的屈光矫正后，患者的双眼视力仍小于0.05（盲的标准）或小于0.3（低视力标准）。

盲，分为先天盲和后天盲。

先天盲　习惯用手的触觉、用脑、用听觉、用味觉来提高定向、变向，适应生活。

后天盲　自觉痛苦、无助、失望，是家庭的累赘和包袱。无法面对眼前景物看不到而想轻生了事。后天性盲因为视觉神经系统已经成熟固化，不易再通过学习适应"黑暗"的环境。

在所有残疾人中，盲人是最痛苦、最困难的群体。在永远没有光明的世界里，盲人不仅要忍受身心的痛苦，而且还要忍受来自社会和家庭的精神压力。

在社会主义的中国，很多盲人在党和国家及社会的关怀下，学会了一技之长，成为自食其力的劳动者，建立了美满的家庭，过上了幸福的生活。

目前，社会很多组织通过对盲人定向行走培训，可以帮助更多的盲人及低视力者掌握一定的、适用的定向行走技术，从而实现其独立、安全、有效地行走。走出家门，参与社会生活，为盲人朋友自食其力，提高生活质量，创造更多便利条件。

视力障碍的患者除了依靠社会和家人的帮助，自己要走出误区，克服偏见，眼盲智不盲。学习残疾人的先进事迹，鼓励自己，培养自己热爱生活、乐观、不怕困难、积极向上的进取精神，活出精彩的人生。

第三节　假如我是一位盲人

黑暗是什么？不妨大家闭上眼睛感受一下。对于拥有光明的人来说，黑暗是恐惧和迷茫。因为睁开眼睛可以看到一个美好的世界，而闭上眼睛，却无法看到这些，取而代之的是一片漆黑，伸手不见五指，只有耳边传来的声音，面对这样的世界想做什么？能做什么？人生是否还有什么价值？

假如我是一位盲人，在一个黑暗的世界当中，我会用听觉、嗅觉和触觉，尽情地享受这个美好的世界。虽然看不到什么，可我却能够真实地感受到生的气息，在社会主义大家庭对视力残疾人的关怀下，我想我会去适应它，我会坚强。我一定不会让恐惧占据我的心灵和脑海，我会拄着盲杖慢慢在路上行走。是否也有人在我旁边？陪我一起走这条路，渴望有光明的未来……

不怕黑暗，敢于追逐幸福的光明；不畏艰巨，不畏惧迷茫，有坚强独立的心灵；用坚强去面对生活的磨难和看不见尽头的黑暗；您能用乐观和坚强化作隐形的翅膀，飞越重重黑暗，艰苦摸索着前进的方向。眼前是无尽的黑暗，脚下是坎坷的道路，眼睛看不见，不要绝望忧伤，刻一根手杖，扫清坎坷的路，点亮一盏桔灯，照亮黑暗的夜，不要被黑暗遮挡了展望阳光的心。

附　录

附 1　"触目惊心"的眼科数字

80%　20 年以上的糖尿病患者致盲率达 80%。

80%　60 岁以上老年性白内障发病率达 80% 以上。

80%　一只眼发生青光眼，另一只眼 80% 也要发生。

80%　我国中学生近视率达 80%。

62%　约有 62% 的青光眼患者并未意识到自己是青光眼患者。

59%　我国青光眼女性占 59%。

48%　糖尿病患者有 48% 发生白内障。

42%　一只眼老年黄斑变性，另一眼 3 年内发病率约 42%。

10%　青光眼的致盲率为 10% 左右。

8.7%　年龄相关性黄斑变性致盲，占全球盲人的 8.7%。

1.5%　我国青光眼的发病率为 1.5% 左右。

700　每 700 个新生儿中就有 1 例先天性白内障。

6　目前我国近视患者达 6 亿。

1/15 000　视网膜母细胞瘤的发病率大约为 1/15 000。

附 2　眼科新技术

1. 高端（三焦点）无极变焦人工晶体植入白内障、屈光手术。
2. 飞秒激光、全飞秒激光微小切口基质透镜切除术（SMILE）屈光手术。
3. 有晶体眼人工晶体植入（ICL）。
4. 飞秒白内障手术。
5. 眼科基因诊断与治疗。
6. OCT 血管造影。
7. 角膜胶原交联手术治疗圆锥角膜。
8. 角膜内皮移植技术。
9. 玻璃体内注射抗 VEGF 药物治疗。
10. 智能 IDx-DR 系统检测。
11. 纳米控释系统。
12. 眼组织的 3D 打印技术

附 3　眼科名词英文缩写与中文对照

在就诊病历手册上，医生经常会把眼病名称或检查结果用英文缩写形式书写，患者看了会一头雾水，附表 1 帮您速查英文缩写的意思。

附表 1　眼科常用英文缩写

英文缩写	中文名称	英文缩写	中文名称
SMD	老年性黄斑变性	NCT	非接触眼压计
IOL	人工晶体	TAO	甲状腺相关性眼病
IOP	眼压	VEGF	血管内皮生长因子
KP	角膜后沉着物	UBM	超声生物显微镜

英文缩写	中文名称	英文缩写	中文名称
MRI	磁共振成像	OCT	光学相干断层扫描
CT	电子计算机断层扫描	FFA	眼底荧光血管造影
DR	糖尿病视网膜病变	RVO	视网膜静脉阻塞
OS	左眼	OD	右眼
Phaco	超声晶状体乳化术	PVR	增生性玻璃体视网膜病变
LASIK	准分子激光角膜原位磨镶术	HA	羟基磷灰石义眼台

附4　眼科名词白话解

一、眼科"民间"名词

眼皮——眼睑　　　　　　　斜眼——斜视

白眼珠——巩膜　　　　　　假眼——义眼

黑眼珠——角膜　　　　　　瞳仁——瞳孔

眼毛——睫毛　　　　　　　对眼——内斜视

眯缝眼——近视眼　　　　　眼根——眼底

羽肉——翼状胬肉　　　　　黑水——玻璃体

水晶体——晶状体　　　　　角眼——睑腺炎

倒眼睫毛——倒睫　　　　　眼边——睑缘

眼屎——眼部分泌物　　　　向天看——上睑下垂

雀盲——夜盲症

二、眼科术语解释

视功能：主观上，眼睛对事物的认识和辨别能力。

视觉障碍：又称视觉缺陷，即视功能低下。

视野：当眼固定注视所能看到的空间范围。

生理盲点：视神经进入眼球处是一个凹陷点，此处没有神经纤维，没有视觉细胞，没有感光结构，无感光能力，物体影像落在此处不能感光呈现。

盲：因任何原因导致视力高度减退或丧失，视力在 0.05 以下者。

融合：是指大脑，能总和来自两眼的相同物像，也是双眼视觉功能质量的一种考量指标。

夜视力功能：在夜间能看到物体的功能。

立体视觉（深视觉）：感知物体立体形态及不同物体相互远近关系的能力。

近反应：当双眼由远向近注视时，将出现调节、集合和瞳孔缩小三联反射，统称为近反应。

复视：由于获得的视轴偏斜所致看一个物体有两个物像。

昼盲：在光线明亮的环境下视力较光线昏暗时更差。

夜盲（暗适应能力差）：在白天或明亮光线下视力正常，但在夜晚或暗处视力急剧下降。

色盲：丧失辨别颜色的能力。

色弱：对颜色辨别能力下降。

伪盲：眼部检查无异常，为追求和达到某种目的而装作全盲的假象。

白瞳症：瞳孔区白色反光，多见于早产儿视网膜病、先天性白内障、视网膜母细胞瘤等。

虹视：灯光周围看到彩虹样光环，多见于青光眼、角膜水肿等。

斜视：眼位不正，双眼不能同时注视目标。

视物变形：眼前的物体变大变小或弯曲，多见于眼底黄斑区病变。

视力疲劳：长时间过度用眼，造成眼睛劳累不适的感觉和工作效率减退的一种症状。

幻视：眼前出现各种各样虚构的形象。

色视症：将无颜色的物体，看成各种颜色。

眩目：是指眼睛突然受到强光照射时，由于视觉神经受到刺激而失去对眼睛的控制，表现为闭眼或看不清暗处物体等。

　　飞蚊症：眼前有黑影浮动，有的像发丝在眼前晃动，有的像蚊虫飞过，随眼球转动而移动。

三、眼科病理名词

　　炎症：如结膜炎、角膜炎、虹膜炎等眼科炎症性疾病，主要表现为局部红、肿、疼、分泌物增多及视功能障碍。

　　混浊：如角膜混浊、晶状体混浊，由于局部病变导致透明的组织失去光泽和透明性，呈灰白色，直接影响视功能。

　　结石：如结膜结石等，为脱落的上皮细胞和变性的白细胞等凝结物，黄白色变硬的小点积累在结膜面。

　　变性：如角膜病变、视网膜色素变性等，由局部代谢障碍引起组织、细胞物质代谢障碍，从而导致细胞内和细胞间出现某些异常物质。

　　息肉：如结膜息肉等，由于局部慢性炎症引发的病理改变，息肉多为突出于结膜表面的增生组织团块，呈粉红色带蒂圆形肿物。

　　溃疡：如角膜溃疡等，由于局部炎症的浸润，表面组织细胞坏死脱落，形成圆形或不规则形、不易愈合的创面。

　　囊肿：如睑板腺囊肿、泪腺囊肿等，多由于腺体排泄管阻塞和扩张，形成潴留囊肿，内含黏液性或胶样分泌物。

　　肿瘤：如眼睑、眼眶、眼球肿瘤，是机体在各种致瘤因素作用下，局部组织异常增生而形成的新生物称肿瘤。瘤细胞与正常细胞的生长、代谢、结构和功能都不同，分良性和恶性两种。

　　萎缩：如视神经萎缩，在病理状态下，正常的组织器官和细胞的体积缩小、代谢减弱、功能降低或丧失等。

　　水肿：如眼睑水肿、角膜水肿，由于局部的病变导致组织间隙体液增加，引起一系列的病理改变。

　　出血：如结膜下出血、前房出血、眼底出血等，由于外伤或疾病导致血液从血管内流到组织间。

血肿：如眼眶血肿，多由于局部大量出血，使血液积存在组织内，形成不易吸收的肿物。

脓肿：如眼睑脓肿，局部由于化脓性细菌感染，导致脓液在组织内存留。

气肿：如眼睑气肿、眼眶气肿等，气体积聚在皮下组织或筋膜间隙。

粘连：如睑球粘连、虹膜后粘连等，由于局部的炎症和渗出，相邻的组织粘在一起。

充血：表现为巩膜（白眼珠）发红，多由于球结膜血管扩张，血流量增加，使巩膜发红。多见于结膜炎、角膜炎、虹膜炎等眼前段炎症。

新生血管：如角膜、虹膜、视网膜新生血管等，是指不该生长血管的组织出现异常新生的血管，血管壁脆性较高，容易引起出血，且影响正常功能。

缺损：如虹膜缺损、眼睑缺损等，局部组织缺失会影响相关部位的各项功能。

附5 就医医嘱备忘录

患者或者家属可以将就诊时的医嘱记录在就医医嘱备忘录（附表2）上，包括就医医疗机构的主治医师电话信息与联系方式，便于督促患者执行医嘱。

附表2 就医医嘱备忘录

姓名	医疗机构	手机
医嘱内容：		

附6　眼病康复笔记

　　老年眼病患者自己应建立眼病康复笔记（附表3）。人到老年，眼病的发生率不断攀升，为了给眼睛多一份呵护，写一本眼科健康日志，可以对自己的眼病情况做到有效的健康管理和干预。眼科健康日志对老年人来说，具有私人家庭病历的性质，可以比较完整地记录眼病病情的变化。将自己每项的视力检查、眼睛有哪些变化和症状、每天用的药，以及眼保健的内容清楚地记录在眼科健康日志上。将每次到眼科就诊的所有检查结果粘贴在眼科健康日志中。

　　眼科健康日志最好本人写，有助于思维锻炼，减缓大脑退化和记忆衰退，如本人不便，可让自己的老伴或儿女代写等，应记录准确、真实，内容详细完整。

　　总之，为自己建立健康档案是一件既简便又有价值的事情，他给个人医疗保健带来诸多益处和方便。如果过去未重视这方面的工作，那就从现在开始保存检查资料，逐步完善自己的健康档案。

　　眼病康复记录对慢性眼病患者来说意义非常重大。患者用日记的方法，记录自己治疗疾病情况，同时给医生提供"证据"，方便复诊。笔记中可记录自觉症状、视力、血压、血糖及用药、保健情况。也可记录自己看眼病的心得体会供病友分享。具体方法，一是要坚持写日记，记录眼病的细节（如自己记录有困难，可请陪护人员代写）；二是自我监测病情发展和变化，模索出适合自己康复和用药的方案。

　　让维护光明的金钥匙交到自己手中，让自己成为自己健康的主人。

附表3　眼病康复笔记

日期	记录内容	日期	记录内容

附7　医生手绘眼病图

　　下面的眼科简图,全是由眼科医生亲手画给患者看的,我们称之为"秒图"。医生画图为了真实地表达您的病情,让您快速地理解。细心的医生会在门诊或病房中,10秒钟内将您的眼病或手术方法勾画在病历上或就诊手册上。医生会一边画,一边讲,患者一目了然,一讲就通。画图也是一位临床医生在术前谈话,医患沟通中常用的、不可缺少的技巧之一。

　　大多数医生都没学过漫画,包括我在内,能画得更像,能让患者看得更懂,就得多练习画。很多医生工作繁忙没有更多时间为每个患者画眼病图。本书就是为了更方便医患的沟通,医生针对您的病情在相应的图下面一勾即看,患者速懂,特别实用。

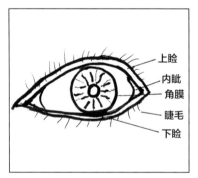

附7-1　健康人眼表简图

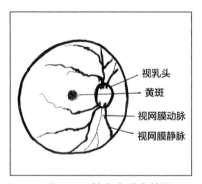

附7-2　健康人眼底简图

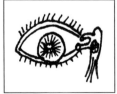

附7-3　人工鼻泪管

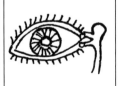

附7-4　泪小管塞

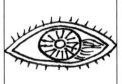

附7-5　翼状胬肉

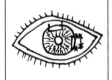

附7-6　胬肉切除角膜缘干细胞移植术

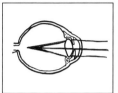

附 7-7　近视眼

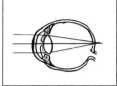

附 7-8　远视眼

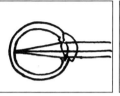

附 7-9　正视眼

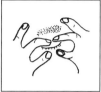

附 7-10　指测眼压

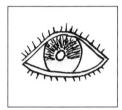

附 7-11　前房积血

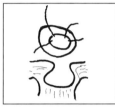

附 7-12　杯盘比

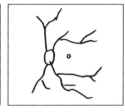

附 7-13　黄斑裂孔

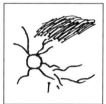

附 7-14　眼底出血

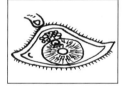

附 7-15　青光眼术后
滤泡

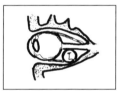

附 7-16　眼眶肿瘤

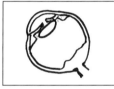

附 7-17　视网膜脱离

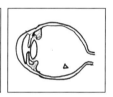

附 7-18　球内异物

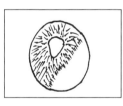

附 7-19　虹膜根部
断离

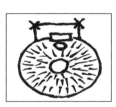

附 7-20　小梁切
除术

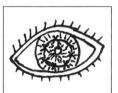

附 7-21　角膜移植术

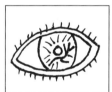

附 7-22　树枝状角
膜炎

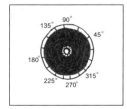

附 7-23　管状视野

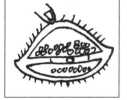

附 7-24　沙眼

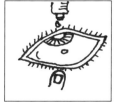

附 7-25　点眼药方法

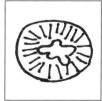

附 7-26　虹膜后
粘连

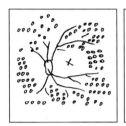 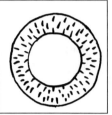  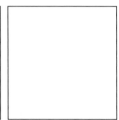

附 7-27　眼底激光　　附 7-28　白内障　　　附 7-29　　　　　附 7-30

注：预留 2 个空图位，供医生画特殊病例。

后　记

　　我出身于眼科世家，家族几代人都从事眼科事业。我从小耳濡目染立下了学眼科之志。民国时期，爷爷奶奶在老家河南就开设了仲和堂（店牌名）眼科诊所，是以中医眼科为主，西药很少。记得我小时候，爷爷奶奶都是自制治疗眼病的丸、散、膏、丹，还有眼药粉剂及简单的外眼手术工具，来开展眼科诊疗。

　　张氏眼科家族直到 20 世纪 60 年代初才向西医眼科发展，当时就能开展不少眼科手术。到了 20 世纪 80 年代，眼科设备和技术已是日新月异地发展和进步。90 年代以来，国内眼外科事业飞速发展，眼科专科分科更细，设备更先进，诊治更精准。我们这一代人秉承祖训，以医者仁心、仁者爱人的精神，紧跟现代眼科发展步伐，在全国各地先后开设了多家眼科专科医院，承前启后为防盲治盲做出新贡献，受到政府和社会的广泛好评。

　　我有两个同胞弟弟，我们兄弟三人自小都特别热爱眼科事业，一直追随父亲张朝阳、叔父张朝聚学习眼科，他们的影响、启发和教育使我们受益终身。最初我一直坚持自学医学院校高等教材及眼科专业图书，1986 年，我参加了国内最早由天津医学院附属总医院举办的，由袁佳琴、林少明（新加坡）主持的"第一届全国白内障显微手术培训班"，打开了自己眼科手术的大门。后来有缘认识了许多知名的眼科专家，如杨敬文、张效房等老前辈，在他们的指点和帮助下，我的医技日益提高。

　　1988 年，我勇敢地迈出了创业第一步，毅然辞去公立医院眼科主任的职务，"下海"创办了内蒙古河套地区首家民营眼科专科医院，至今我仍然珍藏着当时巴彦淖尔盟行政公署卫生处颁发的、具有里程碑意义的全地区 001号民办医疗机构开业许可证。伴随着改革开放 40 年的发展历程，我所创办的巴彦淖尔市残联眼科医院，也已经从五间土坯房成长壮大为全市规模最大的唯一一家三级眼科专科医院。

回首 40 年创业路上包含着无尽的辛劳和汗水，充满了对学术的砥砺追求和奋力执着，每一次为眼病患者带来光明，所有汗水和心血的付出都是那么的值得，40 年眼科奋斗岁月铸就我人生最美的一道风景线。

二弟、三弟与我一样，都在眼科领域默默耕耘并做出了各自的成就。二弟张旭升研制的"骨炭棒摘除白内障手术"文章在《中华眼科杂志》上发表；三弟张旭永研制的"光学压平眼压计"获得国家发明奖，荣获"全国五一劳动奖章"和"突出贡献的中青年专家"称号，破格晋升为主任医师。我和三弟的两家眼科医院（医院等级评审为三级眼科医院）都先后被国务院残工委授予"全国助残先进集体"荣誉称号。

执着眼科科普梦想

能受到广大患者的好评、信任、欢迎，是眼科同仁的共同目标和心愿。多年的从医经历，使我深深感到，看好一个患者固然重要，但教给大家预防疾病的知识更重要。大众的眼科知识普遍匮乏，但又对眼健康有着迫切的渴求。我认为新时代的医生要诊疗与科普两手抓，光会看病还远远不够，还要懂得患者心里想的什么，患者就诊时最关心的话题是什么，会手画眼病，会画手术图，会用比喻介绍眼病、检查、手术的过程，能用最通俗的语言和文字进行眼病防治的宣教，能与患者良好沟通，为患者所想、所急、所痛，一定能成为广大患者所信任、受欢迎的好医生。

所谓科普，我认为"科"是科学准确；"普"则是通俗易懂。眼科科普读物，应追求"四美"，即科学之美、通俗之美、语言之美、思想之美。将晦涩难懂的眼科知识变成有趣生动的家常语言，让百姓能看懂、能实用。科普源于临床，科普的灵感是我们在临床工作中收集到患者疑问堆砌而成，其目的是使患者能对科普"知、信、行"。既能让大众科学理解自己的病情，正视自己的疾病。也为了力所能及地减少患者的困惑，解答患者疑虑，解除对眼病内心的恐惧感。科普作者既是记者、编辑又是播音员，既能用文字、图片、声音、影像传播科普，也能通过报纸、广播、讲座、微博、微信、视频、微电影等多种形式将眼病防治知识传播给广大人民群众，入脑入心。

为了让眼健康科普知识走进寻常百姓家，促进医患和谐，助力健康中国建设，是我从医多年不改的初心。我一直热爱眼科科普写作，目前已在国家眼科杂志发表论文30多篇，出版5本眼科专著，再加上40年眼科临床工作经验，我相信本书包含了患者最关心的话题，提供了读者可用的眼科知识。我相信，只要用心、用爱、用热情、用专业、用责任感做科普，就能达到满意的科普效果。

为健康中国添砖加瓦

国家提出"科学研究和科学普及好比鸟之双翼、车之双轮，不可或缺，不可偏废""要把抓科普与抓创新放在同等重要的位置上，加强国家科普能力的建设"。做好科普是利国利民的大事，使大众能更好地理解《健康中国2030规划纲要》是我们眼科工作者的责任和义务，任重而道远。

作为心灵的窗户，"眼为心之神明，眼为心之苗"，眼睛无时无刻不在接受反映和传递着广阔而缤纷绚丽的大千世界。"差之毫厘，失之千里"，这就是眼科医生精益求精对专业领域的追求，如同光线般的笔直。在眼科临床工作中，做好手术是医者本分，做好眼科科普写作也是服务病患，回报社会的方式。对百姓有人文关怀，求实务真，用真知来反哺社会，以对社会负责的精神写作，传播眼科科普知识，让公众理解和参与，养成尊重科学、敬畏医学之心，用专业的眼光将每一种眼病用最浅显易懂的文字告诉公众，让公众科学选择眼病的防治和保健方法，科学准确回答患者提出的疑惑，正是我多年来持之以恒编写眼科科普读物的宗旨和出发点。

　　防治眼病并不像人们所想象的那么深奥莫测，眼健康与大众零距离的目标近在咫尺。本书除汉文版出版外，我还计划用蒙文出版，让少数民族（蒙古族）的朋友同享科普的阳光蓝天，让更多科学、通俗、"高颜值"的科普走进大众，让更多人获益。

　　以往的时间，我每天忙工作，上班、门诊、手术、查房，现在我已到退休年龄。使我最自豪的是，我培养了优秀接班人——我的儿子和女儿，他们都是眼科副主任医师，儿子张宏医学院毕业后又拿到了工商管理学学位，现已接管医院管理工作。我还特别高兴的是，培养出了许多优秀人才，他们从眼科检查、诊断到用药、手术比我做得还好。我的爱好除了打乒乓球，偶尔出诊，除了做一些复杂点儿的手术外，其余时间我就爱好写眼科科普图书。静下浮躁的心，抓住自己早上4～5点钟半醒状态、灵感最多的时间段写作。我最大的感觉就是：写科普是一种享受，愉悦别人的同时也喜悦了自己。一本好的科普图书，就像"猪肉烩菜一样，烩到才香"。

　　特别使我兴奋和满足的是，我被"同心圆"慈善基金会聘请为"同心圆工程"全国乡村医生常见眼病防治培训讲师，负责乡村医生授课工作。把经验传授给更多的同行，让全国更多的乡村医生普及学会常见眼病防治的实用知识，传播眼科知识，服务更多农村眼病患者，成为农民身边光明的守护者。我已先后12次参与，对2800多名乡村医生进行了眼科知识培训，包括常见眼病的防治、健康快车白内障手术筛查等技能培训，使他们能学得会、用得上，为基层百姓眼病防治作出贡献。

　　古人云"活到老，学到老，学无止境。"我要以眼科前辈张效房教授为榜样，九十多岁还坚持在眼科临床一线，带学生搞科研，这种无私奉献、至死方休的精神一直鼓励着我。我愿以医匠之心，为光明铸魂，为眼病患者服务，医患同心同德、齐心合力，为眼病的科学防治贡献自己的微薄之力！

旭日东升送光明

一轮朝阳蒸蒸日上，
旭日东升，
光芒万丈，
送来光明普照四方！

热爱传承眼科事业，
潜心钻研眼科技术，
光明科普追求光明梦想！

把眼科科普送到您手里，
为您送去眼科知识，
送去信心和力量！

一本与"心灵之窗"交谈的书，
会成为你的家庭医生和良师益友，
时刻为你的眼睛保健保驾护航！

拥抱光明，
呵护视觉，
眼科科普，
健康中国！
让爱充满人间，
让世界充满希望，
让光明托起爱与梦想！

祝愿人人都有一双健康明亮的眼睛！

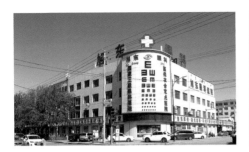
彩插 1　正常人视力

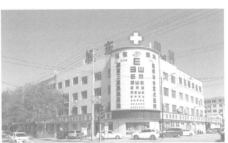
彩插 2　早期白内障患者视力

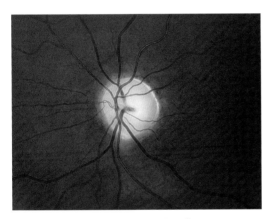
彩插 3　青光眼视神经萎缩

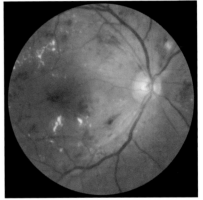
彩插 4　"糖网病"的眼底改变

注：图片由北京中日友好医院眼科提供

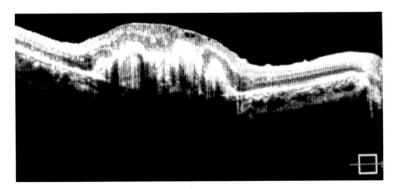
彩插 5　老年性黄斑变性 OCT 检查

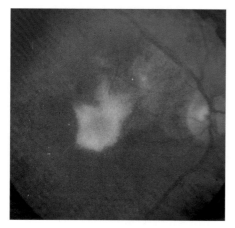

彩插6　老年性黄斑变性眼底镜检查

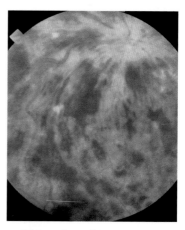

彩插7　视网膜中央静脉阻塞

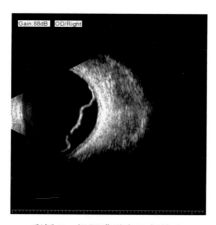

彩插8　视网膜脱离B超检查

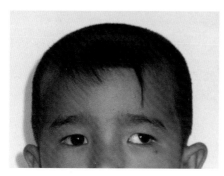

彩插9　斜视

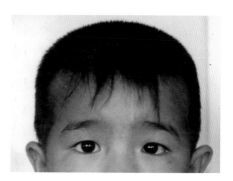

彩插10　斜视手术后效果